알츠하이머 정복

치료제 개발에서 정식 승인까지

알츠하이머 정복

치료제 개발에서 정식 승인까지

시모야마 스스무 지음 | 한세희 옮김 | 임재성 감수

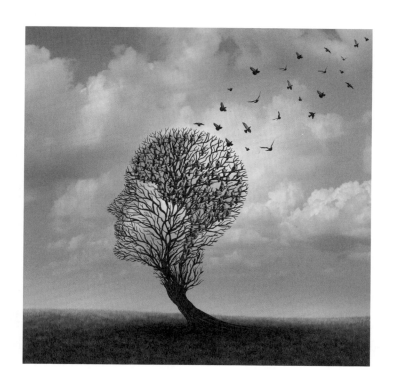

북스힐

목차

* 25장부터는 개정판의 내용을 수록하였습니다.

프롤로그

때가 왔다

가족은 사과 대신 잎만 잔뜩 담긴 요코의 바구니를 보고 "이제 요코 차례구나." 라며 불길한 마음으로 속닥거렸다.

　아오모리 사과 모양이 유독 예쁜 이유는 계절별로 꼼꼼하게 준비하기 때문이다. 6월이면 꽃가루받이를 한 꽃 중 중심화만 남겨 두고 꽃봉오리를 따는 '꽃 따기'를 하고, 7월에는 막 열매를 맺기 시작한 과실을 간격을 두고 솎아 내어 영양분이 골고루 퍼지도록 '알 솎기' 작업을 한다. 그리고 어느 정도 자라면 구석구석 햇빛이 닿도록 정성스레 돌려 가며 색을 고르게 만드는 '과실 돌려 주기' 작업을 한 후 가을에 수확한다.

　니노헤 요코는 40세쯤 이 작업을 제대로 할 수 없게 되었다. 예를 들면 '꽃 따기'를 할 때 꽃을 전부 따 버리거나, '알 솎기'를 할 때도 따면 안 되는 열매를 따 버리는 등 판단력과 공간 감각이 떨어지는 모습을 보였다.

얼마 지나지 않아 요코는 정리 정돈도 제대로 할 수 없게 되었다. 속옷을 옷장 서랍에 쑤셔 넣은 채로 두었고, 그것을 새카맣게 잊어버리고 계속해서 새것을 사들였다. 이 때문에 서랍은 더 이상 넣을 공간이 없을 지경이었다. 그러자 이번에는 가구점에 가서 새로운 서랍장을 주문했다.

시간이 지나 사과를 수확할 시기가 되었을 무렵, 가족은 잎만 잔뜩 담긴 요코의 바구니를 보고 이렇게 수군거렸다.

"이제 요코 차례구나."

이 집안은 키가 크고 미남 미녀가 많기로 유명했다. 그런데 원인 모를 이유로 40~50대가 되면 요코처럼 이상해지는 사람이 많았다. 이 모습을 보고 그 지역 사람들은 "때가 왔다."라고 이야기했다. 뇌졸중을 앓는 집안에서 누군가 몸의 움직임이 부자연스러워 보이거나 요코처럼 행동이 이상해 보일 때도 같은 말을 했다.

요코의 아버지는 마을 이장으로 그의 자녀들은 당시 시골치고는 수준 높은 교육을 받았다. 요코 역시 전통적인 옷은 물론 서양식 옷에도 능통한 어머니의 영향으로 재봉 기술을 배웠다.

이렇게 재주가 좋았던 어머니는 52세 무렵 건망증이 심해졌다. 이윽고 공간 인식이 불가능해지자 외출하는 것을 꺼리고 점점 집에만 머물게 되었다. 사교적이고 쾌활했던 큰언니도 요코가 사과를 제대로 못 따게 되었을 무렵과 비슷한 나이에 말수가 적어졌고 길도 자주 잃어버려서 외출을 싫어하게 되었다. 나름대로 수준 높은 교육도 받고 사람들과 이야기하는 것을 좋아했던 큰언니는 마치 다른 사람이 된 것처럼 말수가 적어졌다. 남들이 어떤 것을 물어봤을 때 '잘 모르는 것'이면 웃었다.

큰오빠는 자매들보다 5년 더 일찍 이러한 증상이 나타났다. 마을의 중요한 일을 도맡을 정도로 아는 것이 많았던 요코의 큰오빠는 50세 무렵에 건망증이 심해졌는데, 아내가 그의 이러한 변화를 먼저 알아채고 지적해 주었다. 본인도 건망증이 심해졌다는 것을 인지하고 그때그때 메모했지만 이후 증세가 심해지자 점점 마을 회의에도 나가지 않았다. 그러다가 어느 날부터 밤중에 집 안에 소변을 본다거나 침실의 위치를 몰라 우물쭈물하는 일이 많아졌다. 같은 이야기를 몇 번이고 반복했고 하루에도 여러 번 세수했고 방금 밥을 먹고 또 먹었다.

요코가 가족과 함께 히로사키 대학 의학부 부속 병원을 맨 처음 방문한 것은 1975년으로 그녀의 나이 41세였다. 이때 요코를 진찰한 사람은 지지난해 10월까지 프랑스에서 2년 5개월 동안 신경 심리학을 공부한 와타나베 슌조였다.

언뜻 보기에 요코는 이상한 곳이 하나도 없어 보였다. 질문을 듣고 모르는 부분이 있으면 웃음으로 대답했다. 미인이어서 그 미소를 보고 있으면 대답하지 않아도 강압적으로 더 물어볼 생각이 들지 않았다. 그러나 전문의가 사용하는 진단 방법으로 진찰해 보니 그녀가 기억이나 공간 인식 면에서 확실하게 상태가 나쁜 것을 확인할 수 있었다.

진찰 결과 통원치료를 하게 되었는데 기억력뿐만 아니라 지리적인 인식 능력이 떨어졌다는 것을 알게 되었다. 그녀는 병원 현관에서 신경정신과의 외래 진찰실까지 한 시간을 헤매기도 했다. 병원 안에서도 길을 잃어버린 것이다.

이렇게 증상이 악화되자 더는 가족의 힘으로 돌볼 수 없어 결국 그녀는 입원하게 되었다. 입원할 때 많은 소지품을 가지고 들어왔는데, 하나도 정리가 되지 않아 대체 무슨 물건을 가지고 온 건지 본인도 알 수 없었다. 남편이 어린 자녀들을 데리고 병문안을 올 때마다 병실에 어질러진 물건들을 정리하고 돌아가곤 했다.

요코가 입원하고 2년이 지나고 와타나베는 가족으로부터 그녀의 어머니도 같은 병을 앓았다는 사실을 들었다. 심지어 오빠나 언니도 같은 병을 앓았다고 했다. 게다가 이 무렵 같은 증상으로 입원했던 남성 환자도 요코와 친척 관계라는 것을 발견했다. 그때 와타나베는 이 병이 가족성 질환일 수 있다는 의심이 강하게 들었다. 이 때부터 히로사키 대학 의학부에서는 이 집안을 자세히 추적 조사하기 시작했다.

한편 요코는 45세가 되자 다른 환자들과 거의 교류하지 않고 병원 안을 배회했다. 이 무렵 화장실 거울 앞에 서 있는 요코를 자주 발견할 수 있었는데, 그녀는 거울에 비친 자신에게 무언가 말을 걸거나 때로는 방긋 웃었다. 어떨 때는 말없이 신기한 듯 거울에 비친 자신의 모습을 보면서 서 있기도 했다.

대학을 졸업하고 막 의국에 들어간 다사키 히로이치는 교수인 와타나베 슌조에게 거울을 향해 이야기하는 요코의 증상이 '거울

망상증'mirrored-self misidentification(거울 속에 비친 본인을 자신의 모습으로 여기지 않거나 타인이라고 믿는 망상의 일종)이라는 설명을 들었다. 다사키는 와타나베와 함께 요코가 죽기 전까지 그녀를 계속 진찰했다.

요코는 46세가 되자 보행이 불안정해졌다. 오른쪽 어깨를 축 늘어뜨리고 상반신을 구부정하게 구부린 채 작은 보폭으로 종종거리며 걸었다. 때때로 허벅지의 근육이 굳어져 걷지 못하는 경우도 있었다.

48세가 되었을 때는 거의 말을 하지 않았다. 아름답고 표정도 풍부했던 그녀는 자주 멍한 상태로 있었다. 반면 감정 면에서는 기복이 심해졌다. 며칠은 방긋방긋 웃으며 기분이 좋았다가도 갑자기 돌변해서 매우 화를 냈다. 특히 옷을 갈아입거나 식사를 도와주는 것을 극도로 싫어했다. 흥분해서 간호사에게 주먹을 휘두르기도 했다. 경련 발작도 빈번하게 일으켰고 병원 바닥을 끊임없이 닦는 날도 있었다.

50세에 폐렴에 걸려 누워 있게 된 이후로 보행이 불가능해졌고 침대에 계속 누워 있기만 했다. 54세가 되자 남편이나 딸이 불러도 거의 반응하지 않았다. 55세에는 입으로 음식물을 먹는 것이 어려워졌고 위루gastrostomy(복벽을 거쳐 위로 통하도록 만들어진 인공적 통로)를 통해 경관 영양법tube feeding(입으로 식사를 할 수 없는 환자를 위하여 튜브 등을 통해 소화기에 유동식을 주입함으로써 영양을 유지하고 개선하는 방법)으로 음식을 섭취했다. 자발적인 운동은 몸을 뒤척이는 것이 다였고 온몸이 구축拘縮(근육이나 힘줄이 수축되어 운동이 제한된 상태)되어 몸을 동그랗게 웅크린 채 침대에서 자기만 했다.

요코는 1993년 12월에 62세의 나이로 사망했다. 급성 폐렴에서 기인한 세균성 수막염bacterial meningitis이 직접적인 사인이었다. 음식을 잘못 삼키는 것을 방지하기 위해 위루로 영양 섭취를 했는데, 그녀를 죽기 직전까지 진찰했던 다사키 히로이치에 따르면 미리 조치했어도 폐에 이물질이 들어가는 것을 막을 수 없었다고 한다.

요코의 뇌는 히로사키 대학에서 해부하게 되었다. 집도한 사람은 같은 대학의 조교수였던 요시무라 노리아키였다. 그는 수술 순서에 따라 빗으로 머리를 가지런히 빗어 넘긴 다음, 두피를 벗기고 전기톱으로 두개골을 잘랐다. 그리고 T자형 끌로 두개골을 열어 뇌경막腦硬膜(세 층의 뇌막 가운데 가장 바깥층을 이루는 두껍고 튼튼한 섬유질막)을 벗겨 내자 대뇌가 드러났다.

대뇌를 보는 순간 요시무라는 숨을 멈추었다. 평범한 사람의 뇌는 열 겹에서 스무 겹 정도 차례로 포개어져 있어서 빈틈이 없고 부피감이 느껴진다. 그러나 요코의 뇌는 마치 호두 같았고 뇌의 틈새에 구멍이 숭숭 뚫려 있었다. 뇌실cerebral ventricles(뇌 속에 액체가 차 있는 빈 곳)도 커져 있고 대뇌피질은 종잇장처럼 얇으면서 날카로운 형태를 하고 있었다. 주치의로 그녀를 담당하던 와타나베 순조와 다사키 히로이치도 뇌를 보고 할 말을 잃었다. 와타나베는 '마치 종이를 얇게 펼친 듯한 뇌'라고 표현했다.

뇌의 중량을 재어 보았다. 성인 여성의 경우 평균 1,350그램 정도인데 요코의 뇌는 '680그램'이었다. 발병 전에는 건강한 여성과 같은 중량이었을 텐데 발병 후 25년 만에 절반으로 줄어든 것이다. 이렇게 중량이 줄어든 이유는 신경 세포가 죽어서 탈락했기 때문이다. 남은 뇌의 조직을 전자 현미경으로 살펴보니 작은 조각이 세포에 잔뜩 퍼져 있었다.

이 작은 조각은 100년 전 독일의 의학자가 아우구스테 데터라는 여성 환자의 뇌에서 발견한 것과 똑같은 물질이었다. 요코의 병력도 그 의학자가 1906년에 남서 독일 정신의학회에서 발표한 '아우구스테 데터'의 병력과 같았다.

그 의학자의 이름은 알로이스 알츠하이머Alois Alzheimer, 1864~1915이다. 즉 이 병을 연구하고 발표한 알츠하이머의 이름을 따서 1960년대부터 '알츠하이머'Alzheimer's Disease, AD(올바른 표기는 알츠하이머병이지만 이 책에서는 독자의 이해를 높이기 위해 알츠하이머로 표기)라고 부르게 된 것이다. 알츠하이머는 암처럼 아직 치료법이 없다. 2021년 현재 이 병은 전 세계 약 5,000만 명의 환자와 그 가족들을 괴롭히고 있다.

이 책은 알츠하이머의 정체를 밝히고 치료법을 찾기 위해 최전선에서 고군분투하는 사람들의 기록이다.

01

두 명의 선구자

이 이야기는 1981년 보스턴에서 일본과 미국의 두 젊은이가 예전에 알츠하이머 박사가 스케치한 환자의 뇌 속에 있는 '얼룩진 덩어리'의 정체를 밝히면서 시작되었다.

선구자 두 사람

알츠하이머 박사는 환자 '아우구스테 D'의 뇌세포를 광학 현미경으로 관찰하던 중 신경 세포 안쪽에 엉켜 있는 덩어리와 바깥쪽에 얼룩 같은 반점을 발견하여 학계에 보고했다.

그러나 1960년대까지 알츠하이머는 정신의학을 연구하는 사람들 사이에서도 거의 주목받지 않던 분야였다. 이러한 분위기가 바뀐 것은 전자 현미경 덕분이었다. 1963년 무렵부터 뇌세포를 전자 현미경으로 관찰할 수 있게 되었다. 광학 현미경은 배율의 한계가 400배 정도였지만, 빛보다 파장이 짧은 전자를 사용한 전자 현미경은 100만 배의 배율로 볼 수 있었다. 덕분에 알츠하이머 박사가 예전에 스케치한 엉켜 있는 덩어리나 얼룩을 확인할 수 있었다.

이때 엉켜 있는 실 덩어리처럼 보였던 것이 사실은 신경 섬유들이 엉킨 것이며, 얼룩은 어떤 물질의 결정이 쌓여 있는 형태라는 것을 확인할 수 있었다.

하지만 1970년대까지는 요즘처럼 거액의 연구 자금을 투자받던 시대가 아니었다. 환자 단체도 없었고, 대부분 이 증상을 '노망'이라며 노화에 따른 자연현상이라고 치부했다. 이는 아마도 평균 수명과도 연관 있을 것이다. 1960년 당시 일본의 평균 수명은 남성이 65세, 여성이 70세였다. 즉 알츠하이머에 걸리기 전에 대부분의 사람이 다른 요인으로 사망했다는 의미이다.

이러한 상황에서 알츠하이머 연구의 첫 장을 연 사람은 하버드 대학의 데니스 셀코와 도쿄 대학의 이하라 야스오였다. 데니스 셀코는 1943년 출생으로 콜롬비아 대학에서 학사를 마친 후, 버지니아 대학에서 의사 자격을 땄다. 그리고 1975년부터 하버드 대학의 정신과 병원인 맥린 병원McLean Hospital에 연구실을 얻어 알츠하이머 연구를 시작했다.

한편 이하라 야스오는 1945년 출생으로 히비야 고등학교에서 도쿄대 의학부로 진학했고, 이후 의학부 부속 병원에서 인턴을 했다. 그리고 임상 연수를 거쳐 1973년에는 뇌 연구 시설 신경과에 들어갔고, 1978년에 알츠하이머 연구를 시작했다.

두 사람이 처음 주목한 것은 신경 내 세포에 생기는 '엉킨 덩어리'였다. 이하라는 인턴 시절에 제약 회사의 'Dr's Salon'이라는 팸플릿에서 '엉킨 덩어리'를 제거하고 정제精製하여 이 덩어리의 성분이 무엇인지 밝히려는 시도가 있었다는 기사를 발견했다. 그 무렵

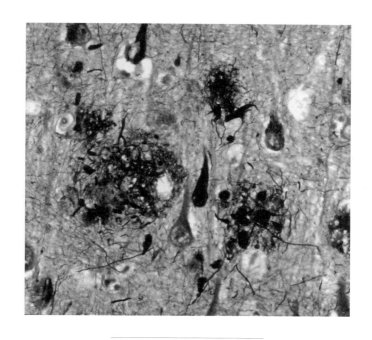

알츠하이머 환자의 뇌세포 현미경 사진. 엉킨 덩어리처럼 보이는 것이
신경 섬유 매듭이며, 왼쪽 아래에 검은 얼룩처럼 보이는 것은
노인성 반점이다.

환자의 신경 세포 내 PHF Paired Helical Filament가 엉킨 덩어리를 신경 섬유 매듭 Neurofibrillary Tangle, NFT이라고 이름 붙였다. 그러나 이 먼지 조각 같은 것이 도대체 무엇이며 어떤 성질을 가졌는지는 전혀 알 수 없었다.

하지만 이것이 알츠하이머 환자의 신경 세포 안에 생겼기 때문에, 알츠하이머 연구는 먼저 이 '신경 섬유 매듭'의 정체를 살펴보는 것으로부터 시작되었다.

보스턴의 빛나는 청춘

이하라는 인턴 시절부터 연구자다운 생각을 하는 사람이었다. 한편 '엉킨 덩어리', 즉 신경 섬유 매듭을 구성하는 PHF를 떼어 내서 확인하고자 했던 사람은 오사카 대학의 니시무라 켄 교수였다. 그가 이 방법을 고안하기 전에는 뇌 전체를 으깨서 안에 어떤 성분이 있는지를 분석하는 방법을 사용했는데, 이하라는 이 엉킨 신경 섬유 매듭만 떼어내어 정제하는 방법이 있다는 것을 알고 크게 감명을 받았다.

그러나 이하라는 의사이기는 해도 아직 인턴 신분이었기 때문에 연구실도 없는 처지였다. 상황이 이렇다 보니 이 연구를 하고 싶어도 뇌 자체를 손에 넣을 수 없었다. 게다가 이 분야를 연구하려면 생화학을 공부해야 했다.

그래서 그는 도쿄대 의과학연구소에서 생화학을 공부하며 뇌가 손에 들어오기를 기다렸다. 그리고 의사 자격으로 치바에 있는 오래된 정신병원에서 근무했다. 그 병원에서 사망한 환자의 뇌를 얻기 위해서였다. 이후 몇 개의 뇌를 얻기는 했으나 일본에서는 신경섬유 매듭을 분리하기가 쉽지 않았다.

그러던 어느 날 전환점이 찾아온다. 1981년 4월부터 하버드 대학에서 공부할 기회가 생긴 것이다. 이때 이하라는 자신처럼 신경섬유 매듭을 분리하는 데 관심이 있는 과학자와 만나게 된다. 그가 바로 데니스 셀코다.

이하라는 외국인으로는 처음으로 데니스 셀코의 연구실을 방문했다. 이때 이하라는 36세였고 셀코는 38세였다. 둘 다 호기심에 따라 일하는 성향이었기 때문에 곧바로 마음이 맞았다.

처음 만났을 때, 셀코는 연구 테마를 20개 정도 종이에 써 둔 상태였다.

"이 중에서 어떤 것을 하고 싶습니까?"

종이를 대강 훑어보던 이하라의 눈에 'PHF 분리'라는 글자가 들어왔다. 그리고 들뜬 마음에 그 항목을 손가락으로 가리키며 이야기했다.

"전 이것에만 관심 있습니다. 이 연구를 하려고 여기에 왔어요."

그 무렵에는 아직 완벽하게 PHF를 분리한 과학자가 없었다. 당시에는 PHF가 어떤 용매를 이용하면 녹는다고 생각했지만, 두 사람은 애초에 그것이 틀릴 수도 있다고 의심했다. 황산, 염산, 요산 등 다양한 용제鎔劑(용해를 촉진하기 위해 섞는 물질)를 사용해 뇌에서 불완전한 형태로 떼어낸 PHF를 녹이려고 했지만, 전혀 녹지 않았다. 그들은 이를 토대로 PHF의 불용성에 관해서 논문을 썼고 1982년 『사이언스』에 실렸다.

『사이언스』는 과학자의 세계에서 인용 지수Impact Factor가 높은 저널이고, 이렇게 인용 지수가 높은 저널에 논문을 발표하는 것이 바로 논문 실적으로 이어진다. 인용 지수는 그 저널을 얼마만큼 다

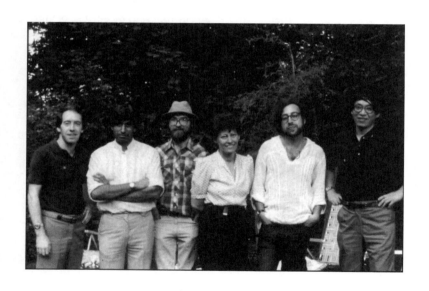

1981년 하버드 대학에서,
왼쪽 끝이 데니스 셀코이고 오른쪽 끝이 이하라 야스오이다.

른 곳에서 인용하는지에 따라 결정되는데, 『네이처』와 『사이언스』
는 인용 지수가 가장 큰, 권위 있는 저널이었다.

이하라와 셀코 콤비는 계속해서 PHF에 관한 연구 성과를 축적
했다. PHF 성분이 전혀 녹지 않는 물질로 되어 있다는 것을 알게
되자, 이 PHF를 순화해서 간단하게 분리할 수 있었다. 이하라는 그
렇게 분리한 PHF를 사용해서 이에 반응하는 항체를 만들었다. 이
연구는 이후 『네이처』에 실렸다.

게다가 두 사람은 항체를 사용해서 PHF가 어떤 물질인지를 조
사했다. PHF는 고분자의 딱딱한 결합체이며 황산과 염산에도 녹
지 않았다. 심지어 소화 효소에도 꿈쩍하지 않는다는 것을 확인했
다. 그리고 여기에는 정상적인 신경 세포에는 없는 물질이 포함되
어 있었다. 이것을 증명한 논문이 『네이처』에 실렸다.

두 사람은 겨우 1년 반 만에 『사이언스』와 『네이처』, 권위 있는
두 저널에 PHF에 관한 연구를 게재하는 성과를 이루었다.

다운증후군 아이의 뇌를 얻다

두 사람은 보스턴에서 연구를 계속하길 원했으나 이하라는 유학
을 마치고 도쿄대로 돌아가야 했다. 그는 일본에 돌아가서도 PHF
에 관한 연구를 이어 나갔다. 그리고 1984년 10월에 도쿄대에서 도
쿄도 노인 종합 연구소로 자리를 옮겼다. 그곳에는 재미있는 아이

디어를 가진 남자가 있었다. 이하라의 후배인 누키나 노부유키였다. 그는 도쿄대 시절 그의 후임이었는데, 어느 날 "다운증후군 아이의 뇌를 사용하면 어떨까요?"라고 말했다.

다운증후군Down syndrome은 태어나면서부터 21번 염색체가 세 개 있는 선천성 이상inborn error(유전적으로 결정된 생화학적인 병)으로 다양한 병이 나타난다. 그중 하나가 40세 정도의 아주 이른 나이에 발병되는 알츠하이머다.

"다운증후군인 사람은 높은 확률로 알츠하이머에 걸립니다. 그러니 다운증후군 태아의 뇌를 보면, 뭔가 단서를 얻을 수 있을지 모릅니다."

그 후 생후 3개월 된 다운증후군 아이의 뇌를 얻었고 실제로 연구를 해 보기로 했다. 이 아이의 뇌에 PHF의 항체를 주입해 보니 반응이 있었다. 이하라는 다운증후군이기 때문에 이러한 반응은 당연한 결과라고 생각했다. 그런데 누키나가 뜻밖의 말을 했다.

"선생님, 이 결과는 다운증후군이라서가 아니라 태아의 뇌에 공통으로 있는 어떤 단백질에 반응한 것이 아닐까요?"

이하라는 허를 찔렸다고 생각했다. 일리가 있는 말이었다. 그 이후에 인공 유산한 태아의 뇌를 얻었는데, 이 태아의 뇌에 PHF의 항체를 주입해서 염색했더니 착색되었다.

이때 반응한 것은 태아의 뇌에 공통으로 있는 '타우'tau(분자량이 50,000~70,000을 나타내는 미소관결합단백질의 일종)라는 물질로, 인산화燐酸化(생체 분자가 인산 유도체로 되는 일)된 것이었다. 즉 딱딱하게 굳어

녹지 않는 덩어리인 PHF의 정체는 타우였다.

이하라는 이 사실을 발견하고 이렇게 생각했다.

'알츠하이머는 신경 세포가 점점 죽어가는 병이다. 그리고 PHF는 알츠하이머 환자의 아직 살아 남아 있는 신경 세포에서 생기는 것이다. 그렇다면 신경 세포가 살기 위해 태아의 단백질을 계속 내보내고 있는 것은 아닐까?'

두 사람은 여기에서 한 걸음 더 나아가 유비퀴틴ubiquitin(모든 진핵 세포에서 진화적으로 잘 보존된 76개의 아미노산으로 구성된 작은 단백질 분자)이라는 물질 때문에 타우가 굳는다는 사실도 밝혀냈다. 그리고 이들의 놀라운 연구 결과는 1987년 『사이언스』에 실렸다.

PHF와 아밀로이드 베타라는 두 갈래 길

한편 보스턴에 남은 셀코는 이하라가 연구실을 떠난 이후 PHF가 병의 진짜 원인이 아닐 수 있다고 생각했다. 그의 마음에 걸렸던 부분은 PHF가 알츠하이머에서 특별히 나타나는 병변病變(병이 원인이 되어 일어나는 생체의 변화)이 아니라는 점이었다.

사실 PHF는 다른 뇌 질환 12종에서도 흔하게 나타나는 병변이었다. 예를 들면 진행성 핵상마비Progressive Supranuclear Palsy, PSP라는, 파킨슨처럼 동작이 느려지고 몸이 굳어가는 난치병에서도 PHF를 확인할 수 있었다. 어쩌면 PHF는 뇌에 이상이 있을 때 공통으로 나타나는 병변 중 하나일지도 몰랐다.

그렇다면 알츠하이머에서만 나타나는 병변은 무엇일까? 그것은 신경 세포 외부에 생기는 노인성 반점senile plaque이라는 '얼룩'이다. 이 '얼룩'은 알츠하이머에서만 보인다. 그렇다면 이것을 연구하는 것이 이 병의 핵심에 접근하는 일이 아닐까?

이에 셀코는 PHF 연구에서 '노인성 반점'의 정체를 해명하는 연구로 방향을 옮겼다. 그는 이 반점 형태의 물질을 정제하는 방법을 개발했다. 1985년에 오스트레일리아 연구자가 셀코가 개발한 방법을 사용해서 이 물질이 아밀로이드 베타 단백질amyloid beta protein, Aβ이라는 것을 밝혀냈다. 그리고 전년도에는 조지 글래너라는 의사가 알츠하이머 환자의 혈관 벽에서 아밀로이드 베타 단백질을 검출했다. 이를 토대로 셀코 연구 팀은 노인성 반점이 아밀로이드 베타로 이루어져 있다는 것을 밝혀냈다.

아밀로이드amyloid는 36~43개의 아미노산 길이를 가지는 펩타이드peptide로서 특정한 구조로 되어 있는 나선 형태의 단백질이다. 알츠하이머 환자의 뇌에서 발견되는 아밀로이드 플라크amyloid plaque의 주성분이 아밀로이드이다. 알츠하이머의 노인성 반점을 생성하는 아밀로이드는 얇게 겹쳐진 베타 시트β-sheet(단백질 구조의 한 형태로 대략 3~10개 정도의 아미노산이 연결된 베타 가닥β strand 골격backbone이 2개 이상 나란히 정렬하여 서로 수소결합으로 고정되어 있으며 약간 비틀어진 병풍 모양이다.) 구조로 되어 있어서 '아밀로이드 베타'Aβ라는 이름이 붙었다. 베타 시트 구조는 바느질로 촘촘하게 주름을 잡은 모양과 비숫하다. 이 형태로 딱딱하게 굳은 단백질은 물에 전혀 녹지 않는다. 그래서 뇌 속에 보이는 얼룩은 이 아밀로이드 베타가 몇 개씩 겹쳐서 생기는 것이다.

지금까지 아밀로이드가 축적되어 발생하는 병을 아밀로이드증amyloidosis이라고 불렀다. 아밀로이드가 침착되면 심장, 간, 신장, 소화관, 말초신경 등 다양한 장기에 영향을 주고 구체적으로 여러 증상이 일어난다. 그러나 알츠하이머 환자의 뇌에 있는 아밀로이드는, 아밀로이드증에서 침착되는 아밀로이드와는 달리 42개의 아미노산으로 되어 있다.

셀코는 신경 세포 바깥에 침착되는 노인성 반점이 아밀로이드 베타라는 사실을 알게 된 후, 알츠하이머 원인을 신경 섬유 매듭을 구성하는 PHF가 아니라 아밀로이드 베타라고 보았다.

1980년대 후반에 셀코는 일본에 몇 차례 방문해 이하라와 이야기를 나눴다. '아밀로이드 베타가 PHF를 유발하는 것은 아닐까?' 셀코가 이런 생각을 하게 된 이유는 알츠하이머 환자의 뇌 안에서 가장 먼저 아밀로이드 베타가 침착되고 이어서 PHF가 발견된다는 사실을 알게 되었기 때문이었다. 그렇다면 앞으로 PHF와 아밀로이드 베타, 이 두 가지 중 어떤 것에 주목할 것인지가 문제였다.

이하라는 당연히 PHF가 알츠하이머의 본질이라고 생각했다. 노인성 반점, 즉 아밀로이드 베타는 세포 바깥에서 발생하는 변화이고 PHF는 신경 세포 안에서 발생하는 변화이기 때문이다. PHF는 유비퀴틴에 의해 딱딱하게 굳어진 것이 아닐까? 이 병의 진실은 환자의 뇌 속에 있는 것이 아니라 죽은 신경 세포에 있을지도 모른다. 그 안에서 무슨 일이 발생하는지 알 수 있다면 신경 세포가 죽는 원인도 밝힐 수 있지 않을까? 그래서 그는 살아남은 세포 속에 생기는 병변인 PHF가 훨씬 중요하다고 생각했다.

한편 하버드에서 알츠하이머 연구를 이끄는 리더가 된 셀코는 반드시 병의 본질에 접근하겠다는 의지를 내비쳤다. 만약 자신이 선택한 길이 틀렸다면 본인뿐만 아니라 연구실 전체가 큰 손해를 입기 때문이었다.

1988년에는 영국의 데이비드 만이라는 과학자가 다양한 나이의 다운증후군 환자들의 뇌를 비교한 결과를 발표했다. 아밀로이드 베타는 30대 초반부터 나오는데, PHF는 40대가 되어야 나타난다는 사실을 발견했다. 셀코는 이 결과를 보고 점점 아밀로이드 베타 쪽으로 마음이 기울었다. 왜냐하면 병변으로 가장 먼저 나타나는 것이 아밀로이드 베타이고 PHF는 아밀로이드 베타가 나타나고 약 10년 후에야 나타났기 때문이다. 그렇다면 아밀로이드 베타가 PHF의 생성을 촉진하는 것은 아닐까?

이 무렵 셀코는 아밀로이드 베타 연구 쪽으로, 이하라는 PHF 쪽으로 연구 방향을 정했고 두 사람은 서로 다른 길을 가게 되었다.

빠르게 진행된 연구

알츠하이머 연구는 1980년대 후반부터 가속도가 붙기 시작했다. 그 이유 중 하나는 유전공학 덕분이었다. 인류가 유전자Gene를 읽을 수 있게 된 것이다. 유전자는 AAdenine(아데닌), GGuanine(구아닌), CCytosine(사이토신), TThymine(티민)라는 4개의 염기로 되어 있다. 이들의 염기 조합 방식(A와 T 그리고 G와 C가 항상 짝을 이루어 존재)에 따라 다양한 단백질 생성 명령이 나온다.

인간의 유전자 전체를 해독하여 유전자 지도를 작성하는 휴먼 게놈 프로젝트Human Genome Project, HGP가 시작된 것은 1990년의 일이다. 이러한 분위기 속에서 전 세계 연구실에서는 알츠하이머 유전자를 밝히려는 경쟁이 시작되었다.

알츠하이머 중에는 확실히 가족 간에 유전되는 종류가 있었다. 그래서 이러한 집안의 혈액을 채취해 어디서 돌연변이가 발생하는 것인지 연구하기 시작했다.

미국의 국립보건원National Institutes of Health(이하 NIH)가 알츠하이머 연구에 투자한 연구비는 1980년부터 1987년 사이에 1,300만 달러에서 7,580만 달러로 불어났다. 또한 1968년에 레이건 대통령은 알츠하이머 자문위원회를 만든다는 정부의 법안에 서명했다. 일본에서는 1972년 아리요시 사와코가 『황홀한 사람』(청미, 2021)이라는 소설에서 치매를 본격적으로 다루었고 이 책은 베스트셀러가 되었다. 이후 도쿄도에서 노인종합연구소를 설립하는 움직임이 있었다.

그리고 1980년대 들어서 유전공학을 도입한 알츠하이머 연구가 각 대학에서 시작되었다.

세계 각국에서 고령화가 진행되었고 알츠하이머에 의한 치매는 다양한 문제를 일으켰다. 이 중 가장 큰 문제는 치매의 치료법이 없다는 것이었다. 대증요법symptomatic treatment(어떤 질환의 환자를 치료할 때 원인이 아니라 증상에 대해서만 실시하는 치료법)으로 환자가 흥분하면 의사가 신경안정제를 처방하는 '치료' 방법 뿐이었다. 대형 제약 회사는 최근의 기초 연구를 토대로 알츠하이머 치료약 개발에 들어갔다.

당시 아직 작은 제약 회사였던 에자이에도 해외에서 발표한 어떤 논문에서 힌트를 얻어 이 길고 긴 싸움의 길에 들어선 한 사람이 있었다.

세렌디피티

MBA를 취득하고 귀국한 새로운 후계자들은 제약 회사 에자이에서 '아세틸콜린 가설'을 토대로 알츠하이머 치료약 개발을 시작한다. 신약 개발의 지휘자는 고졸 출신의 연구자였다.

「세렌디프의 세 왕자」The Three Princes of Serendip라는 동화가 있다. 세이론의 세 왕자가 예상하지 못했던 사건과 만나 우연히 커다란 행운을 잡는 모습을 그린 이야기로부터 '세렌디피티'serendipitous recommendation(우연한 발견)라는 말이 유래했다. 실패해도 포기하지 않고 계속 관찰하다 보면 생각지도 못한 것을 발견한다는 이야기이다.

제약 회사 에자이가 연간 3,000억 엔 이상의 매출을 올리고 글로벌 회사로 단숨에 도약하게 한 '아리셉트'Aricept라는 약이 탄생한 것도 그야말로 이 '세렌디피티' 같은 일이었다.

아리셉트의 탐색 연구를 이끈 스기모토 하치로는 에자이에 입사한 후, 본인이 겪은 일들이 세렌디피티와 같다고 생각했다. 세계적인 제약 기업은 개발에 거액을 투자한다. 예를 들면 2019년 에자이는 연간 1,545억 엔이라는 거액을 약을 개발하는 데 할애한다. 그러나 연구가 실제로 약으로 완성되기까지는 수많은 관문이 있다.

화합물을 발견해서 합성하고 그 약리薬理(생체에 들어간 약품이 일으키는 생리적인 변화)를 계산하는 탐색 연구부터 안정성이나 장기적으로 독성을 검사하는 후기 연구를 거쳐 임상에 들어가 실제로 인간에게 투여하는 약이 선정된다. 임상 시험clinical trial(의약품, 의료기기 등의 안전성과 유효성을 증명하기 위해 사람을 대상으로 실시하는 시험)은 투여량과 그 지속성을 밝히는 1상 임상 시험부터 위약 대조로 투약 형식에 따른 심리 효과가 영향을 미치는지 확인하는 2상 임상 시험과 3상 임상 시험까지 총 세 가지 관문이 있다. 이것을 모두 통과해야 겨우 당국에 요청하는 신약 허가 신청New Drug Application, NDA에 들어간다. 그리고 당국의 엄격한 검사를 거쳐 승인되면 약으로 유통되는 것이다.

이것을 탐색 연구부터 프로젝트 시작 단계까지 포함해 계산하면 성공률은 실제로 4퍼센트에 불과하다고 한다. 게다가 탐색 연구부터 상품으로 유통되기까지 평균 개발 기간은 13.5년, 들어가는 비용도 어마어마하다. 1980년대에도 약 한 개를 시장에 내기 위해 150억 엔이 들었다. 대부분의 제약 회사는 개발 비용을 견디지 못하고 특허 기간이 끝난 약을 복제한 제네릭generic 의약품을 만드는 일에 전념한다.

진짜 '신약 개발'을 하는 대형 제약 회사 연구원이라도 입사해서 정년을 맞이할 때까지 시장에 유통되는 상품을 개발하지 못한 채, 회사를 나오는 경우가 많다. 그러나 스기모토 하치로는 에자이 근무 당시에 신약을 두 개나 개발했다. 그중에서도 2020년 7월에 바이오젠의 '아두카누맙'aducanumab을 신청하기 이전에도, 알츠하이머 치료에 어느 정도 효과가 있는 유일한 승인 약인 '아리셉트'를 개발했다. 스기모토는 이 모든 일이 운 좋게도 '세렌디피티'가 찾아왔기 때문에 가능한 일이라고 생각했다.

아세틸콜린 가설

1970년대 후반, 여러 학자들이 '아세틸콜린 가설'을 주장했다. 알츠하이머 환자의 뇌를 조사해 보니 신경전달 물질인 아세틸콜린acetylcholine, ACh의 농도가 줄어 있었다. 이 농도를 늘리면 신경 신호가 다시 연결되고 인지기능이 향상되리라 생각한 것이 '아세틸콜린 가설'이다.

아세틸콜린의 농도를 올리기 위해서는 아세틸콜린의 분해를 돕는 아세틸콜린 분해 효소acetylcholine esterase, AChE가 뇌 안에서 활성화되는 것을 막으면 된다. 이에 학자들은 아세틸콜린 분해 효소 억제제acetylcholinesterase inhibitor, ACEI를 개발하기 시작했다.

아세틸콜린 분해 효소 억제제로 콩과 식물의 성분인 '피조스티그민'Physostigmine과 제2차 세계대전 중에 오스트레일리아에서 합성한 '타크린'Tacrine를 시험해 보았는데 두 가지 모두 결점이 있어 약으로는 부적합했다. 피조스티그민은 분해가 너무 빨라 몇 번이나 연속적으로 투여해야만 했으며 타크린의 경우는 독성으로 인해 간 손상을 일으켰다.

오자와 히데오는 1981년에 니가타 대학에서 뇌신경 박사를 취득하고 에자이에 입사하여 임상부에 배속되었다. 그는 쓰쿠바 대학에서 알츠하이머 환자에게 피조스티그민을 사용하고 있는 의사에게 "약이 잘 듣나요?"라고 물은 적이 있다.

"잘 듣습니다. 그런데 하루에 5~6회 정도 투여해야 해요. 약효가 있기는 한데 관리가 조금 번거롭습니다. 환자가 흥분하기 때문이지요. 하지만 저희는 약이 필요합니다. 후생노동성(일본의 보건 담당 행정기관) 몰래라도 좋으니까 빨리 약을 만들어 주십시오. 약이 없어서 치료가 여간 힘든 게 아닙니다."

고졸 출신의 연구원

스기모토 하치로가 에자이에 입사했던 1961년 당시, 회사는 아직 '모방 약'을 만드는 제네릭 전문 제약 회사였다. 그는 도쿄 도립 과학기술고등학교를 졸업하고 곧바로 입사했다. '모방'을 전문으로 하는 제약 회사였기 때문에 '개발'이라고 해도 특허가 끝난 다른 회사의 유사품을 만드는 일뿐이었다. 어쨌든 그는 유기합성부에 배속되었다. 연구직이라는 사실에 기뻐했지만, 실제로는 연구 보조로 채용된 것이었다. 2021년 현재 에자이는 글로벌 기업으로 일본에 910명, 해외에 820명, 총 1,730명의 연구원이 있다. 하지만 그 당시는 보조원을 포함해도 겨우 50명 정도의 연구원이 있는 작은 회사였다.

스기모토가 대학에 가지 않았던 이유는 집안 형편이 넉넉하지 않았기 때문이었다. 그는 아홉 형제 중 여덟째로, 아버지는 일용직 노동자로 근무하고 있었다. 초등학교 시절에는 도시락을 가져가는 것도 어려웠고 비가 올 때는 형제들끼리 서로 우산을 차지하겠다고 싸울 정도로 가난한 살림이었다.

당시 에자이에는 공산당계 조합이 있었는데 스기모토는 그곳에 들어가서 조합 활동을 시작했다. 그는 고졸 출신에 연구직 보조로 일하는 것 때문에 주눅이 들어서인지, 세상의 불공정한 부분을 바로잡는다는 공산주의를 표방한 조합에 끌렸다.

그래도 낮에는 열심히 연구직으로 일하고 밤에는 주오 대학의 이공학부에 다녔다. 덕분에 1969년 3월에는 학사를 취득할 수 있었다. 그러나 급여 체계 자체는 입사할 때 그대로 고졸이었다.

스기모토는 연구자에게 필요한 천성적인 감이 있었다. 탐색 연구 업계에서는 정년이 될 때까지 한 개의 신약만 개발해도 성공했다는 말이 있는데, 그는 꽤 젊은 나이인 30대 초반에 '데탄톨'Detantol이라는 고혈압 약을 개발했다. 이러한 실적이 알려져 조합 활동을 하면서도 연구자로 중요한 일을 계속할 수 있었다.

치매였던 어머니

에자이가 진정한 의미의 '신약 개발' 메이커로 다시 태어난 계기는 전쟁 전 도쿄 다나베 제약(현재는 다나베 미쓰비시 제약)을 그만두고 기업을 세운 나이토 토요지의 손자인 나이토 하루오가 개발부에서 실권을 잡게 된 이후부터였다. 나이토 하루오는 노스웨스턴 대학 켈로그 경영대학원에서 MBA를 취득하고 귀국 후 1984년 4월 당시 쓰쿠바에 새로 생긴 에자이 쓰쿠바 연구소의 연구 제1부의 부장이 되었다. 그는 1988년에 사장이 되었는데, 이미 이전부터 기업 창시자의 손자로 주위에서 촉망받았다.

에자이의 본사는 고이시카와에 있다. 연구소는 원래 이곳에 있었지만 1982년 4월에 쓰쿠바로 옮기게 된다. 조합은 연구소 이전을 반대했다. 실제로 이것을 받아들이지 않고 도쿄에 남은 직원도 있었다. 그런데 이것이 조합의 영향에서 벗어나 연구에 몰두할 수 있는 계기가 되었다. 비즈니스 스쿨에서 경영학을 배운 나이토 하루오는 1년간 연구소에 머무르며 관찰했다. 그리고 이듬해인 1984년에 바로 조직 개편을 진행했다. 그의 바로 위에 연구소 소장이 있었지만, 실제 소장은 나이토였다.

나이토는 먼저 '탐색 연구'를 담당하는 연구 1부를 6개의 연구실로 나누어 경쟁시켰다.

1번 연구실은 항생물질, 2번 연구실은 뇌신경, 3번 연구실은 소화기, 4번 연구실은 순환기, 5번 연구실은 염증과 알레르기, 6번 연구실은 혈전으로 테마를 나누었고 각 연구실은 서로 경쟁했다. 연구실마다 약 30명 정도가 있는데 각 연구실에는 화합물을 합성하는 '합성' 그룹과 그 '합성'된 화합물의 특성을 조사하는 '약리' 그룹이 있었다.

스기모토는 2번 뇌신경 연구실로 가기를 희망했고 '합성' 그룹의 리더가 되었다. 그중에서도 그는 특별히 치매에 관심이 있었다. 왜냐하면 어머니가 '치매'였기 때문이었다. 1973년 스기모토가 30세 때 어머니는 뇌경색으로 인한 치매 증상을 보였다. 젊은 시절 많은 고생을 하며 아홉 명의 아이를 길러내신 어머니는 이제 아들의 이름조차 알 수 없게 되었다.

그는 어머니의 헌신을 잘 알고 있었다. 그래서 에자이에 입사하고 결혼할 때까지 본인이 받은 급료를 열어 보지 않고 모두 어머니에게 드릴 정도였다. 일주일 중 2~3일 정도 일이 끝나면 어머니가 계신 곳을 찾아가 젊은 시절 이야기를 들으면서 함께 노래도 했다.

"그런데, 당신은 누구시죠?"

"어머니 아들인 하치로예요."

"우리 아들도 하치로인데요."

이렇게 두 시간 정도를 함께 있다가 귀가하는 생활을 어머니가 돌아가시는 1978년까지 계속했다. 스기모토는 당시 어머니께 도움이 될 거라는 생각에 뇌혈관을 확장해 치매를 개선하는 신약 개발에 힘썼다. 이 신약을 개발하는 데 8년이라는 시간과 8억 엔이라는 돈이 들었지만, 결국 실패했다.

"하치로 씨, 이 신약 개발에 8억 엔이나 투자했는데 실패했으니 돈을 모두 물어내시죠."

이 약을 중단한 이유를 쓴 보고서를 제출했을 때, 나이토 하루오는 스기모토에게 이렇게 말했다.

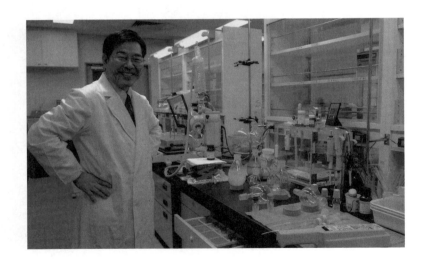

스기모토 하치로, 아리셉트 탐색 연구를 하던 40대 후반 무렵

스기모토는 이 실패를 교훈 삼아 쓰쿠바 연구소에서 아세틸콜린 가설을 토대로 한 알츠하이머 치료약 개발을 새로운 목표로 정했다. 그가 이렇게 결심한 것은 1983년의 일이었다. 비록 어머니는 돌아가셨지만, 그는 이 병으로 고통받는 많은 환자와 가족에게 희망을 주고 싶었던 것이다.

3년의 시행착오 끝에 드디어 탄생한 약

앞서 임상부의 오자와와 쓰쿠바 대학의 한 의사는 '피조스티그민'을 사용해 어느 정도 효과가 있었다는 대화를 나눴다. 그 이야기를 통해 알 수 있듯이 '피조스티그민'은 아세틸콜린 분해 효소를 억제하고 아세틸콜린의 농도를 높여 뇌신경 세포의 연결을 좋게 하는 효과가 있었다. 하지만 반감기가 짧아 순식간에 약효가 없어진다는 단점이 있었다. '피조스티그민'과 마찬가지로 잘 알려진 물질은 '타크린'이지만, 이 약은 독성이 있어 간 손상을 일으키는 문제가 있었다.

스기모토는 이 '타크린'의 유도체를 개발하는 것부터 시작했다. 조금씩 분자식molecular formula(분자의 조성이나 분자를 구성하는 원자의 수를 원소기호를 써서 나타낸 식으로 물질을 이루는 분자의 짜임새를 나타냄)을 바꿔서 유도체를 50개 정도 만들었다. 이 유도체를 약리 팀이 조사했지만 이것도 독성이 너무 강해 쓸 수 없다는 말을 들었다.

실패 결과를 듣고 막막해하던 무렵, 스기모토 그룹이 진행하고 있던 다른 약인 고지혈증에 관한 화합물을 쥐에게 투여했더니 침을 흘리는 등 아세틸콜린이 증가했을 때와 같은 증세를 보였다.

"스기모토 씨, 이거 아세틸콜린이 증가했다는 증거가 아닐까요?"

그 이야기를 듣고 활성 수치를 조사해 보니 620나노몰$_{nM}$이었는데, 이는 고지혈증 관련 화합물 투여로 아세틸콜린이 증가했다는 것을 의미했다.

스기모토는 결과에 놀라며 이 화합물을 추적하기로 했다.

그에게는 두 번의 운이 따랐다. 하나는 고지혈증용 약을 만들기 위해 합성한 물질을 쥐에게 투여했던 것이고, 또 하나는 활성 정도를 재는 기준으로 전기뱀장어에서 유래한 효소를 사용했던 것이다. 다른 기준을 사용하면 이 정도의 수치가 나오지 않아서 이 물질을 버려야겠다고 생각했었다며 그는 당시를 회상했다. 이렇게 우연히 얻은 새로운 물질의 구조를 조금씩 바꾸어 가며 아세틸콜린 농도의 활성도를 높였다.

이 무렵의 쓰쿠바 연구소는 연구실마다 경쟁이 치열해 주말이나 공휴일도 없이 바빴다. 명절 기간에도 출근하는 연구원이 대부분이었다. 아침 7시 30분에 모두 출근해서 연구를 시작하고 밤 9시가 되면 연구실 1부장인 나이토가 각 연구실을 순회했다. 그 시간까지 아무도 퇴근하지 않았다. 스기모토가 있는 2번 연구실은 여섯 개의 연구실 중 '드롭'(연구 대상 물질의 중간 결과가 기대에 미치지 못하면 더 이상의 인력과 자원을 투자하는 것이 의미가 없다고 판단하여 중단시키는 것) 물

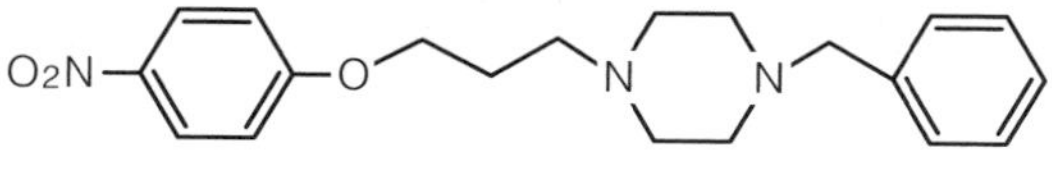

그림 1 (IC_{50} = 620nM)

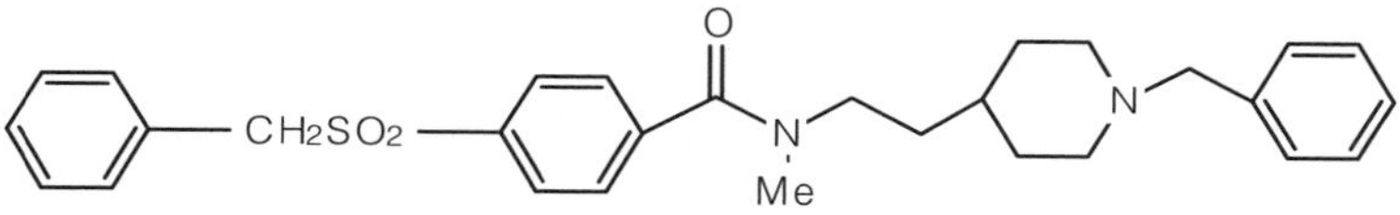

그림 2 (IC_{50} = 0.60nM) BNAB

질이 계속 나온다는 의미에서 '격추왕'이라는 별명이 있었다.

연구실 간의 경쟁은 매우 뜨거웠다. 합성 팀은 물질을 합성해서 합성물의 약효를 알아보려 약리 팀에 가는 시간조차 아까워 완성된 샘플을 들고 달렸다. 스기모토 팀은 그림 1의 화합물에서 조금씩 변화를 주며 검토했다. 합성물을 약리 팀에 가져가 그 물질을 확인하고 활성 수치나 독성을 확인했다.

"이것도 아니야. 이것도 틀렸어. 이것은 수치가 나오지 않아."

봄이 지나 여름이 되고 가을도 지나 겨울이 찾아왔다. 이러한 생활도 세 번 정도 반복했을 무렵인 1986년 3월의 어느 날, 최초 물질의 21,000배의 힘으로 아세틸콜린 분해 효소를 억제하는 물질(그림 2)를 얻을 수 있었다. 이는 700개 이상의 합성물을 시도해서 얻은 결과였다. 그렇게 얻은 물질에 'BNAB'라는 이름을 붙였는데, 이것을 임상 시험에 대한 후보 목록에 올릴 것인지 논의하는 '개별 테마 회의'가 열렸다.

회의에 출석한 사람은 이 BNAB를 합성한 2번 연구실의 합성 팀과 약리 팀, 임상과 안정성을 책임지는 2번 연구실 외에 다른 연구원, 그 당시 연구 개발 본부장이었던 나이토 하루오였다. BNAB는 약효도 있었고 물질도 합성 가능했다. 그러나 개로 임상 시험해 보았더니, 간에서 대사metabolism(생물이 체내에서 영양분을 섭취하여 신체 유지에 활용하고 노폐물을 배설하는 생리작용) 반응이 일어났다. 대사 반응이 일어난다는 것은 약이 체내에 머물 수 없다는 것을 의미했다.

그날은 눈이 내렸다. 당시 임상부에 있던 오자와는 본사인 고이시카와에서 쓰쿠바로 급히 달려왔다. 역에 도착해 택시를 기다리는 사람들이 늘어서 있는 것을 보고서는 회의 시간에 늦을까 초조해하고 있었다. 어쩔 수 없이 앞에 있는 고등학생에게 "미안해요."라고 사과하며 새치기를 했다. 그런데도 회의 시간에 늦었다.

임상부를 대표해서 나온 오자와는 '대사 반응이 있다면 약으로 쓸 수 없다'며 반대했다. 그러나 스기모토는 포기하지 않았다. 3년이나 걸렸는데 이렇게 포기할 수는 없었다.

"제발 허락해 주세요. 가능성이 있어요."

회의장 안이 술렁거렸다.

BNAB가 설령 이 회의를 통과하더라도 임상 단계에 들어가는 약을 최종 결정하는 다음 회의가 남아 있었다. 스기모토는 그것을 알면서도 주장을 굽히지 않았다. 최종 회의는 의장인 나이토에 의해 1번 연구실부터 6번 연구실의 연구실장과 각 연구실의 합성 팀과 약리 팀 리더가 모여 진행된다. 이때 각 연구실은 다른 연구실과 데이터를 공유하고 임상 시험을 진짜로 진행해도 되는 약인지 엄격한 심사를 받는다.

그런데 강적이 있었다. 1번 연구실부터 6번 연구실 중 스기모토가 있는 2번 연구실의 앞을 막는 것은 5번 연구실 실장인 야마즈 이사오였다.

야마즈 이사오 군단

야마즈는 1964년에 군마 대학 공학부를 나와 에자이에 입사했다. 공학부 출신이라 약을 합성할 줄은 몰랐다. 그가 대학교 4학년 때 했던 연구가 '유기 과립有機顆粒 촉진제의 분자 구조'에 관한 것이라, 이를 유기화학을 전공한 것으로 인사부가 오해하여 연구에 투입한 것이었다. 그때 고졸이었던 스기모토는 이미 입사한 상태였다. 야마즈가 한 살 위였지만 맨 처음에는 스기모토를 보고 여러 가지를 배웠다고 한다. 그 후 야마즈는 기후의 가와시마 공장에 잠시 있다가 탐색 연구로 돌아왔다. 그는 에자이에서 일을 잘하는 비결을 "다른 부서에 내 편이 얼마나 있는지, 또는 내 부하가 얼마나 많은지에 달려 있다."라고 이야기했다.

게다가 신약 개발은 안정성, 분석, 안전, 대사라는 각 항목을 통과하지 못하면 애초에 임상 시험까지 진행되지 않는다. 하지만 안정성 연구소에서 검사해 주는 후보는 한정적이다. 다른 연구실의 것을 드롭 하면 그만큼 본인이 속한 연구실이 그 리소스를 사용할 기회가 늘어난다. 야마즈는 이 점을 빨리 알아채고 임상부나 안전성 연구소 등 다른 부서의 사람들과 돈독한 관계를 맺었다.

그러자 이른바 야마즈 라인이 생기기 시작했다. 심지어 그가 지위 인사권을 가지게 될 정도로 세력이 커졌다. 심지어 하고 싶은 테마가 있으면 야마즈와 면접이 필요하다는 식의 공언까지 나오게 되었다. 그가 인정하지 않은 사람이 야마즈 라인에 들어오는 것은 있을 수 없는 일이었다. 이는 '군단'이라고 불렸다.

스기모토는 항상 야마즈와 부딪혔다. BNAB의 경우도 "애초에 아세틸콜린 분해 효소 억제제는 농약이 아닌가?" 같은 빈정거림을 자주 받곤 했다.

특히 곤충의 경우 아세틸콜린이 증가하면 자극이 강해 곧바로 죽기 때문에 실제로 아세틸콜린 분해 효소 억제제는 농약으로 사용되었다. 그건 '타크린'도 마찬가지였다. 또한 화학 병기로 사용되는 살린sarin도 아세틸콜린 분해 효소 억제제의 일종이었다. 아세틸콜린의 수용체는 모든 세포에 있는데, 아세틸콜린이 많이 나오면 호흡곤란 증상과 동공이 축소되고 어지럼증이 발생하며 피부에 경련이 일어나고 거품을 물며 죽게 된다. 약리를 조금이라도 알고 있는 사람이라면 애초에 이것을 약으로 하겠다는 생각은 하지 않을 것이다.

"체내에 아세틸콜린이 늘어난다면 약으로는 사용 불가합니다."

"농약 아닌가요?"

"BNAB도 실패했는데, 앞으로 계속 아세틸콜린 분해 효소 억제제를 연구하는 건 무의미한 것이 아닌가요?"

스기모토 팀은 다른 연구실 사람들에게 이러한 말을 들었다. 그는 이 이야기의 배후에 5번 연구실의 야마즈 이사오가 있다며 이를 갈았다. 실제로 야마즈는 공공연히 BNAB가 임상 시험에 대한 후보가 되는 것을 반대했다. 스기모토가 "이대로 버리기엔 너무 아쉽다."라고 하면 "그건 쥐한테나 통하는 이야기 아닌가?"라고 딱 잘라 말했다.

이런 이유에서 스기모토는 이 개별 테마 회의를 반드시 통과해서, 최종 회의에 희망을 걸 생각이었다. 개별 테마 회의에서 격렬한 토론이 이어졌다. 결국 연구 개발 본부장인 나이토 하루오가 책임을 지고 절충안을 내놓았다.

"알겠네. 스기모토, 다시 만들게나. 단, 1년 안에 완성해야 하네. 1년 안에 만들지 못하면 이 프로젝트는 중지될 것이네."

이렇게 해서 BNAB는 최종 회의에 가지 못하고 중단되었다. 이에 스기모토 팀은 다른 새로운 아세틸콜린 분해 효소 억제제를 찾아야 했다. 기한이 1년뿐이었기 때문에 대부분의 사람들은 스기모토를 자르겠다고 나이토 부장이 최후의 통첩을 한 거라고 생각했다. BNAB의 가설이 틀렸다면 다시 처음으로 돌아가 화합물부터 찾아야 했다. 애초에 BNAB이 나오기까지 3년이 걸렸던 것을 감안하면 1년 안에 새로운 화합물을 찾는다는 것은 불가능했다.

컴퓨터로 신약을 개발하다

절망적인 상황이었지만, 무사히 1년 안에 새로운 화합물 생성할 수 있던 것은 입사 1년 차 신입사원 이이무라 요이치 덕분이었다. 그는 컴퓨터를 사용한 신약 개발인 CADDComputer Aided Drug Design 의 달인이었다.

이이무라가 에자이에 입사한 것은 BNAB가 실패로 돌아가고 한 달이 지난 1986년 4월이었다. 그는 한 달의 연수를 끝내고 스기모토 팀에 배속되었다. 그리고 BNAB의 후속 물질인 BNAG의 개발 업무를 하게 되었다. 입사 1년 차인 이이무라와 분석 연구소에 있던 가와카미 요시유키, 이 두 사람은 '1년 안에 후속 물질을 만든다'는 난제를 풀게 된다.

분석 연구소에 있는 가와카미는 입체구조를 해석했다. 약물이 효과가 있다는 것은 그 약물 분자가 어떤 특정 입체구조를 가질 때, 그것이 단백질과 결합 효과가 있다는 가설에서 시작한 것으로, 이를 약물 분자의 입체 구조 해석이라고 한다.

2번 연구실에 있던 연구원인 오자와 히데오는 1년이라는 단기간에 새로운 것을 개발하려면 입체구조 해석의 도움 없이는 불가능하다고 생각했다. 그래서 그는 가와카미에게 말을 걸었다.

지금까지 스기모토가 해 왔던 방법은 컴퓨터는커녕 입체구조 해석도 해본 적이 없었다. 단순히 그의 감과 경험으로 화합물을 계속해서 만들었고, 그렇게 만든 화합물의 약효를 알아보았다. 그 동안은 700개 이상의 화합물을 직접 만들어 본 후에야 BNAB를 만들어 낼 수 있었지만, 입체구조 해석을 사용하면 시행착오를 거치지 않고도 어떤 구조의 물질이 어떤 효과를 가지게 될 지 어느 정도 예상할 수 있었다.

그렇지만 CADD를 사용하는 것은 아직 걸음마 단계였다. 컴퓨터로 입체 분석을 진행하는 사람은 가와카미를 포함해 단 두 명뿐이었기 때문이다.

가와카미는 먼저 BNAB를 이용해서 스기모토가 만든 700개 물질을 매개 변수parameter별로 나눴다. 그리고 어떤 매개 변수가 어떤 구조일 경우, 활성 수치가 올라가는지 컴퓨터로 계산했다. 예를 들면 분자구조에는 트랜스형trans form과 시스형cis form이라는 두 가지 형태가 있다. 이 형태 중에서 어떤 것이 활성 수치를 올리는지 '분자궤도법'을 사용하여 어느 정도의 전하電荷(물체가 띠고 있는 정전기의 양)가 좋은지 구하고, 치환기를 이용해 분자량의 크기는 어느 정도면 괜찮은지 계산했다. 이렇게 가장 적합한 매개 변수를 구하는 것이 인간의 계산으로는 불가능하기 때문에 컴퓨터를 사용했다.

하지만 그 당시 컴퓨터는 귀중품이었고 형태 하나를 계산하는 데 꼬박 하룻밤이 걸렸다. 경리부에서 사용하는 IBM 범용기를 빌려서 밤에 계산했지만 밤 10시에는 보수 유지를 위해 컴퓨터 사용을 멈추고 다음 날 아침에 다시 계산해야 했다. 경리부가 전국의 매출을 집계하는 시간대에도 컴퓨터를 사용할 수 없었다.

가와카미는 아세틸콜린 분해 효소의 3차원 구조를 밝히고자 했다. 이 3차원 구조에서 뚫려 있는 구멍의 위치를 알 수 있다면 아세틸콜린이 들어가는 구멍을 막을 수 있는 물질을 알 수 있기 때문이었다.

먼저 기존의 2차원 식에서 컴퓨터를 사용해 입체적인 이미지를 구축했다. 그리고 이 과정을 거치면 다음과 같은 사실을 알 수 있었다.

① 분자량이 많을수록 왼쪽에 붙어 있다는 것
② 결합 형태는 트랜스형보다 구부러진 아미드amide 결합이 훨씬 안정적이다.

인다논 계열이라는 다른 경로를 찾다

그러나 합성 팀은 고전하고 있었다. 신입인 이이무라는 5월부터 이 일에 참여했지만 8월이 될 때까지 좀처럼 좋은 결과를 얻을 수 없었다.

그런데 8월 무렵, 스기모토는 팀원 스구미 히로유키가 화합한 어떤 물질이 가능성이 있지 않을까 생각했다. 이에 스구미의 실험 노트를 사용해서 다른 연구원이 재합성을 시도했지만 제대로 재현할 수 없었다.

그 모습을 보던 이이무라는 다른 합성 루트로 같은 물질을 만들 수 있지 않을까 생각했다. 지금까지는 아미노 결합이라는 루트를 사용했는데, 이 방법 대신에 탄소 – 탄소 결합carbon–carbon bond으로 가능할 것 같았다. 이는 "남들과 다른 것을 하게. 거기에서부터 새로운 길이 열릴 것이라네."라는 대학 시절 은사님의 가르침 덕분이었다.

"다른 루트로 하면 가능성이 보이니 제가 한번 해 보겠습니다."

리더인 스기모토 하치로는 연구원들을 수직 관계로 엄격하게 관리하지 않고 희망자가 있다면 그 사람에게 맡겼다. 이러한 분위기 덕분에 이이무라는 신입사원이었지만, 이제까지 선배들이 해 왔던 방법과 다른 의견을 자유롭게 제안할 수 있었고 이 일을 담당할 수 있었다. 그 결과 탄소 – 탄소 결합으로 똑같은 물질을 만들 수 있었다. 그러나 동물 실험 결과에서 활성화되지 않았다.

이때 다른 연구원이 고리 모양 아미드cyclic amide, 즉 아미드 부분을 고리 형태로 만들면 활성이 강해진다는 것을 발견했다. 이것이 그림 3 물질이다. 이이무라는 그림 3과 자신이 만든 그림 4의 하이브리드hybrid(혼합)를 만들면 되겠다고 생각했다. 이것을 합쳐 그림 5 물질을 만들지만, 아직 활성 수치는 230나노몰로 충분하지 않았다.

어느새 계절은 여름을 지나 가을인 10월이 되었다. 그림 5 물질의 활성을 높이기 위해서는 왼쪽 부분에 무언가를 넣어야 했다. 이때 이이무라는 1-인다논을 넣는 방법을 생각했다. 그는 전화번호부처럼 정리된 시약 리스트 안에서 인다논 계열을 찾았다. 그리고 리스트를 넘기던 중, 메톡시methoxy라고 하는 CH_3O가 두 개 붙은 물질이 눈에 들어왔다. 활성을 고려하면 한 개로도 괜찮지만, 이이

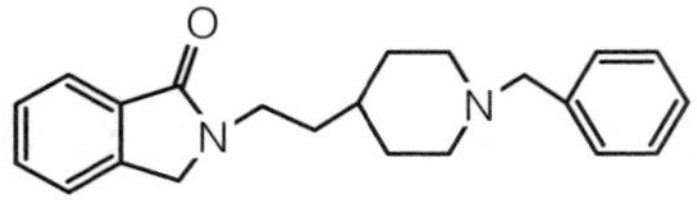

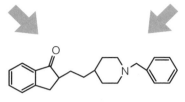

그림 3 （IC$_{50}$=98nM） 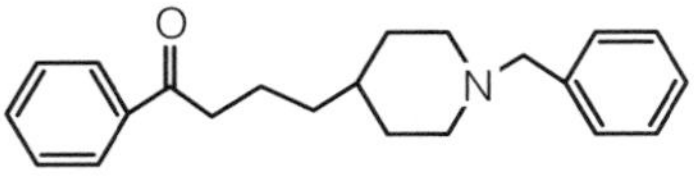　　　　　　　그림 4 （IC$_{50}$=530nM）

그림 5 （IC$_{50}$=230nM）

무라는 CH$_3$O가 두 개 붙은 형태가 안정적이라고 생각했다. 그리고 곧바로 시약을 주문해 합성했다. 이렇게 만든 물질의 활성을 계산해 보았더니 예상은 적중했다. 활성 수치는 30나노몰이었다! 이를 계기로 팀원들은 인다논 계열에 주목했다.

그러나 이러한 기쁨도 얼마 가지 않았다. 쥐를 사용한 실험에서 간에 독성이 있는 것을 발견했고 결국 이것도 버릴 수밖에 없었다. 이미 10월도 반이나 지나버렸고, 슬슬 정해진 1년이 다가오고 있었다. 이제 어려울 거라는 초조함으로 팀의 분위기는 침울했다.

정답은 합성한 물질이 아니라 원료 쪽에 있었다

컴퓨터 해석을 진행하는 가와카미는 합성 팀에 새로운 의견을 제안했다. 그의 의견을 따라 합성을 진행해 봤지만, 기존의 루트로는 어려웠고 좀처럼 쉽게 되지 않았다. 문득 이이무라는 '독성이 나와서 쓸모없어진 인다논 계열의 화합물을 사용하면 어떻게 될까?'라는 생각을 했다.

이것을 사용하면 가와카미가 제안했던 골격이 5개인 합성물질을 만들 수 있지 않을까? 그렇지만 이러면 메틸렌Methylen(메탄에서 유도된 2가價의 기基를 말함) 사슬이 하나의 긴 화합물이 된다.

"이 정도면 될까요?"

이이무라는 가와카미에게 한 번 더 확인을 받았다. 이렇게 해서 6원자 고리 아미드 형체의 유도체 합성에 성공했지만, 오히려 활성 수치는 170나노몰로 더 떨어졌다. 이 결과를 가와카미에게 보고했는데 그는 이 소식을 듣고도 포기하지 않았다.

가와카미는 "제가 CADD로 디자인한 것은 메틸렌 사슬이 한 개였어요. 그러니 사슬이 한 개가 아니면 인정할 수 없습니다."라고 강하게 주장했다.

팀의 리더인 스기모토는 어느 정도 포기한 상태였다. 그러나 이이무라는 "알겠습니다. 그럼 짬을 내서 한번 만들어 보겠습니다."라며 가와카미에게 약속했다.

먼저 메틸렌 사슬 중 짧은 6원자 고리 아미드 유도체를 합성하

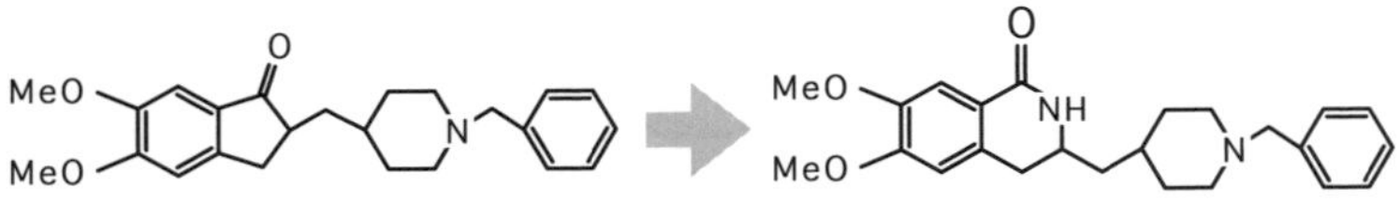

그림 6 (IC$_{50}$ = 5.7nM)
BNAG

그림 7 (IC$_{50}$ = 300nM)

BNAG, 훗날 아리셉트를 말함

기 위한 원료를 합성했다. 이것이 '5, 6-다이메톡시dimethoxy-1-인다논 유도체'(그림 6)였다. 여기에서 가와카미가 바라던 메틸렌 사슬이 1개인 물질(그림 7)이 겨우 완성되었다. 정규 근무시간에는 '원래 루트대로' 아미드 유도체를 합성 중이었기 때문에, 이것은 연구실 직원들이 다 돌아간 후에 실험실에서 합성한 것이었다.

이 물질을 약리 팀에게 가져가서 활성 수치를 알아봐 달라고 하려는 찰나, 이이무라는 문득 이 원료 '5, 6-다이메톡시-1-인다논 유도체'도 가져가야겠다는 생각이 들었다. 이 생각도 대학 은사님의 "무언가를 합성할 때는 반드시 그 원료도 남겨두게."라는 말 때문이었다. 그래서 원료 '5, 6-다이메톡시-1-인다논 유도체'도 보존해 두었던 것이다.

얼마 지나지 않아 곧바로 약리 팀에서 흥분한 목소리로 연락이 왔다.

"굉장한 수치가 나왔어요!"

지금까지 없었던 5.7나노몰이라는 숫자가 나온 것이다. 5.7나노몰이라니!

"와아! 가와카미 씨의 구조해석이 역시 맞았네요. 가와카미 씨가 해냈어요."

그런데 이것은 가와카미가 요청한 대로 만든 것이 아니라 이이무라가 만약을 위해 가져갔던 원료 쪽에서 나온 수치였다. 가와카미가 의뢰했던 물질의 활성 수치는 300나노몰이었다.

독성을 가지고 있어서 안 된다는 팀원도 있었지만 '5, 6-다이메톡시-1-인다논 유도체'는 손쉽게 통과했다. 약리 팀이 계속해서 다음 검사를 진행하는 동안 이 화합물이 생각보다 굉장한 물질이라는 것을 알게 되었다.

먼저 굉장히 오랜 시간 체내에서 활동했다. 즉 타크린처럼 몇 번이나 투여하지 않아도 약이 듣는다는 말이었다. 그리고 뇌로 가는 비율도 적당했다. 이때까지 다른 연구원이 원래 루트로 진행하던 아미드 계열 화합물도 있었다. 하지만 시험관 안이나 동물 실험에서도 유의미한 수치가 나온 '5, 6-다이메톡시-1-인다논 유도체'를 모든 실험실이 합동으로 임상 진행 여부를 결정하는 최종 회의에 제출하기로 했다. 그리고 이 물질의 이름을 'BNAG'이라고 붙였다.

이렇게 1987년 2월 무사히 새로운 물질을 발견했다. 연구 개발 본부장인 나이토 하루오가 제안한 1년이 2개월 남짓 남은 시기였다.

발암성 시험에서 의양성이 나오다

최종 회의가 일주일 앞으로 다가온 3월의 어느 날이었다.

"스기모토 씨, 그 약은 안 될 것 같아요. 발암성 시험에서 적신호가 떴어요."

안정성 시험을 진행하는 기후의 가와시마 공장(정식 명칭은 가와시마 공원)의 안정성 부장에게 온 전화였다.

"REC활성이라는 인 비트로in vitro(시험관 내에서 실험하는 것) 실험에서 의양성疑陽性(양성은 아니지만 양성에 가까운 반응이 나타난 것)이 나왔어요. 의양성이 나왔다는 것은 발암성 의심이 있다는 것이에요. 최종 회의는 불가능하겠어요."

이 이야기를 듣고 같은 2번 연구실의 약리 팀 리더인 야마니시 요시하루에게 확인해 보았더니 그럴 리가 없다는 대답이 돌아왔다.

스기모토는 야마니시와 함께 그날 밤 기후 공장으로 달려갔다. 기후에는 안정성 부장이 있었다. 스기모토는 기후에 가는 도중 또 당한 것은 아닐까 하는 의심이 들었다. 왜냐하면 이 안정성 부장은 5번 연구실의 야마즈 이사오의 동료로 야마즈 라인 중 한 사람이었기 때문이다. 야마즈가 자기 라인이 아닌 사람이 안정성 시험을 요청했다고 깐깐하게 구는 것은 아닐까? 스기모토는 무거운 마음을 안고 공장에 도착했다.

부장의 응접실에서 교섭을 진행했다. 부장은 우선 '왜 안 되는지', '발암성 시험이 어떤 것인지' 데이터를 보여 주면서 설명했다.

"안정성 검사를 하는 저희가 볼 때, 이 약은 절대로 용납할 수 없습니다."

상대방의 태도는 완고했다. 평소에 검토를 하고 호전적인 사람이었던 스기모토는 흥분해서 큰 소리로 반론했다. 그리고 토론을 하면서 다음에 진행할 시험이 무엇인지 알게 되었다. 자매분체교환시험sister chromatid exchange test (어떤 약제에 의해 유전자 손상이 복구되지 않고 남아 있는지 확인하는 검사법)과 소핵실험micronucleus assay (소핵, 즉 세포분열 시에 주핵인 딸핵에 들어 있지 않고, 세포질 내에 독립된 염색체 혹은 염색체 단편을 형성하는 소핵을 지표로 하는 변이원성 시험법의 일종)라고 하는 발암성을 확인하는 시험이었다.

냉정하게 두 사람의 대화를 듣고 있던 약리 팀 리더인 야마니시는 만약 다음 시험을 통과해서 문제가 없다는 것이 밝혀지면 최종 회의에 보내자는 제안을 했다. 이 제안 덕분에 토론은 일단락되었고, BNAG는 폐기 처분을 면했다.

결과적으로는 두 시험 결과는 음성이었고, 덕분에 발암성 의심은 사라졌다. 이렇게 해서 BNAG는 최종 회의를 통과하여 겨우겨우 임상 시험 단계로 갈 수 있었다. 스기모토는 신약 개발을 결심하고 그 일에 매진했던 4년이 주마등처럼 스쳐 지나갔다. 개발 업무는 여기까지였다. 이 이후 약의 운명은 스기모토 팀의 손을 떠나 임상 팀에 맡겨졌다.

좌천 인사

스기모토는 연구소 내에서 압도적인 권위를 가진 5번 연구실의 연구실장인 야마즈 이사오를 도저히 용서할 수 없었다. 스기모토가 열심히 연구하는 테마를 계속 방해했기 때문이다. 그로 인해 이제까지 얼마나 많은 손해를 봤는지 모른다. 가까스로 임상 시험을 진행한 BNAG도 실패할 뻔하지 않았던가? 연구실은 항상 우울한 분위기가 감돌았다. 시간이 흘러 12월이 되고 연구소 안에 있는 카페테리아에서 모든 연구 팀이 모여 조촐한 송년회를 가졌다.

이날 스기모토는 야마즈 이사오와 사소한 일로 말다툼을 하게 되었다. 흥분한 스기모토는 자기도 모르게 주먹을 휘둘러 야마즈를 때려눕혔다. 그의 말로는 처음에 야마즈 쪽이 먼저 자신을 쳐서 정당방위 했을 뿐이라고 했지만 때린 것은 사실이었다.

새해의 업무가 시작되는 1990년 1월 5일, 시무 회의가 열렸다. 그때 이미 사장으로 승진한 나이토 하루오는 스기모토에게 맥주잔을 건네면서 갑자기 이렇게 이야기했다.

"자네, 인사부는 어떻게 생각하나?"

스기모토는 처음에는 농담인 줄 알았다. 입사 이후 계속 연구직으로만 근무했고 최근에는 BNAG를 임상 시험 단계로 보낸 실적도 있는데, 자신을 인사부로 보낼 리가 없다고 생각했다. 그래서 그 이야기를 흘려 넘겼다.

그러나 2월이 되자 스기모토는 연구 개발 본부장 오오조노 지로

에게 이러한 지시를 받았다.

"인사부에 가서 후진 발굴에 힘써 주었으면 하네."

스기모토는 이 말을 듣자마자 대답했다.

"싫습니다. 저는 연구자로 계속 있고 싶습니다."

탐색 연구는 제약 회사 중에서도 중요한 부서였다. 심지어 그는 약 하나를 이미 시장에 내놓았다. 어머니가 치매에 걸리시고 약 10년 이상 걸려 만든 항치매抗癡呆 약이 드디어 임상 시험 단계로 들어갔다. 이러한 실적도 있으니 언젠가는 2번 연구실의 실장이 될 것이라고 생각했다. 그런데 왜 본인이 이 연구에서 손을 떼어야 하는지 이해할 수 없었다. 이때 스기모토는 이미 48세였다. 지금 인사부로 간다면 연구자로서의 인생은 끝날 것이다. 게다가 인사부에서 마련된 직위는 부하도 없는 담당 과장이었다. 이는 분명한 좌천 인사였다. 야마즈 이사오가 이 정도의 권력이 있는지 몰랐다.

"이해할 수 없습니다."

이런 말밖에는 할 수 없었다.

사장인 나이토 하루오에게도 직접 항의했다.

"사장님, 싫습니다. 저는 계속 연구하고 싶습니다."

나이토는 냉정하게 이렇게 이야기했다.

"인사부가 싫다면 회사를 그만두는 수밖에 없지. 하지만 인사부에 간다면 회사가 평생 뒤를 봐 줄 거라네. 어느 쪽을 선택할 텐가?"

그가 하는 수 없이 인사 이동을 받아들이고 쓰쿠바 연구소를 나온 날, 하늘에서는 눈이 내렸다. 회색빛 하늘에서 떨어지는 눈송이를 바라보며 막막한 자신의 앞날을 생각했다. 고등학교를 졸업한 이후, 매일 밤 끊임없이 연구에 몰두했고 30년 가까운 세월 동안 약을 만들었다. 이 일 외에 다른 일은 상상할 수도 없었다.

어떻게 집에 돌아왔는지조차 기억나지 않았다. 그러나 집에 들어가자 아내인 모토코가 곧바로 눈치를 챘다. 두 사람이 처음 알게 되었을 때 에자이의 연구 관리부에서 경리 업무를 보았던 그녀는, 이미 일을 그만두었지만 회사 사정을 누구보다도 잘 알고 있었다.

"무슨 일이에요?"

"연구직에서 쫓겨났어."

이렇게 입 밖으로 내뱉자 자신의 모든 것이 무너지는 듯한 느낌이 들었다.

스기모토 하치로, 1990년 4월 1일 자로 인사부 책임자로 발령.

03

알츠하이머 유전자를 찾아라

도쿄 고다이라의 신설 연구 센터에서 근무하는 다비라 타케시를 찾아온 환자는 조발성 알츠하이머였다. 어느 날, 진료 중 환자의 아내로부터 "남편의 친척 중에는 같은 병을 앓고 있는 사람이 많아요."라는 이야기를 듣는다.

    키가 큰 환자는 아무 말도 하지 않으면 성실하게 일하는 평범한 비즈니스맨으로 보였다. 하지만 이야기를 나누면 곧바로 조금 이상하다는 것을 알 수 있었다. 그는 같은 말을 여러 번 반복했고 상대방의 말을 이해하지 못했다.

    아내가 남편을 병원에 데려오게 된 이유는 어느 날 아침 출근길에 남편이 "길을 모르겠어."라며 다시 돌아왔기 때문이었다. 1978년 도쿄도 고다이라시에 생긴 국립 무사시 요양병원 신경 센터는 임상 시험과 연구를 함께 진행하는 최신 시설을 갖춘 곳이었다. 다비라 타케시는 그곳에서 환자를 진찰하며 알츠하이머를 연구하고 있었다.

"언제부터 이상한 것 같았나요?"

다비라가 시기에 대하여 묻자 환자의 아내는 "그러고 보니 작년부터 같은 말을 몇 번이나 반복했어요."라고 대답했다. 다비라는 진료기록 카드에 '39세 발병'이라고 적었다. 치매 정도를 평가하는 간이 정신 상태 검사Mini Mental State Examination(이하MMSE) 결과가 20점이었다. 24점 이상이 정상, 20점 미만을 중등의 인지 저하로 보는데 환자는 딱 그 경계선에 있었다.

이어지는 아내의 말에 다비라는 놀라서 펜을 멈추었다.

"남편의 친척 중에 같은 병에 걸린 사람이 많아요."

다비라는 이 말을 듣고 가족성 알츠하이머Familial AD, FAD일지도 모른다는 생각이 들었다. 그 남성의 고향은 아오모리였다. 가족 중에는 키가 크고 미남 미녀가 많다고 했다.

돌연변이의 위치를 찾다

1953년에 유전자의 구조가 이중 나선으로 되어 있다는 것이 발견된 이후, 이 유전자의 정체를 해명하는 유전공학이 맹렬한 기세로 진전되었다. 아데닌(A), 구아닌(G), 시토신(C), 티민(T)이라는 네 가지 염기 배열이 암호가 되어 특정 단백질을 만드는 명령을 내린다. 유전병이라 불리는 다양한 병은 돌연변이로 인해 30억 개의 염기쌍 중 어떤 염기가 바뀌거나 결손, 추가 또는 반복되어 그 명령을 제대로 내리지 못할 경우 발병한다고 알려져 있다.

그 돌연변이의 위치를 찾으면 유전병의 원인을 알 수 있다.

다비라는 1974년에 규슈 대학 의학부 신경과에서 미국 국립보건원NIH 연구생으로 3년간 체재했다. 그리고 다발성 경화증multiple sclerosis이라는 자가면역성 뇌척수염encephalomyelitis을 연구한 뒤, 고다이라시 연구센터에서 알츠하이머를 연구하기 시작했다. 그는 정신의학적인 접근법으로 이 병을 이해하는 것은 한계가 있으며 빠르게 발전하는 유전공학 또는 분자생물학의 힘으로 밝혀내는 것이 중요하다고 보았다.

이 시기에 다비라는 '친척 중에 같은 병에 걸린' 환자들을 찾아 연구한다면 큰 규모의 가족성 알츠하이머 집안을 발견할 수 있다고 생각했다. 그는 미국 연구실에 있을 때, 몇 개의 알츠하이머 집안에서 채취한 혈액 샘플 군을 접할 수 있었다. 당시 일본에서는 이러한 집안의 혈액 샘플을 채취하는 것 자체가 매우 드문 시대였다.

다비라는 과거 논문을 모조리 조사하던 중, 『정신의학』이라는 저널의 1983년 3월 15일호에 있는 논문을 발견했다. 이것은 히로사키 대학의 의학부 의사들이 쓴 논문으로 다비라의 진찰실을 찾아온 41세 환자와 고향이 같은 가족성 알츠하이머에 대한 보고였다.

이것이다! 다비라는 곧바로 히로사키 대학 의사들에게 연락하기로 했다. 이는 1987년의 일이었다.

새로운 시대의 연구 체제

이 책의 프롤로그에서 가족성 알츠하이머 환자인 니노헤 요코를 진찰했던 히로사키 대학 의학부의 와타나베 슌조를 소개했다. 그에게 일본의 여러 대학에서 협력을 부탁하는 문의가 오기 시작한 것은 1980년대 후반이었다. 당시 유전공학의 발전으로 가족성 알츠하이머의 유전자 돌연변이의 정체를 알 수 있을 거라는 기대감이 높아졌기 때문이다.

가장 먼저 1984년 5월에 미국의 조지 글레너가 '알츠하이머 뇌혈관 아밀로이드 단백질의 정제와 그 성질 해명'을 발표했다. 아밀로이드 단백질을 처음으로 분리한 것이다. 아밀로이드는 알츠하이머 환자의 뇌의 신경 세포 밖에 쌓이는 노인성 반점이라 불리는 얼룩 같은 형태를 한 물질인데, 바로 이 아밀로이드 단백질이 무엇인지 밝혀낸 것이다. 단백질을 규명했다면 여기에서 거꾸로 유전자의 어느 부분에서 이 단백질의 생성 신호가 나오는지 확인할 수 있을지 모른다.

그러나 조지 글레너는 분자생물학자가 아니었기 때문에 분리는 가능했지만, 이것을 클로닝cloning(유전자복제)해서 늘리는 것은 불가능했다. 이후 아밀로이드 단백질을 발견했다는 사실을 알게 된 전 세계 분자생물학자들은 이 물질을 클로닝할 수 있다는 자신감을 가지고 돌연변이 위치를 밝혀내기 위해 이 분야에 달려들었다.

그리고 1987년에 독일의 콘라트 바이로이터라는 분자생물학자가 아밀로이드(=아밀로이드 베타)를 산출하는 원래의 APP Amyloid Precursor Protein(아밀로이드 전구체 단백질)를 클로닝해서 배열을 지정해 라이브러리 library(분자생물학에서는 박테리아나 바이러스에 원하는 생물체의 수많은 DNA 절편을 클로닝하여 모아 놓은 것)를 확인했고 21번 염색체와 관련된 유전자가 있다는 사실을 밝혀냈다.

인간의 유전자는 전부 23쌍의 염색체로 되어 있다. 연구자들은 그중 21번부터 찾기 시작했다. 21번 염색체는 다운증후군의 원인이 되는 트리소미 trisomy(삼염색체성)가 발생하는 장소이기 때문이다. 트리소미는 본래 두 개였던 염색체가 세 개가 되는 이상 현상을 말한다. 이것이 발생하면 다운증후군을 가진 아이가 태어난다.

그리고 다운증후군은 매우 젊은 나이에 알츠하이머에 걸리는 것으로 알려져 있다. 그래서 연구자들은 21번을 찾았다. 와타나베에게 연락했던 많은 연구자와 다비라의 차이점은 직접 히로사키까지 찾아온 것이었다. 다른 연구자들은 전화만 했지만 다비라는 사전 약속도 없이 갑자기 히로사키 대학 의국까지 찾아왔다.

와타나베는 1983년에 이 가족성 알츠하이머에 관한 논문을 쓰기 훨씬 전인 1977년 무렵부터 이 집안을 조사하고 있었다. 그의 담당 환자였던 니노헤 요코와는 완전히 다른 환자지만, 이 두 사람이 혈연관계라는 것을 알게 되었기 때문이다.

이 집안의 가계도는 에도시대 江戸時代, 1603~1867까지 거슬러 올라갈 정도로 거대했다. 가계도를 따라 아래로 내려가니, 두 갈래로 갈라진 곳에서 똑같이 조발성 알츠하이머 early-onset Alzheimer's disease 환자가 있다는 것을 발견했다. 와타나베는 곧바로 이 가족을 찾아야겠다고 마음먹었다.

다비라 타케시는 와타나베를 만나 그를 열정적으로 설득하기 시작했다.

"알츠하이머 유전자를 밝히는 데 꼭 협력해 주세요."

다비라는 고다이라 신경 센터에 있는 자신의 연구 시설을 둘러보고 결정해도 괜찮다는 말까지 했다. 와타나베는 당시 몇 개의 연구 기관과 공동 연구 제안을 받았다. 그러나 다비라의 연구실을 실제로 방문해 보고 그에게 연구를 맡겨도 괜찮을 것 같다는 생각이 들었다. 와타나베는 히로사키 대학의 의학부 병원에 오기 전까지 보조금을 받아 2년 5개월 동안 파리에서 유학을 한 적이 있는데, 다비라의 연구 체제는 프랑스에서 보던 것과 거의 비슷했다. 와타나베가 프랑스에 있을 당시, 주네라는 교수의 연구실은 전 세계에서 모인 다양한 전문 스태프 30명 정도가 하나의 프로젝트를 함께 연구했었다.

한편 당시 일본 대학의 연구 분위기는 수직 체계였다. 프랑스에서처럼 프로젝트별로 사람을 모으는 일은 불가능했다. 그런데 다비라는 자신이 예전에 있던 규슈 대학에서 분자생물학자인 다카하시 케이키치를 신경 센터에 초빙하여 유전공학을 사용해서 알츠하이머의 원인을 밝히고자 노력했다. 와타나베는 예전 프랑스 연구소에서 맛보았던 새로운 시대의 연구 방식을 다비라의 연구실에서 발견했다.

50퍼센트 확률로 유전되는 병

이렇게 해서 다비라 타케시가 있는 국립 무사시 요양병원 신경 센터와 히로사키 대학 의학부의 공동 조사가 시작되었다. 신경 센터의 유전공학자인 다카하시 케이키치는 '유전자를 해석하기 위해서는 환자 대여섯 명 정도의 혈액을 채취하고, 병에 걸리지 않은 가족 20명 정도의 혈액이 필요하다'는 의향을 히로사키 대학에 전달했다.

이제까지 히로사키 대학 의학부가 논문에서 보고한 샘플 다섯 개 정도로는 부족했다. 훨씬 많은 혈액이 필요했다. 히로사키 대학의 와타나베와 그의 아래서 연구하는 다사키 히로이치는 가계도를 크게 펼쳐놓고 조사에 들어갔다. 히로사키 대학 의학부 부속병원의 의사였던 다사키 히로이치는 우선 자신이 진찰한 니노헤 요코와 또 다른 한 명, 바로 와타나베가 같은 가계도에서 찾았던 그 남성의 호적을 과거부터 살펴보기로 했다. 동사무소까지 찾아가 오래된 호적을 찾아 확인하는 작업이 이어졌다.

호적은 게이오시대慶應時代, 1865~1868까지 거슬러 올라갔다. 거기서부터 하나하나 가계도에 나와 있는 집을 방문하여 실태 조사를 했다. 프롤로그에서 이야기한 '때가 왔다'는 것도 이 조사 과정에서 알게 되었다.

대학병원의 외래 환자로 젊은 나이에 병에 걸린 이 남성과 니노헤 요코 사이에 접점이 있으리라 생각했다. 그리고 역시나 이 생각은 적중했다. 이 조사를 통해 다비라의 신경 센터에 온 39세에 병에 걸린 회사원은 요코와 친척이라는 사실을 알게 되었다. 비교적 젊은 나이의 환자가 오면 '출생지와 가족 중에 치매에 걸린 사람은 없는지' 물었다. 그러면 반드시 어디선가 그 가족의 가계도와 연결되었다.

어느 날 다른 병원에 가서 조발성 알츠하이머 환자가 있는지 확인하고 그 환자의 나이, 이름, 출신지 등을 추적했다. 동사무소에서 조사한 덕분에 대강 어느 집안이 어떤 성姓인지 알고 있었다. 이것을 토대로 전화번호부로 현재의 주소를 알아보았다. 그리고 사전 약속 없이 그 환자의 집에 직접 방문해서 근처에 사는 친척 중 병에 걸린 사람은 없는지 또는 그 사람은 언제부터 병에 걸렸는지 물어보았다.

이런 방식으로 환자로 확인된 사람은 가계도에 검정 스티커를 붙였다. 두 사람이 수년에 걸쳐 완성한 가계도를 보면 이 병이 얼마나 잔혹한지 알 수 있다. 1980년대 후반부터 1990년대 초반에 30대, 40대가 되는 제4세대부터 이미 병에 걸린 사람이 있었다. 이것은 약 50퍼센트의 확률이었다.

즉 모친이든 부친이든 이 돌연변이를 가지고 있으면, 아이를 가지는 수정 단계에서 절반의 확률로 부모에게 아이로 돌연변이가 유전되었다. 그리고 이 돌연변이가 유전되면 100퍼센트 확률로 병에 걸렸다.

그 당시에도 각 가정에서 부모나 친척 중 이른 나이에 '때가 왔다'고 하는 사람이 있다는 사실을 알게 되었다. 자녀 본인도 이러한 위험이 있다는 것을 알고 있고 부모 또한 은연중에 아이들이 이 병에 걸릴 위험이 있다는 것을 알고 있었다. 채혈해도 되는지 물어보면 "아니, 괜찮습니다."라며 거절하는 집도 많았다.

자신들의 혈액을 이 연구에 제공하고 싶지 않다는 마음도 있지만, 우선 본인들이 앞으로 이 병에 걸릴 수 있다는 사실과 직면하는 것을 두려워했다. 다비라는 앞으로 이 병을 연구하기 위해 꼭 필요하다고 설득했지만, 유전공학적인 부분까지 자세히 얘기할 수는 없었다. 애초에 현장의 의사들도 다비라 연구 팀이 조사하는 돌연변이가 발생하는 부분을 밝히는 연구 자체를 완전히 이해한 것은 아니었다.

그래도 병이 유전되지 않은 가족으로부터 집안의 자세한 사정을 들을 수 있었다. 또한 병이 유전되는 가계 중에서도 채혈에 응해 주는 사람도 있었다. 집에서 그대로 채혈할 때도 있었다. 채혈한 것을 바이얼vial(약품 등을 넣는 투명한 용기)에 넣어서 항공 수송으로 고다이라 신경 센터로 보냈다.

1989년부터 시작해 환자 중에서는 세 명, 건강하다고 판단한 집안 중에서는 다섯 명의 혈액을 채혈했다. 신경 센터의 다비라 타케시와 다카하시 케이키치는 다른 연구자와 마찬가지로 21번 염색체부터 조사했다. 하지만 이 집안은 21번 염색체와 전혀 접점이 없었다. 즉 21번 염색체에 돌연변이가 없었다.

그렇다면 어떤 염색체를 찾아야 하는가? 다비라를 비롯한 연구진은 눈앞이 캄캄해졌다.

다른 아밀로이드 계열 질환에서 단서를 찾는다

1990년대에 들어설 무렵, 전 세계의 연구실은 당혹스러움에 소란스러웠다. 수십 명의 가족성 알츠하이머 집안을 분석했지만, 돌연변이가 21번 염색체에서 발견되지 않았기 때문이다. 하지만 아밀로이드 베타를 산출하는 원래 물질 APP를 부호화하는 유전자는 21번 염색체에 있다. 그렇다면 가족성 알츠하이머의 돌연변이는 이 주변에 있지 않을까?

돌파구는 알츠하이머와는 다른 유전자 아밀로이드 계열 질환에 있었다. 이 질환에서 아밀로이드는 뇌혈관에 손상을 주고 환자는 50~60대 사이에 뇌출혈을 일으켜 사망했다. 벨기에의 안트베르펜 대학의 여성 연구원인 크리스틴 반 브뢰크호벤은 매우 드문 아밀로이드성 질환인 '네덜란드형 아밀로이드증성 유전성 뇌출혈'HCHWA-D에 주목했다. 그녀는 1989년부터 1990년 겨울, 이 가계에서 생존자의 혈액 샘플과 사망자의 혈액 샘플을 채취해 해석해 보고 21번 염색체에 연쇄 반응이 있다는 것을 알게 되었다.

이제 알츠하이머의 돌연변이가 일어나는 위치만 찾으면 되었다. 하지만 그녀가 이 연쇄 작용을 보고하는 논문을 『사이언스』에 게재할 무렵에는 이미 돌연변이가 발견되었다. 아쉽게도 이 돌연변이 자체는 간발의 차이로 뉴욕의 다른 연구자가 발견해 영광을 차지했지만, 그녀의 연구는 주변 연구자들에게 중요한 시사점을 주었다. 알츠하이머의 돌연변이는 이 '네덜란드형 아밀로이드증성 유전성 뇌출혈'에서 발견한 돌연변이와 비슷한 위치에 있을지 모른다.

영국의 존 하디는 자신의 작은 연구실에서 이 힌트를 토대로 라이브러리에 있는 가계 중 21번 염색체상의 같은 위치를 조사했다. 그리고 드디어 발견했다. APP 유전자 속에 '네덜란드형 아밀로이드증성 유전성 뇌출혈'의 돌연변이에서 약 70염기 떨어진 곳에서 돌연변이를 찾은 것이다. 정상이라면 이 위치에 C(사이토신)가 있어야 하는데, 이 집안의 유전자에서는 T(티민)로 바뀌어 있었다.

존 하디의 연구실은 이 엄청난 발견에 열광했다. 그런데 조금 신경 쓰이는 부분이 있었다. 접근 가능한 23개의 알츠하이머 가계 중에서 이 돌연변이가 발견된 가계가 하나뿐이라는 점이었다. 하지만 하디는 연구실 냉장고 안에 다른 연구소에서 받은 가족성 알츠하이머의 혈액 샘플이 있다는 것을 떠올렸고 바로 그것을 확인해 보았다. 예상은 적중했다! 이 가계에서도 같은 돌연변이가 발견되었다.

1991년 2월, 존 하디의 연구실에서 발견한 돌연변이가 『네이처』에 실리자, 전 세계 매스컴은 이를 톱뉴스로 다루었다. 『뉴욕 타임스』는 이 소식을 '알츠하이머의 원인 유전자 발견'이라며 1면에 실었다.

병의 메커니즘을 알게 되다

존 하디의 연구실은 계속해서 라이브러리에 있는 22개의 가계를 조사했지만, 그 돌연변이를 발견하지 못했다. 그렇다면 다른 돌연변이가 원인인 가족성 알츠하이머가 있다는 것이다. 히로사키 대학이 조사한 아오모리 집안 역시 다른 돌연변이로 인해 발병한 것이라는 생각이 들었다.

그런데 왜 가족성(대부분 젊은 시기에 발병하는 조발성) 알츠하이머의 돌연변이를 찾는 것이 중요할까? 유전성이 아니라고 여기는 대부분의 산발성 알츠하이머Sporadic AD, SAD도 유전성 알츠하이머와 병이 발생하는 과정 자체는 같을 것이다. 즉 유전성 알츠하이머의 돌연변이를 밝힐 수만 있다면 병이 발생하는 메커니즘을 알 수 있게 되는 것이다.

사실 노인성 반점을 만드는 아밀로이드 베타를 산출하는 본래 물질인 APP를 부호화하는 유전자 안에서 이 돌연변이가 발견되었다는 의미는 알츠하이머가 발생하는 원인으로 아밀로이드 베타가 가장 유력하다는 증거가 된다. 가족성 알츠하이머에서 가장 먼저 발견한 것은 신경 섬유 매듭이 모인 PHF의 돌연변이가 아니라 아밀로이드와 관련된 돌연변이였다.

이 발견은 제약 회사가 노리는 신약 타깃이 생긴다는 의미이기도 하다. 이 돌연변이가 하는 역할(돌연변이를 가진 사람의 경우, 건강한 사람에 비해 굉장히 빠른 속도로 APP에서 아밀로이드 베타가 평생 산출된다는 사실)이 밝혀지게 된다면 그것을 타깃으로 약을 만들 수 있기 때문이다.

실제로 '치매' 증상이 발생하기 시작하는 10년에서 20년 전부터 환자의 뇌 안에서 아밀로이드 베타가 축적되기 시작하고, 신경 섬유 매듭이 모인 PHF가 세포 안에 쌓인다는 것이 밝혀졌다. 따라서 이 병에 걸릴 가능성이 있는 사람이 예방 차원에서 매일 약을 먹는 다면 전 세계적으로 약의 수요가 늘어날 것이라는 예측이 가능하다.

더욱이 중요한 것은 존 하디의 발견으로 형질 전환 마우스Transgenic Mouse, TG를 만들 수 있다는 기대감이 높아졌다는 사실이다. 이때까지는 돌연변이가 발견된 다른 병에서는 그 유전자를 쥐의 수정란에 주입하여 그 병의 증상이 발현되는 '형질 전환 마우스'를 만들었다. 이렇게 만들어진 쥐는 신약 개발의 '성배'였다. 이 쥐를 이용해 약효가 있는지 또는 부작용이 있는지 인간에게 확인하기 전에 알 수 있기 때문이었다.

존 하디의 논문이 실리자 전 세계의 제약 회사와 연구실이 이 돌연변이를 주입하여 알츠하이머를 가진 형질 전환 마우스를 만드는 연구에 뛰어들었다. 이러한 쥐를 성공적으로 만들게 되면 알츠하이머를 극복하는 데 큰 도움이 될 것이다.

과학자의 날조

1991년 3월 『네이처』를 화려하게 장식한 논문 자료에는 알츠하이머 증상이 나타난 형질 전환 마우스가 있었다. 인류는 드디어 '성배'를 손에 넣은 것일까? 그러나 그 사진에는 의심스러운 부분이 보였다.

1991년 9월, 도쿄도 노인종합연구소의 여성 연구원인 우치다 요우코는 이 형질 전환 마우스가 드디어 완성되었다는 것을 듣고 마음이 요동쳤다. 이 정보의 출처는 미국 과학 연구의 최고봉인 미국 국립보건원NIH의 산하 연구기관인 미국 국립노화연구소 National Institute of Ageing(이하 NIA) 고령 연구센터GRC의 기대주인 제럴드 히긴스였다.

히긴스는 NIA 안의 연구 조직인 고령 연구 센터의 소장인 조지 마틴이 지금처럼 정신 의학자만으로 노화 연구를 하는 데 한계가 있다고 보고 초빙한 분자생물학자였다. 그는 우치다가 있었던 도쿄대의 이하라 야스오(1장 참고)와 친한 사이였다. 이하라와 히긴스는 서로 술을 좋아하는 술친구였다. 때마침 NIA와 노인종합연구소는 합동 심포지엄을 열었는데, 두 사람의 인연도 있어서 연구원도 교환하게 되었다. 이때 연구원으로 우치다가 뽑혔다.

우치다는 전년도에 이하라 야스오와 함께 뇌의 신경 세포를 유지하는 물질인 '성장 호르몬 억제 인자'growth hormone-inhibiting factor, GIF를 발견했다.

아직 논문으로 발표하지 않았기에 극비로 전달된 정보에 따르면, 4개월 만에 그 쥐의 뇌에서 아밀로이드 베타가 발견되었고 8개월 만에 신경 섬유 매듭이 모인 PHF를 발견했다고 했다. 알츠하이머의 증상을 보여 주는 완벽한 형질 전환 마우스였다. 이것이 사실이라면 엄청난 발견이었다. 게다가 우치다는 2개월 후에는 이 쥐를 만든 히긴스의 연구실에 갈 예정이었다. 그녀는 자신의 연구 계획에 이 형질 전환 마우스를 전제로 한 연구도 추가했다. 이 쥐를 사용해 성장 호르몬 억제 인자가 언제 줄어드는지를 확인하고자 했다.

우치다는 병리학을 공부하다가 알츠하이머 연구를 하게 되었는데, 분자생물학 쪽으로 전향해서 새로운 관점으로 이 병을 연구해 보고 싶었다. 존 하디가 21번 염색체에 있는 알츠하이머 유전자를 발견한 것은 같은 해 2월의 일이었다.

그러나 APP 유전자 안에서 발견한 이 돌연변이는 가족성 알츠하이머의 1퍼센트 이하 정도에서만 들어맞았다. 그래서 다른 유전자가 있을 것이라고 확신했다. 전 세계적으로 이 유전자를 둘러싸고 밤낮없이 연구하던 시기였다. 과학에 종사하는 모든 사람은 앞으로 미래는 분자생물학에 있다고 생각했다.

게다가 존 하디의 발견 이후 7개월 만에 형질 전환 마우스가 탄생했다. 알츠하이머 유전자를 발견하는 것만큼 이 쥐를 개발하는 데도 경쟁이 치열했다. 많은 연구실이 도전했지만, 영광은 항상 최초 발견한 한 팀에게 돌아갔다.

이 팀을 제외한 다른 팀들은 형질 전환 마우스 개발에 성공했다는 이야기가 논문지에 실린다는 사실을 알고 나서 그들이 몇 년 동안 연구한 것이 헛수고가 된 것을 깨달았다. 그러나 우치다는 자신도 이러한 경쟁 세계에 함께하고 싶었다.

"왜, 인간의 뇌세포 사진을 붙여 놓았을까?"

11월 4일 우치다는 볼티모어에 있는 미국 국립노화연구소 고령연구센터에 도착했다. 그곳에는 『네이처』에 발표한다는 소문의 논문 사진이 붙어 있었다. 논문의 제목은 '인간의 APP C-말단 단편을 과발현하는 형질 전환 마우스의 뇌에서 발견된 노인성 반점, 신경 섬유 매듭 및 신경 세포 소실'Amyloid plaques, neurofibrillary tangles and neuronal loss in brains of transgenic mice overexpressing a C-terminal fragment of human amyloid precursor protein이었다.

이 논문에서 제럴드 히긴스는 제2저자로 이름을 올렸다. 논문 자체에 관한 설명은 없었지만, 논문에 게재된 사진이 붙어 있었다. 병리 연구를 했던 우치다는 이 사진을 보자마자, '왜 인간의 뇌세포 사진이 붙어 있는 거지?'라며 이상하게 생각했다.

확실히 그 사진에는 노인성 반점과 신경 섬유 매듭이 보였다. 그러나 쥐의 세포라면 반드시 보여야 하는 세포막이 보이지 않았다.

인간 환자의 뇌를 찍는 경우는 심장사心臟死한 뒤에 표본을 채취하기 때문에 세포막이 망가져 있다. 세포막은 사망했을 때 가장 먼저 망가지는 조직이다. 하지만 쥐의 경우는 죽은 직후에 바로 표본을 따기 때문에 표본이 신선하고 세포막이 선명하게 남아 있다. 그런데 이 사진에는 쥐의 세포막이 없었다.

그러나 우치다가 더 경악했던 이유는 그 유명한 제럴드 히긴스가 NIH의 고위급 인사나 취재를 온 언론 기자들에게 이 사진을 "이렇게 형질 전환 마우스의 뇌에는 선명하게 노인성 반점과 신경 섬유 매듭이 모인 PHF가 보입니다."라고 설명했기 때문이다. 우치다는 자신의 영어 실력이 서툴러서 잘못 들었다고 생각했다.

하지만 문제의 그 논문은 1991년 12월 12일 『네이처』에 당당하게 실렸다. 제1저자는 가와바타 시게키, 제2저자는 제럴드 히긴스, 마지막은 존 고든이었다.

논문의 내용은 다음과 같았다.

이 쥐는 마운트 시나이 병원Mount Sinai Hospital에 있던 가와바타 시게키라는 야마노우치 제약의 방문 연구원이 연구실의 수장인 존 고든의 지도로 만든 것이다. 가와바타는 APP(아밀로이드 전구체 단백질)의 아밀로이드를 부호화하는 부분을 연결한 인간의 유전자를 쥐의 수정란에 미량 주입microinjection했다. 이때 그가 APP유전자에 연결한 것은 프로모터promoter(촉진유전자)라고 불리는 것으로 유전자의 발현 장소나 양을 정하는 것이었다. 그중에서도 Thy－1 프로모터Thy-1 promoter를 사용하여 아밀로이드를 부호화하는 유전자가 뇌신경에만 높은 확률로 발현하는 쥐를 만들었다. 이 쥐를 성장시키면 8개월 안에 노인성 반점과 신경 섬유 매듭이 모인 PHF를 볼 수 있다고 설명했다. 그리고 그 논문에는 그 '쥐'의 뇌세포 사진이 실려 있었다.

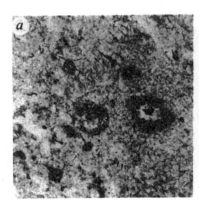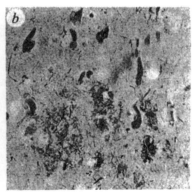

1991년 12월 12일 『네이처』에 게재된 사진 Fig3a와 b

우치다가 NIA에 도착한 날 본 사진은 Fig3a와 b였다. a는 광각으로 찍은 사진이라서 확실하지 않지만, b는 분명히 인간의 뇌 사진이었다. 우치다는 자신의 영어 실력이 좋지 않아 히긴스가 '쥐의 뇌' 사진이라고 말한 것으로 잘못 들었다고 생각했지만, 『네이처』에 게재된 논문에도 쥐의 뇌세포라고 되어 있었다.

우치다는 믿을 수 없는 사실에 연구실의 다른 연구생에게 '히긴스의 데이터는 가짜'라는 이야기를 했다. 그러자 "우치다의 말은 과학적 근거가 없다."라는 대답이 돌아왔다. 그러나 문제는 히긴스의 연구실에서 병리를 진행했던 사람이 한 명도 없다는 것이었다.

한편 『네이처』의 같은 호에 알츠하이머 연구의 수장이라 불리는 하버드 대학의 데니스 셀코는 알츠하이머의 원인에 관한 연구는 히긴스와 그 연구진들의 논문에 의해 엄청나게 진전했다고 이야기했다. 그리고 이 형질 전환 마우스의 탄생을 '알츠하이머 연구에 가장 유의미한 동물 모델'이라고 언급하며 2쪽 분량의 논평 기사를 썼다. 덕분에 이 논문의 신뢰성은 보장되었다.

연구소를 지탱하는 스타 과학자

원래 이 쥐는 마운트 시나이 병원에 있던 가와바타와 고든 연구팀이 만든 것이었다. 그리고 이 쥐의 해부와 병리를 담당했던 사람이 NIA의 제널드 히긴스였다.

가와바타와 고든은 분자생물학자라서 병리에 관해서는 잘 알지 못했다. 이 두 사람이 형질 전환 마우스를 만들었다는 정보를 접한 히긴스는 생물학자이면서 병리에 관해서도 잘 알고 있었다. 그래서 자신이 그 쥐를 병리 해부해 뇌 안에서 어떤 변용이 일어나고 있는지 확인할 수 있다고 설명하며 두 사람에게 접근했다.

이렇게 인간의 알츠하이머에서 발생하는 노인성 반점과 신경 섬유 매듭이 모인 PHF가 쥐에서도 발생한다는 것을 확인했다. 이런 이유로 제럴드는 본인이 제1저자여야 한다고 주장했다고 한다.

제럴드는 분자생물학으로 알츠하이머 연구를 좀 더 확장하려는 조지 마틴의 기대를 한몸에 받았다. 그는 분자생물학 분야에서 제자리 부합in situ hybridization(세포 또는 세포에서 얻은 염색체에서 DNA 또는 RNA를 부분적으로 변성하여 단일 가닥으로 만든 탐침과 잡종화를 통해 세포 또는 염색체에서 유전자의 위치를 파악하는 것)이라는 조직이나 세포에서 특정 DNA나 mRNAmessenger RNA(핵 안에 있는 DNA의 유전 정보를 세포질 안의 리보솜에 전달하는 RNA)의 분포나 양을 검출하는 방법에서 1인자였다.

제자리 부합은 조직의 구조를 밝히는 것으로 당시에는 새로운 방법이었다. 예를 들면 뇌 조각을 살펴볼 때, 이제까지는 색을 입히는 염색과 항체를 사용해서 어떤 물질을 검출하는 방법, 두 가지밖에 없었다.

그런데 1980년대 후반부터 어떤 특정 RNA를 검출하는 '제자리 부합'이라는 방법이 탄생했다. 예를 들면 APP에 해당하는 특정

RNA를 염색하는 방법으로, 이것은 알츠하이머 세계에서 꽤 새로운 방법이었다.

4층의 연구소 중 한 층이 전부 히긴스의 연구실로 채워졌다. 그의 연구실은 볕이 잘 드는 남향이었고 카펫이 깔려 있었다. 사무실과 도서관은 북쪽에 있었다. 분자생물학자만 열 명 정도인 작은 연구실이었지만 설비는 최신식이었다. 연구소 내의 다른 연구실은 좋은 설비가 없어 히긴스의 연구실 설비를 자주 빌리러 왔다. 그리고 연간 운영비로 1억 엔 가까운 돈을 사용했다.

이는 NIH의 산하 연구기관이어서 가능한 일이었다. 그리고 연구소장인 조지 마틴은 앞으로의 노화 연구는 생물학이 아니라 분자생물학 분야에서 다루게 될 것이며, 특히 알츠하이머 같은 난치병을 타깃으로 해야 한다고 말했다. 이런 이유에서 히긴스의 연구실에 예산을 투자했던 것이다. 그런 의미에서 『네이처』에 실린 논문은 연구소장의 기대에 부응하는 성과였다. 만약 이 연구가 사실이라면 말이다.

인간의 뇌 조각을 붙인 것

논문의 신뢰성이 흔들리는 건 시간 문제였다. 병리를 진행하던 곳에서 이 논문을 보면 인용된 사진이 인간의 뇌를 찍은 것이라는 것 정도는 쉽게 알 수 있었다. 12월 12일에 발표된 논문은 크리스

마스 무렵에는 큰 파장을 일으켰다. 해가 바뀌자 심사자였던 데니스 셀코가 조사를 위해 보스턴에서 날아왔다.

바로 그 전날 우치다는 제자리 부합 작업을 진행하기 위해 뇌 조각을 살펴보는 작업을 하다가 한 시간 정도 자리를 비운 후 돌아왔을 때였다. 제럴드 히긴스가 그 방에서 무언가 하고 있었다. 연구실의 수장이 이런 곳에서 작업하는 일은 거의 없어서 우치다는 그에게 말을 걸었다.

"무슨 일이에요?"

그러자 히긴스는 깜짝 놀라며 돌아보고 이렇게 말했다.

"쥐의 뇌 표본에 사람의 것을 붙이고 있다네."

"왜 그런 일을 하는 거죠?"

"내일 셀코가 오니까."

논문에 인용된 사진은 인간의 것을 찍고 쥐의 사진이라고 속여서 제출한 것이었다. 그런데 셀코가 도착하면 사진이 아니라 실제로 절편 자체를 보여줘야만 했다. 그래서 남아 있는 형질 전환 마우스의 표본에 인간의 뇌 표본을 덧붙이고 있는 것이었다. 일반적으로 이러한 작업은 문을 잠그고 몰래 하기 마련인데 그는 문도 잠그지 않고 우치다가 묻는 말에도 솔직하게 대답했다. 우치다는 왜 이 이야기를 자신에게 하는지 전혀 이해할 수 없었다. 그리고 그 순간 자신이 사실을 전부 알아버려서 살해당하는 것이 아닐까 생각했다.

마운트 시나이 병원에서는 재현 불가능

드디어 다음 날, 셀코가 연구소를 방문했다. 그는 이번 일을 "말도 안 되는 이상한 시간이었다."라고 이야기했다. 히긴스는 "이건 뇌 절편의 프레파라트preparat(현미경으로 관찰하고자 하는 물질을 슬라이드글라스 위에 얹고 그 위에 커버글라스를 덮어 만드는 표본)입니다."라며 표본의 현미경을 셀코에게 살펴보라고 권유했다. 셀코는 나에게 당시 상황을 이렇게 이야기했다.

"제 눈에는 노인성 반점과 신경 섬유 매듭이 생긴 쥐의 뇌 조각이 아니라 인간의 것으로 보였습니다."

셀코는 7~8시간 정도를 히긴스와 이야기를 나눈 뒤, 보스턴으로 돌아갔다.

신기하게도 히긴스는 우치다를 제외하고 연구소 소장, 자신의 아내, 연구실의 연구원들에게도 어떤 부정을 저지르지 않았다고 주장했다.

한편 마운트 시나이 병원에서는 고든이 엄청난 충격을 받고 히긴스에게 연락을 시도하고 있었다. 그는 마운트 시나이 병원의 저명한 신경 연구자에게 히긴스를 소개받고 해석을 의뢰했던 것인데, 그 결과가 틀렸다고 하니 화가 난 것이다. 쥐를 만든 것은 고든과 가와바타였지만 그 쥐를 히긴스에게 보낸 이후 모든 일은 히긴스가 담당했다. 고든은 그의 해석 결과를 토대로 논문을 썼을 뿐이었다. 그런데 이 사진이 쥐가 아니라 인간의 뇌 사진이었다니! 고든은 히긴스에게 몇 번이나 『네이처』에 제출한 사진의 원래 표본을 보내 달라고 재촉했지만, 그는 보내지 않았다.

결국 어쩔 수 없이 고든과 가와바타는 마운트 시나이 병원에 있는 다른 쥐로 뇌의 표본을 만들어 그 절편을 관찰했다. 거기에는 노인성 반점도 신경 섬유 매듭으로 인한 PHF도 없었다. 그런데도 히긴스는 "마우스 세포주Cell Line(생체 밖에서 계속 배양이 가능한 세포 집합을 의미)가 잘못된 것이다."라고 주장했다.

"그 논문은 철회해야 합니다"

우치다의 귀국 날이 다가왔다. 그녀는 귀국하기 전에 보스턴에 있는 셀코와 만나기로 되어 있었다. 그가 주재한 세미나에 출석하기 위해서였다. 제럴드 히긴스는 그녀가 보스턴행 항공권을 끊는 것을 보고 왜 보스턴에 가는지 물었다. 그녀가 "셀코가 있는 곳에 들러서 세미나에 참석하려고요."라고 대답하자, 그는 "자네는 나를 버리고 셀코가 있는 곳으로 가는 건가?"라고 말하며 울기 시작했다.

우치다는 깜짝 놀라며 "왜 우시는 거죠?"라고 물었다. 그러자 그는 더 많은 눈물을 쏟아냈다. 당시 그는 40대였다. 살집이 어느 정도 있는 40대의 남자가 눈물을 훔치는 모습이 우치다에게는 굉장히 비현실적으로 보였다. "나는 이상한 일을 아무것도 하지 않았어."

모습을 보고 우치다는 이 연구실은 미래가 없다는 생각에 정신이 번쩍 들었다. 귀국 날인 2월 20일 바로 직전에 고령연구센터의 소장인 조지 마틴에게 면담을 요청해 자신이 본 것을 모두 보고했다. 조지 마틴은 할 말을 잃은 채 힘겹게 대답했다.

"나는 히긴스를 아직 믿고 있다네. 설마 그 정도까지는 할 거라 생각하지 않네."

우치다는 그에게 분명하게 말했다.

"그 논문은 철회해야 합니다."

들통 날 것을 알면서도 왜 날조하는가?

2월 18일, 보스턴에서 셀코와 만난 우치다는 한 시간 반 정도 히 긴스의 논문에 관해서 토론했다. 우치다는 본인이 실제로 히긴스가 인간의 뇌 조각을 쥐의 뇌 조각에 덧붙이고 있는 것을 보았다고 이 야기하자, 셀코는 곧바로 이해한 듯했다. 본인도 프레파라트를 살 펴보았을 때, 덧붙인 것을 발견했다고 말했다.

"저는 소장에게 논문은 철회하는 것이 좋겠다고 말했습니다."

그런데 왜 셀코는 심사 때 알아차리지 못했을까? 『네이처』의 경 우, 투고한 원고는 편집위원회Editorial Board로 보낸다. 거기에서 먼 저 95퍼센트 가까운 논문을 게재 불가로 거절한다. 여기에서 남은 5퍼센트를 레퍼리referee라고 불리는 심사자에게 보내는데, 이때 최 소 두 명이 심사한다. 그리고 심사자가 심사 평가 리포트를 편집자에게 보낸다. 이때 심사자가 작성한 리포트를 토대로 편집자가 게재accept 가능한 논문이거나 수정이 필요minor revision한 논문인지, 아니면 실험 추가 등 대폭 수정major revision을 해야 하는 논문인지, 게재 거부reject 논문인지 결정한다. 이과 계열 연구의 경우 어느 저널에 자신의 논문이 게재되는지에 따라 연구자의 미래가 결정된다.

저널은 인용 지수라는 숫자로 가시화된다. 이 지수는 그 저널이 다른 곳에서 인용되는 횟수에 따라 결정된다. 그중에서도『네이처』,『사이언스』이 두 저널은 인용 지수가 50 이상일 정도로 가장 영향력이 크기 때문에 분야의 흐름을 바꿀 수 있는 획기적인 발견은 이 두 곳에서 발표되는 경우가 많다.

알츠하이머의 형질 전환 마우스는 치료 연구의 미래를 결정짓는 중요한 발견이었다. 그래서『네이처』를 장식하기에 충분했다. 게다가『네이처』,『사이언스』,『셀』등에 논문이 게재되면 높은 금액의 연구 예산을 받을 수 있었다.

예를 들면 미국의 경우 NIH는 꽤 거액의 연구비를 준다. 1991년 당시에도 총액 1조 2,000억 엔에 가까운 연구비를 예산으로 책정했다. 이 연구비는 NIH 산하 연구자가 아니라도 신청할 수 있고 신청이 수락되면 억 단위의 연구비를 지급받는다. 미국의 경우 NIH에서 연구비를 받은 연구자를 대학이나 각 연구소에서 초빙한다. 연구비는 3~5년 단위로 지급받으며 연구소 소장은 그 돈으로 연구원에게 급여도 지급한다.

히긴스의 경우 NIH 산하인 연구소이기는 하나, 소장인 조지 마틴이 연구비를 관리하고 있었다. 이때 만약 『네이처』에 논문이 실리면 연구비를 충당할 수 있게 된다. 그러면 조지 마틴도 상부 기관인 NIH에 본인의 능력을 과시할 수 있을 것이다.

한편 그 분야에서 획기적이고 중요한 논문이 발표되면 전 세계 연구실이 한꺼번에 그 논문에 실린 실험을 재검하게 된다. 재검을 통해 실제 논문에 나와 있는 대로 했을 때, 똑같은 결과가 나오는지 실험의 타당성을 확인해 보는 것이다.

대단한 발견일수록 좀 더 엄격하게 실험의 타당성을 검증받는다. 이런 과정이 있다는 것을 잘 아는 만큼, 셀코는 히긴스가 왜 이렇게 본인 살을 깎아 먹는 날조를 했는지 이해할 수 없었다. 셀코는 "왜 심사자가 알아차리지 못했을까요?"라는 우치다의 질문에 "애초에 심사자는 논문에 제시된 데이터가 옳다는 전제하에 읽기 때문이라네."라고 대답했다.

심사자가 꼼꼼하게 체크하는 것은 그 연구가 어떻게 그 분야에 영향을 줄 것인지에 관한 것이었다. 당시 우치다의 질문에 그는 이렇게 대답했다.

"알츠하이머의 병변을 가진 형질 전환 마우스가 드디어 완성되었다는 사실에 흥분했다네. 그런데 그게 실수였던 것 같군."

"그렇군요. 제가 선생님의 입장이라도 흥미로운 논문이라고 생각하고 통과시켰을지도 모르겠어요."

날조의 덫

1992년 3월 12일호 『네이처』에 가와바타와 히긴스와 고든, 이렇게 세 명의 이름으로 게재된 논문의 철회 소식이 발표되었다. 이 발표에 따르면 가와바타와 고든이 담당한 유전자 주입에 관해서는 재현 가능했지만, 히긴스가 담당한 노인성 반점과 신경 섬유 매듭이 발견되었다는 병리적 보고는 재현 불가능하다고 되어 있었다.

제럴드 히긴스는 이 논문을 마지막으로 과학계에서 모습을 감추었다. 연구소에서 해고당한 후 정신병원에 있다는 소문이 있었지만 사실인지는 확인할 수 없었다. 인터넷상에서도 그의 자취는 흔적도 없이 사라졌다.

논문 중에 가와바타와 고든이 담당했던 부분에 관해서는 마운트 시나이 병원의 조사에서도 부정행위가 발견되지 않았고 재현 가능하다고 밝혀졌다. 가와바타는 이때 받은 충격에서 벗어나 2000년대에는 야먀노우치 제약의 신약 개발 연구의 주역으로 활약했다.

존 하디가 1991년 2월에 처음으로 알츠하이머 유전자를 발견한 이후, 세 팀이 알츠하이머임을 증명하는 형질 전환 마우스를 만들었다고 발표했다. 그러나 히긴스의 전례도 포함해서 진행된 모든 연구는 재현성을 확인할 수 없었고 마찬가지로 철회되었다.

그러나 이 세 팀 중 두 팀은 단순한 실수에 의한 것으로 히긴스처럼 날조는 아니었다. 히긴스가 보여준 '날조의 덫'은 이후에도 과학 분야에서 반복되었다. 반드시 사실이 밝혀져 자신이 피해 볼 것을 알면서도 왜 이러한 부정행위를 하는 것일까? 이 의문은 과학 업계에서 경쟁이 치열해질수록 피할 수 없는 질문이 되었다.

알츠하이머 치료약을 만드는 데 필요한 '성배'는 아직 인간의 손에 들어오지 않았다. 이러한 상황에서 남은 90퍼센트 이상에 해당하는 가족성 알츠하이머 유전자를 찾는 연구실의 경쟁은 점점 더 치열해지고 과학자들의 중압감은 더해졌다.

05

알츠하이머 유전자의 발견

알츠하이머 유전자 발견을 두고 우열을 가리기 힘든 경쟁이 이어졌다. 신경 센터와 히로사키 대학 연구 팀은 돌연변이가 발생하는 위치를 14번 염색체의 800만 염기까지 좁혔다.

히로사키 대학의 다사키 히로이치가 열심히 모았던 혈액은 조금씩 고다이라 신경 센터에 저장되었다. 다사키가 채혈한 혈액은 바이얼에 넣어져 아이스박스로 옮겨졌다. 아이스박스는 하루가 지나지 않아 아오모리 공항에서 하네다를 경유해 고다이라 신경 센터로 보내졌다. 신경 센터 쪽에서는 다카하시와 연구 팀이 혈액이 도착하기를 기다리고 있었다.

혈액을 분리하고 림프구에 엡스타인바 바이러스epstein-barr virus, EBV(인간 헤르페스바이러스 4형으로 감염성 단핵구증, 구강모백반증, 버킷 림프종 등의 원인 바이러스)를 주입해서 암화癌化시킨다. 이렇게 하면 DNA도 보존하고 나중에 유전자를 찾을 때 사용할 수 있다. 영하 196도의 액체질소 탱크 안에 튜브를 넣어서 보존한다.

아포E의 발견

1992년 10월에 존 하디가 21번 염색체상에서 발견한 돌연변이 다음으로 알츠하이머 유전자가 19번 유전자에서 발견되었다. 줄여서 APOE라고 불리는 아포Eapolipoprotein E라는 단백질 유전자였다. 아포E에는 세 가지 타입 E2, E3, E4가 있는데, 그중 E4를 두 개 가진 사람은 E2를 두 개 가진 사람, E3를 두 개 가진 사람, E2와 E3을 하나씩 가진 사람보다 알츠하이머에 걸리는 확률이 상당히 높다. E4를 두 개 가진 사람은 인구의 2퍼센트에 불과하지만 위험도가 높다고 알려져 있다.

그러나 이 유전자는 가족성 알츠하이머의 유전자와는 성격이 다르다. 아포E는 유전성이 아닌 알츠하이머의 위험을 높이는 유전자이다.

가족성 알츠하이머의 가장 유력한 유전자를 찾는 연구는 계속되었다. 유력 후보는 14번 염색체에 있을지 모른다는 것을 알게 된 것은 1992년이다. 전 세계에서 세 개의 연구 팀, 피터 히슬롭, 존 하디, 제럴드 쉘렌버그가 거의 동시에 14번 염색체에 알츠하이머 유전자가 있다고 발표했다.

다비라와 다카하시도 이 발표를 토대로 14번 염색체를 찾기 시작했다. '연관 분석'linkage analysis(복수의 유전적 성질이 동시에 자손 전달 여부를 해석하여 그들의 유전자 자리를 그룹화하고 유전자 자리의 거리를 추정하는 방법)으로 범위를 좁혀 갔다. '연관 분석'은 정상적인 사람의 유전자와 환자의 유전자를 마커maker로 비교하면서 편중된 것은 없는지 알아보는 작업이다. 14번 염색체의 끝부분부터 조금씩 그 '연관 분석'을 해서 범위를 좁히는 것이다.

다카하시의 후배인 미쓰나가 요시히로라는 연구자가 이 연구의 대부분을 작업했다.

환자의 아내로부터 온 편지

다비라가 아오모리의 집안을 연구하는 계기가 된 환자는 고향으로 돌아갔다. 키가 훤칠했던 회사원은 점점 복잡한 작업을 할 수 없게 되었다. 운전하기가 어려워지면서 주차 관리자에게 주차 위치를 바꿔 달라고 부탁해야 할 정도였고, 얼마 지나지 않아 그 부탁마저 할 수 없게 되어 결국 고향인 아오모리에서 요양하게 되었다.

그리고 1990년 8월 3일 소인으로 그의 아내가 보낸 편지가 다비라에게 도착했다.

더운 날씨가 이어지고 있습니다. 저희 가족은 모두 여기 생활에 완전히 적응했습니다. 남편의 장애 연금 수속을 진행했는데, 최근에야 2급으로 인정받았습니다. (일본의 치매 환자의 장애 등급 판단 기준은 1급은 중증 인지장애와 인격 변화 외에 고도의 정신 신경증이 뚜렷하여 항상 도움이 필요한 경우이며, 2급은 인지장애, 인격 변화 외에 정신 신경 증상이 뚜렷하여 일생생활에 불편함이 현저한 경우, 3급은 인지장애와 인격 변화는 뚜렷하지 않지만 정신 신경증이 있어 노동에 어려움이 있거나 인지장애로 인해 노동에 뚜렷한 어려움이 있는 자로 규정하고 있다. 한편, 65세 전에 장애가 악화되어 기초연금을 받을 수 있는 장애 등급에 해당한 때는 추후, 사후중증事後重症 청구가 가능하다.) 선생님께는 여러 가지로 폐를 끼쳤네요.

최근 남편의 상태는 예전과 크게 다르지 않습니다. 밖에는 거의 나가지 않고 텔레비전을 보며 지내고 있어요. 잘 보다가도 광고가 나오면 바로 화를 내곤 합니다. 광고는 소리가 크고 높은 데다 반복해서 나오기 때문에 싫은 듯합니다. 가끔 산책이나 드라이브를 함께 하기도 합니다. 예전에는 자주 나타났던 경련 증상은 전혀 없어요. 경련한 다음 날에는 반드시 넘어져서 걱정이었는데, 최근에는 그런 증상도 없어서 안심하고 있네요. 경련은 4월에 심하게 했었어요. 참, 5월 연휴 때 조카가 다섯 명이나 와서 집안이 오랜만에 떠들썩했습니다. 그런데 남편이 그런 분위기도 싫어하게 되어 저희는 별채에서 지내고 있는데, 그 후로는 경련이 없어졌어요. 4월은 아직 막 이사했을 때라서 정신적으로 피곤했나 봅니다. 그 때문인지 경련 증상이 나타났던 것 같아요. 정확한 원인은 알 수 없지만요.

그리고 대학병원의 담당 선생님이 이번에 새로운 약을 시험해 보자고 하셔서 복용하고 있습니다. 효과가 있는지는 모르겠지만, 주변에서는 많이 변했다고 이야기하네요. 구체적으로는 전에는 쉽게 화를 냈는데, 이게 거의 없어져서 그렇게 보이는 것 같습니다. 저는 항상 함께 지내기 때문에 화를 내는 이유를 어느 정도는 알고 있어서, 화를 낼 것 같으면 옛날 이야기나 다른 이야기를 꺼내어 화제를 돌립니다. 이러한 점을 신경 쓰는 일이 힘들긴 하지만 어쩔 수 없는 일이겠지요. 남편은 저와 아이들과 함께 있을 때 안심하는 것 같아서 가능하면 같이 있으려고 합니다. 그런데 앞으로의 생활을 생각하면 장애 연금만으로 생활하기 충분하지 않아 고민 중이에요. 또 알게 되는 것이 있으면 편지 드리겠습니다.

가시코 드림

편지를 읽으면서 다비라는 이 환자가 알츠하이머의 전형적인 과정을 겪고 있다는 것을 확인했다. 알츠하이머 환자는 도둑맞은 것도 없는데 물건을 도둑맞았다고 이야기하는 '도둑 망상'delusion of theft이나 쉽게 화를 내며 난폭하게 구는 시기를 거쳐 이윽고 '다행기'多幸期라고 불리는 시기에 들어가는데, 지금 환자는 딱 그 시기였다.

때마침 에자이의 스기모토 연구 팀이 개발한 BNAG가 E2020이라는 이름으로 1상 임상 시험에 들어갔다. 이 편지 속에서 대학교수가 추천한 약은 E2020이었다. 환자는 E2020이나 위약偽藥 둘 중하나를 복용하고 있다는 이야기이다. 다비라가 이번에 필사적으로 찾고 있는 알츠하이머 유전자 연구는 이 환자를 구제할 수 없을지도 모른다. 그러나 이 환자의 자손은 반드시 구할 수 있을 것이다.

다비라는 반드시 그런 미래가 올 것이라고 믿으며 '연관 분석'에 매진했다.

800만 염기까지 좁히다

당시 알츠하이머 유전자 찾기의 과열된 분위기를 『U.S. 뉴스 & 월드 리포트』US News & World Report는 다음과 같이 썼다.

"알츠하이머 유전자를 찾는 게 얼마나 자비 없고 비정한 경쟁인지 과학자들도 인정했다. 이 유전자를 발견하면 명예와 돈을 얻는다. NIH에서 알츠하이머 연구를 감독하고 있는 클레이튼 펠프스는 알츠하이머의 원인과 연관 있는 유전자를 발견하는 자에겐 노벨상이 기다린다고 예측했다."

다비라를 비롯한 신경 센터 연구 팀의 해석으로 14번 염색체의 끝부분에는 결국 알츠하이머 돌연변이와 일치하는 돌연변이가 없다는 사실을 확인했다.

한편 당시 유럽 연구 팀들 사이에는 묘한 소문이 돌아 유전자를 찾는 연구자들의 간담을 서늘하게 했다. 일본 팀이 돌연변이를 벌써 발견했다는 이야기였다. 유전자 찾기 레이스의 선두 그룹에 있던 하버드 대학의 루돌프 탄지는 본인의 수기에 이 소문이 사실이라는 악몽까지 꾼 적 있다고 이야기했다.

실제로 다비라 연구 팀은 14번 유전자 속의 장완長腕의 절반 정도까지 그 범위를 좁혔다. 염기의 수는 800만 염기였다. 이때 다비라는 중대한 결단을 내린다. 800만 염기까지 좁힌 결과를 논문으로 발표하는 것이었다. 이는 교란 작전으로 다른 팀에게 범위를 일부러 알려 주는 것이었다. 그러나 여기까지 연구가 진행되었다는 것을 논문으로 작성하는 것은 밤낮없이 계속 일하는 미쓰나가와 다카하시의 업무가 되었다.

미쓰나가는 어느새 이 작업을 시작한 지 3년이 되었다. 『U.S. 뉴스 & 월드 리포트』에서 언급했듯이 "알츠하이머의 유전자를 찾으면 승자는 명예와 돈을 얻는다. 그러나 승자는 오직 한 사람뿐이다. 나머지 패자들이 오랜 시간에 걸쳐 밤낮없이 일한 것은 모두 수포가 될 뿐이었다."

이에 마쓰나가는 업적이 없으면 연구자로서 다음 단계로 나갈 수 없다고 생각했다. 이러한 판단에서 다비라는 800만 염기까지 좁혔다는 것을 『란셋』 레터란에 투고했다.

『란셋』은 모든 범위의 임상을 다루는 저널로 『뉴잉글랜드 저널 오브 메디신』The New England Journal of Medicine, NEJM 다음 가는 인용 지수를 가진 저널이다.

1994년 10월 2일 『란셋』에 다비라의 논문이 실렸다. 논문 저자로는 히로사키 대학의 다사키 히로이치와 와타나베 슌조도 포함되어 있었다. 이 논문은 캐나다의 피터 히슬롭 같은 다른 나라의 연구자들을 초조하게 했다.

"그 소문은 진짜였어. 일본 연구 팀이 여기까지 해냈을 줄이야!"

다비라 연구 팀이 800만 염기의 선단부와 그 끝부분을 눈여겨보고 어느 쪽을 먼저 연구할지 고민하고 있을 때, 가고시마의 가노야 체육대학의 연구자가 14번 염색체에서 DLST라고 하는 미토콘드리아의 유전자를 추출했다. 그리고 이것이 알츠하이머 유전자와 연관이 있다는 논문을 발표했다. DLST는 바로 그 800만 염기의 선단 부분에 있었다.

다비라는 이렇게 된 이상, 선단 부분부터 샅샅이 찾아보는 방법밖에 없다고 생각했다. 그래서 DLST 주변에서 돌연변이를 찾기로 했다. 그러나 생각보다 쉽지 않았다.

유전자 발견

그리고 1995년 5월, 가고시마에 열린 신경학회에서 있었던 일이다. 이하라 야스오(1장 참고)가 다비라를 발견하고 말을 걸었다.

"유전자를 발견했어!"

이하라는 미디어가 취재를 온 것을 보고 소식을 알았다. 그것은 캐나다 토론토 대학의 피터 히슬롭이 돌연변이의 위치를 발견하고 그것을 『네이처』에 발표했다는 이야기였다. 한 발 늦었다! 다비라는 충격을 받았다. 미쓰나가와 함께 3년 동안 돌연변이를 계속 찾왔던 분자생물학자인 다카하시 케이키치는 신경 센터의 소장에게 이 소식을 들었다.

우리가 찾던 것과 같은 것인가? 제발 아니기를 빌며『네이처』 6월 29일 자에 게재된 히슬롭의 논문을 토대로 아오모리 집안의 혈액을 조사해 보았다. 그러자 딱 들어맞는 곳에 돌연변이가 있었다.

그 유전자는 일본 연구 팀이 찾았던 선단부가 아니라 텔로미어 telomere(진핵생물 염색체의 양팔 각각의 말단부에 존재하는 특수한 입자로 이 말단부의 DNA는 일정한 염기서열이 여러 번 반복되는 특수한 서열을 가진다.), 즉 염색체가 교차하는 가장 끝부분에 있었다. 기회는 있었지만 실현하지 못했다. 온몸의 힘이 다 빠지는 듯했다.

히로사키 대학의 와타나베 슌조와 다사키 히로이치도 이 소식을 알게 되었다. 와타나베는 다비라가 참석한 니가타의 신경학회 자리에서 그 이야기를 들었고, 다사키는 다비라에게 받은 엽서로 알게 되었다.

와타나베와 다사키에게 중요한 것은 본인들이 오랫동안 진찰했던 아오모리 집안에도 히슬롭이 발견했던 것과 같은 돌연변이가 있다는 것이었다.

다비라를 비롯한 신경 센터 연구 팀과 와타나베의 히로사키 대학 팀은 아오모리 집안에서 히슬롭이 발견한 돌연변이와 같은 돌연변이가 있다는 것을 논문으로 쓰고『란셋』에 보냈다.

'일본의 가족성 알츠하이머에 있는 S182 유전자의 결손 돌연변이'라는 제목의 논문이 실린 것은 1995년 8월 12일이었다.

가족에게 보고할 것인가?

히슬롭이 발견한 알츠하이머 유전자는 프레세닐린 1presenilin-1, PSEN1이라는 이름이 붙었다. 이 유전자 변이는 훗날 APP에서 아밀로이드 베타 42를 대량으로 잘라내는 작용을 한다는 것이 밝혀졌다. 일반적으로 아미노산의 수가 40개인 아밀로이드 베타 40이 잘린다. 그런데 이 돌연변이를 갖고 있으면 잘리는 장소가 2 아미노산만큼 어긋난다. 그래서 아미노산 수가 42개인 아밀로이드 베타 42가 잘리게 되는 것이다. 게다가 이 아밀로이드 베타 42는 아밀로이드 40보다 응고성이 강하다. 이러한 특성 때문에 아밀로이드 베타의 축적이 진행되고 알츠하이머가 된다고 본 것이다.

한편 와타나베나 다사키가 있는 히로사키 대학 연구 팀에는 아오모리 환자 가족의 혈액 검사에서 돌연변이가 발견되었다는 사실을 가족에게 알릴 것인지, 무거운 과제가 남아 있었다.

그중에서는 아직 병에 걸리지 않은 사람도 있었다. 당시 의학계에는 이러한 유전병 돌연변이를 발견하는 데 도움을 준 사람들에게 결과를 전달해야 하는지 관하여 명확한 지침이 아직 없었다.

두 연구 팀을 이끈 네 사람 모두 이 병에 치료법이 없다는 사실에 동감했다. 게다가 50퍼센트의 확률로 이 돌연변이가 유전된다. 심지어 이 유전자를 이어받으면 100퍼센트 확률로 특정 나이에서 발병한다. 이 상황에서 당신에게 이 유전자가 있다고 어떻게 알릴 수 있을까? 환자일 가능성이 높을수록 고민은 깊어졌다. 동사무소에서 호적조사부터 시작해 마을에 있는 집 하나하나를 방문 조사했던 다사키 히로이치는 더욱 고심했다.

다사키와 연구 팀들은 끝까지 고민했지만 결국 알릴 수 없었다. 신경 센터의 다카하시 케이키치는 이번 일을 통해 앞으로는 일본도 미국처럼 연구자나 의사도 아닌 제3의 기관이 병의 원인을 밝히기 위해 혈액 샘플을 모으고 연구자에게 그 샘플을 익명화해서 제공할 필요가 있다고 통감했다. 가족성 알츠하이머의 유전자 유무에 관한 검사 기준은 이보다 훨씬 뒤인 2017년에야 생겼다. 이 부분에 관해서는 책의 뒷부분에서 확인할 수 있다.

히슬롭의 논문이 『네이처』에 발표되고 일주일 뒤, 또 다른 알츠하이머 유전자인 프레세닐린 2presenilin-2, PSEN2가 발견되었다.

이 프레세닐린 2도 APP에서 아밀로이드 베타를 잘라내는 것과 관련 있는 유전자로 시애틀 워싱턴 대학의 제리 쉘렌버그와 하버드 의학전문대학원Harvard Medical School, HMS의 루돌프 탄지가 발견했다. 이렇게 해서 APP, 프레세닐린 1, 프레세닐린 2, 아포E이라는 알츠하이머와 연관 있는 네 개의 돌연변이를 발견했다.

그중에서도 프레세닐린 1은 거의 조발성 가족성 알츠하이머의 유전자라는 것이 밝혀졌다. 프레세닐린 1에 의한 알츠하이머는 발병 나이와 사망 나이가 매우 젊다. 30대나 40대에서 발병되는데, 심지어 20대에 발병하는 안타까운 사례도 있다.

인류는 가족성 알츠하이머의 원인 유전자를 손에 넣었다. 이 병으로 고통받는 사람들을 구하기 위해 할 수 있는 일은 무엇일까?

그것은 이 유전자를 사용한 형질 전환 마우스를 개발하는 것이다. 이 '성배'를 손에 넣는다면 다양한 치료약을 만들어 쥐로 실험해 볼 수 있다. 다비라 연구 팀도 주가이 제약의 협력을 얻고 재빨리 형질 전환 마우스 개발 연구를 시작했다.

이 형질 전환 마우스를 누가 개발했는지 이야기하기에 앞서, 원인 유전자를 찾기 위한 경쟁이 막 시작될 즈음, 선두로 참가한 에자이의 임상 시험은 어떻게 되었는지 다음 장에서 살펴보자. 임상 시험은 성공적으로 끝났을까? 인사부로 발령 난 스기모토 하치로는 그 후 어떻게 지내고 있을까?

06

유의차를 얻지 못하다

일본에서 진행된 E2020의 1상 임상 시험에서 10밀리그램을 투여했더니 부작용이 발생했다. 이에 2상 임상 시험의 투여량은 최대 2밀리그램이 되었다. 하지만 미국 임상 팀은 이것이 틀렸다고 주장했다.

연구직에서 인사부로 옮겨 간 사람은 에자이 역사상 스기모토가 처음이었다. 게다가 직책도 부하도 없는 담당 과장이었다. 책상에 항상 앉아 있어야 했는데, 이 점이 가장 고통스러웠다. 연구직일 때는 자유롭게 연구실을 출입하고 연구동 안을 걸었다. 그런데 지금은 9시에 출근하면 계속 앉아 있어야 했다.

더 큰 문제는 전화였다. 4월은 학생들이 문의 전화가 많은 시기였다. 책상 앞에 놓여 있는 전화가 쉴 새 없이 울렸지만, 샬레만 보던 연구원이었던 탓에 전화 응대를 어떻게 하면 좋을지 알 수 없었다.

결국 본인보다 열 살이나 한참 어린 후배에게 물어봐야 했다. 신입사원 연수 인솔도 담당했는데, 이 업무를 한다는 것 자체가 굴욕적이었다. 연구원이었던 본인이 왜 이런 일을 해야 하는지…. 보통 입사 2~3년차 사원이 해야 할 일을 41세를 넘은 사람이 한다는 게 말이 되는가?

그러나 스기모토 하치로는 더 이상 연구원이 아니었다. 곧 50세를 코앞에 두고 이런 식의 인사 이동이라니, 좌천이나 다름없었다. 연구자로 계속 근무하고 싶어 회사를 그만둘까도 생각했다. 실제로 다른 회사의 연구직으로 옮길 수 있을지 알아보았다. 그러나 당시 일본의 제약 회사는 기본적으로 종신 고용제도였다. 게다가 40대 중반을 넘어 이직하는 시스템은 없었다.

스기모토는 자신이 할 수 있는 일이 무엇일지 고민했다. 이러한 고민을 알아차렸는지, 쓰쿠바 연구실에서 그의 후임이었던 이이무라 요이치는 스기모토를 위해 퇴근 후 공부 모임을 만들었다. 이 공부 모임의 멤버는 BNAG를 만든 CADD의 가와가미 요시유키와 이이무라였다.

모임의 이름은 'BNAG 연구회'였다. 이들은 회사 내의 권력자인 야마즈 이사오의 눈을 피해 몰래 모여 공부했다. 스기모토는 인사부 근무가 끝나면 쓰쿠바까지 와서 공부 모임에 참여했다. 그리고 이곳에서 예전에 본인이 만든 약에 대한 정보를 얻었다.

이 모임에서 공부할 때면, 다시 연구자로 돌아간 기분이었다. 스기모토가 열심히 만든 알츠하이머 약, BNAG의 임상 의약품명은

E2020였다. 그는 이 약의 임상 시험이 과연 잘 진행되고 있는지 궁금했다. E2020은 스기모토가 인사부로 이동하고 한 달 뒤에 2상 임상 시험을 시작했다.

그러나 임상 시험은 생각보다 진전이 없었다.

벽에 부딪힌 일본의 임상 시험

1상 임상 시험은 1989년 1월에 시작했다. 보통 임상 시험인 1상은 약의 성격을 확인하는 것이 목표이다. 특히 안정성과 약이 혈중 농도에서 반이 되는 반감기 등을 측정하는데, 이것이 2상 이후의 투여량을 결정한다. 1상 임상 시험의 책임자는 훗날 이사인 하세가와 지로였다. 당시 그는 연구 개발 본부의 임상 약리실에 있었다.

임상 시험 기간은 반년 정도였다. 이때 10밀리그램 정도 약을 투여했는데, 구토나 흥분 등의 부작용이 발생했다. 또한 이 약은 반감기가 72시간 정도로 매우 길었다. 그래서 회의에서 다음과 같은 의견이 있었다.

"이건 위험합니다. 반감기가 72시간이라니 말도 안 되는 일입니다. 이 정도 반감기라면 부작용이 생겼을 때, 치료가 어려워요. 만약 약을 그만 먹어도 부작용이 계속될지도 모릅니다. 이제 이 약은 포기해야 합니다."

이 부작용과 72시간 정도의 긴 반감기 때문에 2상 임상 시험의 투여량을 변경해야 했다. 결국 최대 1회 시 투여량은 2밀리그램으로 정했다.

1990년 5월부터 1991년 11월까지 일본 내 50곳에서 연구 참가자에게 1밀리그램, 2밀리그램, 위약placebo(새로 개발된 약이 환자에게 미치는 심리적 효과를 확인하는 목적으로 사용하는 약)을 투여했으며, 총 8~11주 동안 이중 맹검법double blind test으로 진행했다.

이중 맹검법은 시험에 참여하는 환자, 의사, 제약 회사들이 어떤 약이 1밀리그램, 2밀리그램, 위약인지 모르는 상태에서 진행하는 시험 방법을 말한다. 약의 종류를 키key로 블라인드했다가 시험이 끝나 맹검 해제unblinding를 할 때, 정해진 키를 컴퓨터에 입력하면 각각 결과가 나오는 구조로 되어 있다.

2상 임상 시험의 책임자는 하야시 히데키였다. 2012년에는 집행임원 중 대표 집행 역 부사장이 되는 하야시도 당시에는 아직 30대였다. 그는 오자와 히데오와 함께 프로덕트 매니저로 E2020 임상시험의 전반적인 부분을 책임졌다.

하야시가 최대 투여량을 1회에 2밀리그램으로 정한 이유는 1상 임상 시험에서 10밀리그램을 투여했을 때 부작용이 나왔기 때문이었다. 게다가 반감기가 72시간으로 길어서 연속 투여하면 1회 10밀리그램 투여 시 혈중 농도를 훨씬 초과했다.

그러나 이 전기 2상 임상 시험의 결과는 '유의차가 없었고' 특히 위약과 2밀리그램 사이에 통계적인 차이가 없었다. 결국 어떤 약을 먹어도 병은 똑같이 진행된다는 의미였다. 하야시와 오자와는 3밀리그램도 시험했다. 이 정도가 최대치로, 이 이상으로 늘리면 10밀리그램을 1회 투여할 때보다 반감기 혈중농도가 초과된다. 시험은 1991년 6월부터 1991년 11월로 약 8주에서 12주간 진행했다.

그러나 맹검 해제를 해 보니 마찬가지로 유의차가 없었다. 일본에서 진행한 임상 시험은 전기 2상에서 진척이 없었다.

두 사람의 은인

나이토 하루오의 이전 사장인 나이토 유우지는 아직 에자이가 유사 약품인 제네릭을 만들었던 시기부터 언젠가 미국에 진출해야 한다고 말했다.

"옛날 일본에는 라무네(탄산수에 시럽·향료를 가미한 음료의 한 가지)도 있었고 미츠야 사이다(1884년 일본 최초의 사이다 브랜드)도 있었습니다. 그러나 코카콜라가 그 명성을 모두 가져갔습니다."

치약도 마찬가지였다. 예전에는 라이온Lion, 시오노기SHIONOGI, 선스타SUNSTAR도 있었다. 그런데 콜게이트Colgate가 들어왔다.

그런데 병으로 고통받는 건 어느 나라나 마찬가지이다. 지금 일본 의약 업계는 규제로 보호받고 국민은 보험으로 보장받고 있지만, 언젠가는 음료나 치약처럼 될 것이다. 나이토 유우지는 지금부터 준비해야 하며 하루라도 빨리 해외 시장에 진출해야 한다고 이야기했다.

에자이는 1991년 처음으로 미국에 진출했다. 선발대는 단 세 명이었다. 그중에는 이후 에자이 아메리카의 사장이 되는 마쓰노 소이치가 있었다.

세 사람은 당시 사장인 나이토 유우지의 미국 진출 계획에 맞춰 에자이가 가지고 있는 상품을 열심히 조사했다. 하지만 미국에서 팔릴 만한 것은 비타민제와 의약 기구 정도밖에 없었다. 이때 나이토 유우지의 아들인 나이토 하루오가 노스웨스턴 대학의 비즈니스 스쿨에서 MBA를 취득한 후에 에자이에 입사했다. 그는 경영 쪽으로 가지 않고 갑자기 탐색 연구를 했는데, 해외에 진출하려면 좋은 약을 개발해야 한다는 것을 알고 있었기 때문이다.

당시 일본 사회는 버블 시대였다. 다른 기업들이 골프장을 사는 등 머니 게임에 열을 올리고 있었지만, 에자이는 묵묵히 내부 유보(외부로 유출된 금액을 제외한 당기 이익금)를 모아 해외에 연구 거점을 만들었다.

보스턴의 하버드 대학에 있던 유기화학 학자인 키시 요시토를 주축으로 미국에서 연구원을 스카우트했다. 이렇게 미국에서 신약 개발을 노리고 탐색 연구 연구소를 만들었다.

이후, 1988년에 뉴저지의 티넥에 임상 개발을 위한 회사를 세웠다. 이 회사에 스카우트된 연구자는 미국의 대형 제약 회사에서 임상 시험과 탐색 연구를 담당하는 사람들이었다. 덕분에 일본에서 진척이 없었던 E2020의 임상 시험 상태가 호전되었다.

먼저 1989년에 미국과 스위스에 있는 제약 회사에서 이적해 온 로렌스 프리드호프와 샤론 로저스가 일본 임상 시험의 문제점을 철저히 밝혀내고 돌파구를 열었다. 해답은 3밀리그램을 투여하는 것이었다.

복용량 적정

"당신들은 복용량 적정이라는 것을 모릅니까?"

에자이 본사에 있는 임상 팀과 티넥에 있는 에자이 아메리카 임상 팀은 국제 전화로 회의 중이었다. 미국 임상 팀의 로저스는 초조한 목소리로 일본 임상 팀에게 복용량 적정에 대해 말했다.

미국 측 회의 참가자는 프리드호프와 로저스였고 일본 측은 하야시 히데키와 오자와 히데오가 임상 팀의 대표로 출석했다. 그리고 에자이 아메리카 사장인 마쓰노 소우이치, 일본에서 임상 시험을 총괄하는 하세가와 지로도 출석했다.

미국 측에서 언급한 '복용량 적정'titration이라는 용어는 적정 용량에 이를 때까지 투여량을 저용량부터 증량해 나가는 것을 의미한다. 예를 들면 중추 신경계에 작용하는 약은 용량이 많으면 E2020처럼 구토 등의 부작용이 생긴다. 그러나 인간의 신경은 약에 조금씩 적응하면서 부작용을 억제한다는 특성이 있다. 그리고 어느 정도 시간이 지나면 약은 원래대로 작용한다. 이 원리는 두꺼운 약리 교과서에도 몇 줄 정도 나올 법한 내용이었다. 그래서 1상 임상을 담당한 하세가와 지로, 2상 임상을 담당한 하야시 히데키, 오자와 히데오, 모리 노부유키도 잘 모르는 것이었다.

프리드호프는 스퀴브Squibb에서, 로저스는 로슈Roche라는 대형 제약 회사의 임상부에서 가장 뛰어난 과학자였다. 이제까지 그들이 겪었던 임상 시험의 수와 분위기는 차원이 달랐다.

이 두 사람은 에자이의 1상 임상과 전기 2상 임상의 데이터를 확인한 뒤, 이 임상 시험은 '복용량 적정'을 제대로 이해하지 못하는 것이 가장 큰 문제라고 했다. 1상에서 10밀리그램 투여 시 발생한 부작용과 반감기에 너무 집착하고 있다고 지적했다. 그리고 약효가 발생하는 최적의 양을 투여하고 있지 않다고 의심했다.

미국의 임상 시험 신청은 1990년 12월 20일이었다. 로렌스와 로저스는 1상의 결과를 토대로 2상의 최대 투여량은 5밀리그램이라고 주장했다. 미국 임상 팀은 독립성이 있었지만 회사 전체의 의향은 따라야 했다.

한편 일본 쪽은 전기 2상 임상 시험이 실패로 끝났다는 약점이 있었다. 1991년 8월부터 12월까지 미국과 일본, 두 임상 팀 사이에 투여량에 대한 의견 대립이 심했다. 특히 일본의 2상 임상 시험 책임자인 하야시 히데키는 미국 측의 5밀리그램 주장을 반대했다. 그는 환자의 '문제 행동'을 언급하며 반대했다.

"알츠하이머 환자는 '문제 행동'을 일으킵니다. 이 행동은 E2020의 부작용이 생기면 더 심해집니다. 일본에서는 환자가 화장실 휴지에 불을 붙였던 사건이 있었습니다. 만약 미국에서 이렇게 큰 문제가 생긴다면 어떻게 하겠습니까?"

하야시는 5밀리그램을 투여하더라도 혈중 농도가 10밀리그램 수준으로 올라가며, 10밀리그램에서 어떤 부작용이 발생했는지 알면서 5밀리그램을 투여할 수 없다고 반대했다. 로저스는 이에 굴하지 않고 반론했다.

"그것은 부작용이 아니라 알츠하이머의 자연스러운 증상입니다. 우리는 그 증상의 진행을 막는 약을 임상 시험하는 중입니다."

"단 1밀리그램, 2밀리그램 차이로도 부작용이 발생합니다. 참가자들을 죽일 생각입니까?"

국제 전화 회의를 할 때마다 일본 측의 감정은 격해졌다. 프리드호프는 조용한 성격으로 회의에서 발언을 많이 하는 편은 아니지만, 회의가 끝나고 에자이 아메리카의 사장인 마쓰노 소이치에게 이렇게 이야기했다.

"일본 측과는 더는 이야기를 못 하겠네요. 같이 일할 수 없습니다. 이렇게는 진행할 수 없어요."

마쓰노는 영업 분야에서만 일했기 때문에 연구자들의 의견 중 어느 것이 옳은지 알 수 없었다. 그래서 회의가 끝나고 일본 측에게 프리드호프가 고심하고 있다는 것을 전했더니, 분노가 가득 담긴 대답이 돌아왔다.

"마쓰노 씨는 아마추어군요. 이 일에 관해 아는 게 없어요. 그 사람은 스퀴브에서 임상 시험해 봤던 것이 전부입니다. 그런 사람이 하는 말을 그대로 전하고 있다니 어이가 없네요."

샤론 로저스

　회의를 할 때마다 격해지는 하야시 연구 팀과 언쟁했던 것은 프리드호프와 함께 일하는 샤론 로저스였다. 하야시와 집에서도 전화로 토론을 했다. 당시 토론했던 일본 임상 팀도 샤론 로저스가 없었다면, E2020은 시험을 통과할 수 없었다고 인정했다.

　마흔 살 로저스는 작은 체구의 미인이었다. 게다가 머리가 명석하고 행동력도 있었다. 회의장에서는 논리적으로 일본 팀의 약점을 언급했다. 본인을 '샤론'이라고 친근하게 부르는 에자이의 직원이 있으면 "저는 샤론이 아니라 닥터 로저스예요."라고 정정하며 로저스 선생으로 부르길 원했다. 샤론이라고 부를 수 있었던 사람은 나이토 하루오 사장뿐이었다.

　로저스가 일본인에게만 깐깐한 것은 아니었다. 임상 시험이 시작되면 각 임상 시설에서 시험을 담당하는 의사, 조사원들을 철저하게 지도했다. 미국 팀은 그래도 괜찮은 편이었다. 영국 팀에는 로저스의 방법이 무례하다며 함께 일하고 싶지 않다고 말하는 의사도 있었다.

　그러나 로저스만큼 신약에 몰두하여 연구하는 연구자도 없었다. 그녀는 '로슈'에 있던 시절에 어쩌다 참석했던 학회에서 헤드헌팅 권유를 받고 에자이에 입사했다. 에자이의 임상 시험 신약후보 물질pipeline에 E2020이 있었기 때문이다. 그녀는 이 약의 임상을 해 보고 싶었다. 프리드호프와 다섯 시간이 넘는 면담 끝에, 에자이에 함께 입사했다.

프리드호프는 조용한 편이었고 로저스는 활동적이었다. 두 사람은 실제로 좋은 콤비였다. 그러나 지적을 받는 일본 입장에서는 로저스를 좋아할 수가 없었다. 그녀가 피겨 스케이팅에 능하고 미국 대회에서 재닛 린과 경쟁한 적도 있다는 소문이 퍼졌다. 실제로 그녀는 24세가 넘어 스케이트를 시작했고 특기는 아이스 댄스였다. 또한 피겨 스케이트 국제 심판위원 자격을 가지고 있었고 올림픽 심판위원도 했다. 스포츠를 했기 때문에 체력이 좋고 몸도 단단했다.

일본의 3밀리그램, 미국의 5밀리그램, 어느 쪽이 맞는 것일까?

샤론 로저스는 약리 면에서 이 약이 시약試藥(화학 분석에서 물질의 성분을 검출하거나 정량하는 데 쓰는 약품)같다고 생각했다. 아세틸콜린 분해 효소를 억제하고, 아세틸콜린 분비를 늘려 쇠약해진 신경 전달을 원래대로 돌린다. 하지만 이 한 가지 작용만 있었고 다른 것은 없었다. 일본 측은 반감기가 길기 때문에 안 된다고 주장했지만, 꼭 단점만 있는 것은 아니었다. 반감기가 길면 약을 자주 먹지 않아도 되고 하루에 한 번이 복용하면 끝난다. 게다가 일본 측이 이야기하는 부작용은 연속 투여해서 복용량 적정 원리를 이용하면 해결할 수 있다.

먼저 1상 임상 시험에서 5밀리그램 투여를 시험해 봤다. 이때 문제가 없다는 것을 확인한 후, 3주간 매일 5밀리그램의 알약을 먹는 시험을 해 보았다. 그 결과 사람들은 심각한 부작용 없이 지나갔다. 로저스는 바로 이것이 '복용량 적정'이라고 설명했다.

그러나 일본 측의 의견은 변하지 않았다. 1상 임상 시험은 투여량을 결정하는 시험이다. 따라서 이때는 5밀리그램을 투여해도 상관없다. 이후, 2상 임상 시험은 미국이나 유럽 등 100개 이상의 시설에서 시작된다. 하야시는 이때 문제가 발생한다면 에자이의 입지가 위험해질 수 있다는 점을 걱정했다. 로저스에 따르면 미국 측은 나이토 하루오가 5밀리그램 투여를 인정했다는 점에서, 이것을 2상 임상 시험에서 5밀리그램 투여해도 좋다는 최종 사인으로 판단했다.

그러나 일본 측의 하야시는 투여량에 관해서는 의견을 절대 굽히지 않았다. 일본에서는 1991년 10월에 후기 2상 임상 시험이 시작되었고 최대 투여량은 2밀리그램이었다. 이어서 1991년 12월에 미국 팀의 2상 임상 시험이 시작되었다. 위약, 1밀리그램, 3밀리그램, 5밀리그램, 총 네 종류 투여군의 이중 맹검 비교 시험이었다. 1993년 3월까지 161개 병원과 의료 시설에서 12주간 진행했다.

둘 중 어느 쪽이 맞을지, 모든 것은 시험 결과에 달려 있었다.

'타크린'의 재평가

미국과 일본에서 2상 임상 시험이 이어지고 있는 사이, 미국의 의약품 승인기관인 미국 식품의약국Food and Drug Administration(이하 FDA)에서 커다란 움직임이 있었다.

앞서 아세틸콜린 분해 효소 억제제로 '타크린'이란 물질을 소개했다. 이 물질은 오스트레일리아에서 제2차 세계대전 중에 합성된 아세틸콜린 분해 효소 억제제로, 원래 혼수상태에 빠진 동물이나 환자를 다시 각성시킬 목적으로 사용된 약이었다. 이후 의사인 윌리엄 서머스가 이것을 알츠하이머 환자에게 투여했다. 맨 처음에는 알츠하이머 환자 열일곱 명에게 투여했는데, 특히 경증輕症 환자 군에게 비교적 긍정적인 개선 효과가 있었다. 그는 이 내용을 1986년 11월 13일 자 『뉴잉글랜드 저널 오브 메디신』에 투고했다. 에자이의 스기모토 하치로가 이 논문을 읽고 독자적으로 아세틸콜린 분해 효소 억제제 탐색을 시작했다.

이 '타크린'은 미국 국립노화연구소NIA, 미국 알츠하이머 협회, 워너 램버트Warner Lambert 사에 의해 1987년 9월부터 많은 시설에서 이중 맹검 시험을 진행했다. 그러나 간 기능 장애 등의 부작용으로 1개월 만에 시험을 중지했다.

그런데 FDA에서 이 '타크린'의 임상 시험을 재평가하기 시작했다. FDA는 외부에서 조언을 얻는 자문위원회를 모집했다. 열한 명의 전문가로 구성된 자문위원회는 FDA와 워너 램버트에서 자료

제공을 받아 FDA의 질문에 '답신'을 보내는 역할을 한다.

1991년 3월에 열린 최초의 자문위원회에서 '승낙 권고'는 부결되었다. 이에 워너 램버트는 데이터를 좀 더 추가해서 재신청을 했다. 그러자 이번에는 '임상 시험 계획 승인 신청'Treatment IND을 권유한다는 대답이 돌아왔다. 임상 시험 계획 승인 신청은 이 병에 관한 약이 아직 없는 상태일 때, FDA가 신약 사용을 일시적으로 인정하고 여기서 얻은 데이터를 토대로 약의 상용 '승낙'을 정하는 특례조치이다.

1992년 2월부터 시작된 '임상 시험 계획 승인 신청'에 따라 결과적으로 환자 7,400명이 임상 시험에 들어간 것과 마찬가지였다. 그리고 이 데이터를 토대로 1993년 3월에 한 번 더 자문위원회가 모였고 이번에는 FDA의 '승낙 권고'로 가결되었다.

에자이는 훗날 상품명 '코그넥스'Cognex가 되는 '타크린'의 동향을 주시하고 있었다. 실제로 에자이 아메리카의 마쓰노는 FDA 위원회의 방청석에 앉아 의론 상황을 직접 들었다. 에자이 임상 팀은 '타크린'의 임상 시험 계획 승인신청서를 FDA가 허용한 것은 E2020에 상당히 고무적인 일이라고 파악했다.

만약 '타크린'이 치료약으로 승인되면 E2020이 반려되지 않을 것이다. 왜냐하면 '타크린'은 반감기가 짧아서 하루에 4회나 복용해야 하고 간 장애라는 리스크가 있어서 의사의 세심한 복용 지시가 필요하지만, E2020에는 이러한 문제가 없었기 때문이다. 일본의 후기 2상 임상에서는 치매 정도를 측정하던 기존의 방법을 바꾸고 인지 기능 평가 검사ADAS-Cog를 도입했다.

치매 시험이 어려운 이유는 치매 정도를 어떻게 측정해야 하는 지의 문제가 있었기 때문이다. 기존에 사용한 하세가와식 간이 스케일Hasegawa Dementia Scale, HDS-K이나 간이 정신 상태 검사MMSE 테스트는 30점 만점으로, 경도와 중도인 사람은 평균이 20점이었다. 고작 2~3점 정도로 위약과 차이가 있어야 했다. 이 차이를 훨씬 정확하게 측정할 수 있도록 미국에서 만든 것이 ADAS라는 스케일로 70점 만점이었다. 약 5~6점 정도 차이가 있어서 변화를 파악하기 쉽다.

이 ADAS-Cog를 사용해서 다음과 같은 임상 시험을 진행했다.

1. 매일 0.1밀리그램씩 & 매일 2밀리그램씩 / 8주간 투여한 이중 맹검 시험(1991년 10월~1992년 9월)

2. 매일 2밀리그램씩 / 24~48주간 투여한 비맹검 시험(1991년 10월 ~1993년 9월)

3. 위약, 매일 2밀리그램씩 / 24~48주간 투여한 이중 맹검 시험 (1991년 10월~1993년 10월)

일본 임상 팀은 이번에야말로 유의차가 나올 것이라는 기대감이 컸다. 그러나 맹검 해제 결과는 또다시 '유의차 없음'이었다. 하야시 히데키를 비롯한 일본 임상 팀은 매우 실망했다. 이제 남은 건 미국의 맹검 해제뿐이었다. 이것이 실패한다면 E2020은 포기해야 했다.

이 무렵 에자이는 시장에 신제품을 출시한 것이 없어 매우 어려운 시기였다. 당시 불안한 직원들의 마음을 읽은 연구 개발 본부 개발부장은 1992년 2월 22일 사내 정보지 「에자이 정보」에 이러한 글을 실었다.

"현재 에자이의 신제품이 고갈된 이유로 11년 전 연구소 이전에 따른 연구 가동稼動 저하를 언급하기도 합니다. 하지만 나이토 사장이 직접 쓰쿠바 연구소에 뛰어들어 지도한 성과가 최근 임상 시험 신청 실적으로 이어져 결실을 보고 있습니다."

그러나 임상 시험 계획서만 제출했을 뿐, 승낙까지 이어진 약은 없었다.

"이 약을 먹으면 어쩌다 아내가 저를 알아볼 때가 있어요"

미국에서 진행한 2상 임상 시험은 1991년 12월부터 1993년 3월까지, 총 12주간 투여한 시험이었다. 환자가 원하면 시험이 끝나도 이번에는 공개 임상Open-Label, 즉 위약이 아니라 E2020을 무료로 복용할 수 있다. 이는 나이토의 결정으로 에자이가 시행한 것이었다. 덕분에 샤론 로저스는 이러한 경험을 했다.

그녀는 임상 시험을 진행하는 의료 기관에 자주 드나들어 의사나 그곳에 찾아오는 환자, 환자의 가족과 만났다. 어떤 진료소에 갔을 때 이동식 주택을 운전해서 찾아온 초로의 부부가 있는 것을 알게 되었다. 그들은 얼마 전 왔을 때도 있었던 부부로, 60대 아내는 알츠하이머를 앓고 있었다.

임상 시험이 끝난 뒤에도 열심히 약을 받으러 오는 그 남편과 잠깐 이야기를 나눴다. 들어 보니 그는 누구나 다 알 법한 좋은 회사에 다니고 있었다. 처음에는 딸이 아내를 간호했는데, 딸이 더는 돌볼 수 없게 되어 그가 회사를 쉬고 간호하게 되었다고 했다. 휴가를 빈번하게 내자 회사 쪽에서 일을 그만두고 간호에 전념하는 것이 어떻겠냐며 노골적으로 퇴직을 권고했고 결국 회사를 그만둘 수밖에 없었다. 이윽고 저금한 돈이 다 바닥나자 집을 팔아 이 이동식 주택에서 살게 되었다고 했다.

45년간 곁에 있어 준 아내였다. 그러나 지금 그 아내는 거울을 보고 "이 사람은 누구지?"라고 신기한 듯 말을 건다고 한다. 아내는 이제 남편을 알아보지 못했다. 때때로 흥분해서 소리 지르고 나가라며 이동식 주택에서 자기를 내쫓을 때가 있다고 했다.

여기까지 듣고 로저스는 무심코 물어보았다.

"어째서 그렇게 열심히 돌보는 거죠? 그런 일이 있어도 아내를 진료소에 데려와서 저희 프로그램을 계속하신다니. 꽤 힘든 일이겠네요."

로저스의 이 말을 듣고 그 남성은 말문이 막힌 듯했다. 그는 눈물을 훔치며 말을 이어나갔다.

"이 약을 먹으면 저를 알아볼 때가 있어요. 제 얼굴을 만지고 제 이름을 불러 줍니다. 그렇게 가끔 행복할 때가 있거든요."

오열하는 그 남성을 보면서 로저스는 이렇게 생각했다. '이 약은 반드시 통과해야 한다.' 그것이 자신들의 역할이라고 생각했다.

스기모토 하치로는 '지방 순회'를 하고 있었다. 1년 중 절반은 지방 출장을 가서 국립 대학을 돌며 학생을 확보했다. 인사부에 오고 3년의 세월이 흘렀다. 교수의 연구실을 방문해 학생들을 소개해 달라고 부탁했다. 그때마다 교수들은 스기모토가 설마 연구원이었을 거라고는 생각하지 않았다. 라이벌인 야마즈 이사오는 스기모토가 인사부에 간 1990년 4월, 탐색 연구 제1부의 부장이 되었고, 1994년 4월에는 이사로 승진하여 연구 개발부를 총괄하게 되었다.

이러한 상황이지만 스기모토는 E2020이 성공할 것이라고 믿었다. 그리고 E2020 개발을 소재로 논문을 쓰기 시작했다. 일본에는 논문 박사라는 제도가 있다. 박사 과정에 진학하지 않아도 제출한 논문이 박사 학위에 준한다고 대학이 인정하면 학위를 수여하는 제도였다.

주오 대학 이공학부를 야간으로 다니고 학사를 딴 스기모토는 이번에는 박사 학위를 따기 위해 지방 출장 중에도 열심히 논문을 작성했다. 박사 논문을 쓰는 방법조차 모르는 상태에서 E2020을 합성한 이이무라 요이치나 가와카미 요시유키 등 예전 쓰쿠바 연구소 후배들의 도움을 받았다.

그러나 이이무라에게 전해 들은 임상 시험 상황은 좋지 않았다.

일본에서는 후기 2상 임상까지 진행했지만, 한 번도 유의미한 결과
가 나오지 않았다.

　미국에서는 훌륭한 연구자를 주축으로 5밀리그램을 투여하는
임상 시험이 시작되었다고 했다. 과연 이 시험은 어떻게 될 것인
가? 만약 이것도 실패라면 본인이 쓰고 있는 논문도 의미 없는 일
이 될지 모른다고 생각했다.

미국, 2상 임상 시험, 암호 해독

　미국에서 진행된 2상 임상 시험의 암호 해독 날이 밝았다. 봉인
되어 있던 키를 열어 컴퓨터에 입력하여 투여군의 성적을 비교할
수 있었다.

　때마침 이날 로저스는 휴가였다. 그랜드 캐니언 방문은 1년보다
도 훨씬 이전에 이미 예약한 상태였다. 공교롭게도 암호 해독을 하
는 날과 겹쳤다. 뉴저지를 나와 비행기 국내선으로 갈아탈 때마다 프
리드호프에게 전화를 걸어 "결과는 어떻게 되었나요?"라고 물었다.

　"아직 공개되지 않았어요."

　그녀는 만약, 이 시험이 ADAS-Cog의 기준으로 측정한 것에서도
유의미한 결과가 나온다면 성공이라고 생각했다. 다른 기준은 그다
지 믿음이 가지 않았다. 모든 의료 기관에서 같은 기준으로 ADAS-
Cog를 사용해 치매 진행 정도를 측정하면, 반드시 제대로 된 결과

가 나올 것이라고 믿었다. 임상 시험을 성공시키기 위해 매주 미국 전역의 의료 기관을 돌며 의사나 조사원들의 훈련을 도왔다.

그랜드 캐니언 국립 공원의 입구인 플래그스태프 공항에 비행기가 착륙했다. 비행기에서 내리자마자 곧바로 공중전화로 달려가 티넥의 에자이 아메리카에 있는 프리드호프에게 전화를 걸었다. 그는 이미 결과를 알고 있었다. 전화상으로 그 결과를 읽었다.

ADAS-Cog에서는 완벽하게 유의차가 확인되었다. 5밀리그램을 투여했을 때, 위약과 비교해서 진행을 억제한다는 결과였다.

"해 냈어. 드디어 해 냈어!"

로저스는 공항의 공중전화 수화기를 붙잡고 외쳤다.

결과는 곧바로 에자이 본사에 있는 나이토에게도 전달되었다. 이제까지 E2020은 임상 시험의 신약후보 물질 중 하나에 불과했다. 에자이의 사내보에서도 언급된 적이 없었다. 그러나 이때 처음으로 나이토는 이 E2020이 앞으로 에자이의 국제화를 책임지는 약이 될 것이라고 기대했다.

그러나 에자이가 임상 시험을 계속 진행할 수 있는 자력이 있는지가 문제였다. 지금까지 일본 제약 회사는 미국에서 진행하는 임상 시험을 '도출' 과정으로 여겼다. 그래서 일본에서 2상 임상 시험 등이 성공하면 미국의 제약 회사가 3상을 진행하는 경우가 많았다. 이 시점에서 판매권을 미국 회사에 팔아서 100억 엔 정도를 벌기도 한다. 3상 임상 시험을 미국의 제약 회사가 진행하다가 만약 승인 단계까지 간다면 미국 회사가 판매권을 손에 넣게 된다.

에자이는 E3810이라는 위궤양 약(훗날 파리에트Pariet)도 미국의 제약 회사 일라이릴리Eli Lilly and Company에 임상을 일임하게 되었다. 3상 임상 시험의 비용은 상당하다. 규모도 50개 정도 병원에서 진행되고 환자 수도 비교가 되지 않을 정도로 많아진다. 견적만으로도 적어도 10억 엔에서 30억 엔이 든다.

에자이는 E2020이 2상에 성공한 시점에서 미국의 제약 회사인 '스퀴브'와 권리 계약을 체결했다. '스퀴브'는 에자이의 2상 데이터를 확인하고 판매권 구입여부를 검토하고 판매권을 사면 '스퀴브'가 3상 임상 시험을 실시하며, 임상 시험이 성공하면 E2020는 '스퀴브'의 것이 된다.

에자이의 섭외부는 지금까지 경험으로 당연히 E2020도 '판매권'을 팔아야 한다고 생각했다. 어차피 에자이가 독자적으로 미국에서 3상 임상 시험을 진행하고 승인을 얻는다고 해도 미국 내에서 판매망이 없었기 때문이다.

그러나 로저스는 어떻게 해서라도 자신들의 손으로 3상 임상을 진행하고 싶었다. 그래서 한 계책을 떠올렸다. '스퀴브'에게 데이터를 보여 줄 때, 정리하지 않은 '초반 데이터'를 보여 주는 것이다. 이 데이터라면 5밀리그램과 위약 사이에 유의차가 있다는 것을 발견하기 어렵기 때문이다. 제발 판매권이 팔리지 않기를 기도했다.

결국 '스퀴브'는 '권리 계약을 행사하지 않는다'는 결론을 냈다.

독자적인 임상 시험을 결심하다

회사 내의 의견이 들끓었다. '판매권'은 섭외부 관할이었다. 섭외부를 대표해서 이 문제를 책임진 고마키 타츠오는 '스퀴브'가 권리를 포기한 이후에도 '판매권'을 판매하고 싶어 했다. 큰 금액을 벌 수 있다고 생각했기 때문이다. 그는 지금 리스크를 범하지 말고 머크Merck나 화이자Pfizer 등 미국의 다른 회사에게 '판매권'을 팔아야 한다고 주장했다.

이때 강경하게 반론한 사람은 샤론 로저스였다. 그녀는 E3810 이야기를 언급하며 반론했다.

"판매권을 판다고 해서 다 잘되는 것이 아닙니다. 일라이릴리에 판매한 E3810이 어떻게 되었는지 여러분 모두 잘 알고 계시지요. 꾸물거리는 사이에 결국 일라이릴리가 소화 기관을 중점영역에서 뺐고, 에자이로 다시 돌아왔습니다. 덕분에 그사이 수년간 노력한 것이 헛수고로 돌아갔어요. 그 일을 다시 반복할 겁니까? 우리는 잘 해낼 수 있습니다."

프리드호프와 로저스는 국제 전화 회의로 토론하는 것에 답답함을 느꼈다. 30억 엔을 거는 것은 회사 전체의 문제였고, 단지 섭외부만 설득해서 끝날 문제가 아니었다. 이쯤에서 두 사람은 중대한 결단을 내렸다. 직접 도쿄에 가서 나이토 하루오와 직접 담판을 내기로 한 것이다.

나이토가 있는 사장실에서 미팅을 진행했다. 프리드호프는 침착

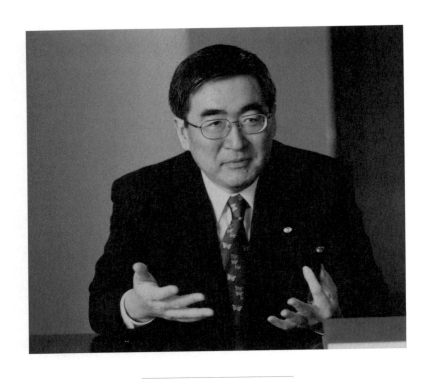

나이토 하루오

하면서도 분명하게 에자이가 독자적으로 3상을 진행해야 한다고
주장했다.

　"에자이는 미국의 거대 제약 회사와 경쟁할 수 없다고 생각하고
있을지도 모릅니다. 하지만 저희는 그 미국의 거대 제약 회사에서
왔습니다. 할 수 있습니다."

나이토 하루오는 고심했다. 일본의 제약 회사 중에서도 다케다 제약은 이미 독자적으로 미국에서 시험하고 있었다. 에자이도 '세계적인 레벨의 신약 개발'을 목표로 보스턴에 연구실을 만들었다. 1989년 11월 20일 회사 사보에는 이러한 나이토의 발언이 게재되어 있다.

"에자이는 머크를 뛰어넘을 것입니다. 그리고 세계의 헬스케어를 책임지며 IBM이나 GM과 영향력을 겨루는 기업이 될 것입니다."

그는 사장으로서 사원들을 이렇게 독려했다.

그리고 나이토 하루오는 에자이 역사상 가장 중요한 결단을 내렸다. 에자이는 E2020을 어떤 회사에도 판매하지 않고 독자적으로 미국의 3상 임상 시험을 진행하기로 한 것이다. 미국에 돌아가기 전 쓰쿠바 연구소에 들린 프리드호프와 로저스도 그 소식을 전해 들었다. 이렇게 해서 일본보다 먼저, 미국에서 마지막 임상 시험인 3상이 진행되었다.

3상 임상 시험 시작일은 1993년 12월이었다. 위약, 5밀리그램, 10밀리그램을 12주간 또는 24주간 투여하기로 했다.

생쥐는 알츠하이머의 꿈을 꿀까?

하버드 대학의 데니스 셀코는 신경증 환자 전문 치료 벤처 기업인 아테나 뉴로사이언스를 설립했다. 드디어 형질 전환 마우스를 개발할 수 있을까?

알츠하이머 연구에 거액의 예산이 붙기 시작한 1980년대에 들어서면서 아카데믹한 서클에 있는 연구자들은 심각한 딜레마에 빠진다. 대학에 있으면 실제 제약 같은 영리 목적의 연구는 할 수 없다. 그러나 연구를 실용화해야만 사람들을 구할 수 있다. 그렇다면 기초 연구와 응용 연구를 함께할 수 없을까?

이에 대학에서 알츠하이머 연구를 하고 있던 몇몇 연구자들이 제약 벤처 기업을 출자해서 설립하고 실용적인 연구도 다루고자 했다. 그중 하버드 대학의 데니스 셀코는 대표적인 연구자였다.

1980년대 중반, 케빈 킨셀라라는 기업가가 셀코에게 알츠하이머 치료약 개발을 목표로 샌프란시스코 베이San Francisco Bay 지역에 회사를 세우는 것을 제안하자, 그는 두말할 것 없이 수락했다. 하버드 대학에서는 알츠하이머 기초 연구는 가능했지만, 치료약은 개발할 수 없었기 때문이다.

셀코는 새로운 회사를 위해 가장 먼저 래리 프리츠라는 과학자를 채용했다. 그리고 심장을 중심으로 하는 순환기 계통 전문가 데일 솅크에게 연락해 면접 일정을 잡았다. 보스턴에서 샌프란시스코 공항으로 날아와 공항 카페에 들어서자 포켓 체스를 펴고 혼자 체스를 두고 있는 솅크가 보였다. 그는 체스 실력과 마찬가지로 머리가 굉장히 좋은 남자였다. 이미 어느 정도 잘 알려진 심장 분야보다도 미개척지인 뇌, 그중에서도 특히 알츠하이머 연구에 관심이 있었다. 셀코는 처음 만난 그 카페에서 바로 채용을 결정했다.

킨셀라와 셀코는 샌프란시스코 해안가에 세운 제약 벤처 기업에 '아테나 뉴로사이언스'Athena Neurosciences라는 이름을 붙였다. 1987년에 출발한 이 회사는 1990년대 알츠하이머 연구를 진척시킨 훌륭한 업적을 남겼다. 그중 하나가 이제까지 불가능했던 알츠하이머 형질 전환 마우스를 세계 최초로 개발한 것이다. 뿐만 아니라 알츠하이머 치료약의 개발을 근본부터 바꾼 백신 요법도 발견하였다.

데일 솅크는 출장을 갈 때마다 반드시 포켓 체스를 휴대하고 체스를 두었다. 그는 정석에서 벗어난 관점으로 상대의 허를 찔렀는데, 과학에 접근하는 방식도 마찬가지였다. 바로 이 천재성이 백신 요법이라는 누구도 생각하지 못한 방법을 발견하게 했다. 이번 장에서는 백신 요법을 가능하게 한 형질 전환 마우스의 이야기를 먼저 하고자 한다.

도산 직전 회사에서 들은 정보

형질 전환 마우스 개발에 대한 힌트는 데일 솅크가 채용한 '도라 게임스'라는 여성 과학자 덕분이었다.

그녀는 캘리포니아 대학의 UC버클리에서 해부학 박사 과정에 있었을 때 스카우트되었다. 연구실에 있던 그녀는 아테나 뉴로사이언스로부터 "뇌 해부학이 가능한 사람을 찾고 있습니다."라는 전화를 받았다. 이렇게 해서 그녀는 아테나의 초창기 멤버인 래리 프리츠, 데일 솅크, 이반 리버버그과 면접을 보고 채용되었다.

도라 게임스는 UC버클리에 남아서 전통적인 학자의 길을 걷는 것보다 이제 막 생긴 제약 벤처 기업에 더 큰 매력을 느꼈다. 세 면접관은 뇌 과학에 주목하고 있었고 날카로운 통찰력이 있었다. 게다가 상대방의 이야기를 잘 들어 주었다. 그녀는 기초 연구를 차근차근 열심히 하는 것이 얼마나 중요한지 알고 있었다. 하지만 다양한 전문 분야의 사람과 인연을 맺고 신약 개발에 참여하는 산업 과학자industrial scientist에 이끌렸다.

이렇게 해서 그녀는 1988년에 입사하게 되었다. 당시 아테나 뉴로사이언스에 있는 과학자는 열 명에 불과했다. 진취적인 벤처 기업답게 아테나 뉴로사이언스의 특징은 아이디어를 가지고 있으면 바로 이야기를 나누었다. 그리고 다른 전문가와 토론했다. 다양한 아이디어를 포스트잇에 적어 화이트보드에 붙였다. 여러 아이디어 중에서 아테나 뉴로사이언스는 알츠하이머 검사 스케일 등 몇 가지 상품으로 매출을 냈다.

도라의 기억으로 그 소식을 들은 것은 1994년 봄이었다.

'이그젬플러'Exemplar라는 미국 동부의 의료 벤처 기업이 도산했는데, 이 회사에서 개발 중인 쥐가 있다고 했다. 이 회사 또한 알츠하이머 유전자가 발견되었다는 소식을 듣고 형질 유전 마우스를 만들려고 했지만, 결국 완성하지 못했고 자금 문제로 도산했다.

게다가 이 회사는 알츠하이머 외에도 다양한 병의 형질 전환 마우스를 만들려고 시도했으나 결국 회사를 처분하게 되었다. 그래서 이 중에서 쓸 만한 것이 있으면 구매 의향이 있는지 미국 내에 있는 제약 회사에 연락한 것이다.

그녀는 이그젬플러가 보내온 데이터 패키지 중에서 흥미로운 쥐의 데이터를 하나 발견했다. 이그젬플러의 과학자들은 존 하디가 1991년에 발견한 APP717의 돌연변이를 가진 사람의 유전자를 쥐의 수정란에 '미량주입법'microinjection을 이용해 집어넣어 형질 유전 마우스를 만들고자 했다. 그러나 적혀 있는 데이터 주의사항에는 '해부해서 뇌 안을 살펴보았지만, 알츠하이머의 증상인 노인성 반점이나 신경 세포의 변화는 발견할 수 없었다.'라고 되어 있었다.

데이터 패키지에는 그 쥐의 '웨스턴 블롯'Western blot이 들어 있었다. 웨스턴 블롯이란 뇌의 샘플 단백질을 항체로 염색한 것이다. 이 때 아테나 뉴로사이언스는 인간의 APP(아밀로이드 전구체)에서 산출된 아밀로이드 베타를 식별하는 항체 B5를 개발해 가지고 있었다. 아밀로이드 베타 중에서 분자량이 많은 아밀로이드 베타 42는 쉽게 굳어진다. 그리고 이것이 굳어져 노인성 반점이 된다.

이 데이터 패키지에는 아테나 뉴로사이언스가 특허를 가지고 있던 항체 B5를 사용해 '웨스턴 블롯'을 조사한 데이터가 들어 있었다. 그녀는 이 데이터를 보고 놀랐다. 염색대band가 염색된 것은 아테나가 만든 항체가 '웨스턴 블롯'에 반응했다는 의미였다. 즉 이 쥐의 뇌에 인간의 APP에서 산출된 아밀로이드 베타가 있다는 의미가 아닐까?

도라는 처음에는 의심했다. 그러나 다시 살펴보아도 아테나가 가진 항체에 이 '웨스턴 블롯'이 반응한 것으로 보였다. 그렇다면 실제로 살아 있는 쥐를 입수해서 그 뇌를 해부해 확인하는 방법밖에는 없었다. 상사인 이반에게 곧바로 상담했다. 그는 이야기를 듣자마자 '어떻게 된 일이지? 그 회사는 어떻게 우리가 숨겨둔 항체를 가지고 있는 거지?' 놀라며 다시 데이터를 천천히 살펴보았다(나중에 아테나의 연구자 중 한 사람이 이 항체를 이그젬플러에 넘겨주었다는 것을 알게 된다).

아테나 뉴로사이언스가 개발한 항체였기 때문에 두 사람은 이 데이터를 문제없이 읽을 수 있었다. 본인들도 이 회사와 마찬가지로 존 하디가 발견한 알츠하이머 유전자를 사용해서 형질 전환 마우스를 개발하기 위해 3년간 노력했지만, 시험은 계속해서 실패였다. 이때 아밀로이드 베타를 인식하는 항체 B5를 몇 번이나 사용했다.

이반 리버버그는 회사 내 과학자들을 소집했다.

"우리는 최근 3년간 존 하디가 발견한 알츠하이머 유전자로 형질 전환 마우스를 개발하려고 했습니다. 그리고 계속해서 실패해 왔죠. 그런데 이 회사에서 받은 웨스턴 블롯을 보아 하니 지금까지 우리가 했던 시험이 성공한 것으로 보입니다. 그러니 조금 더 연구해 봅시다."

도라는 이그젬플러에 직접 전화를 걸어 이야기했다. 그 회사의 과학자는 "안타깝게도 그 증상이 뇌에 나타나지는 않았습니다."라고 했다. 이 말을 듣고 도라는 "저희가 확인해 볼 수 있을까요? 냉동 보존한 뇌가 있다고 말씀하셨죠? 그중에서 가장 나이가 있는 쥐의 뇌를 보내 주실 수 있나요?"라고 물었다.

얼마 지나지 않아 냉동 보존된 뇌가 도착했다. 상태는 그다지 좋지 않았다. 그러나 은 염색으로 단백질을 확인했더니, 작은 노인성 반점 같은 덩어리가 보이기 시작했다! 도라는 연구실 안에서 동료들에게 이렇게 말했다.

"자, 좀 번거롭지만, 이렇게 된 이상 정밀조사를 해야겠네요."

상황이 이렇게 되자 이그젬플러 회사 자체를 사는 방법밖에 없었다. 해당 형질을 가지고 있는 같은 품종의 쥐가 살아 있을 때 사야 했다. 쥐가 죽으면 두 번 다시 같은 결과를 얻을 수 없다.

1991년 말, 『네이처』에서 발생한 날조 사건 이후, 과학 커뮤니티에서 알츠하이머의 형질 유전 마우스는 애초에 만드는 것이 불가능하다고 생각하는 과학자도 많아졌다. 왜냐하면 알츠하이머 유전자가 발견되더라도 인간의 경우, 아밀로이드 베타가 축적되어 노인성 반점이 발생하고 PHF가 엉켜 신경 섬유 매듭이 생기고 신경세포가 죽기까지 20년 정도 걸리기 때문이었다. 고작 몇 년을 사는 쥐로 20년의 변화를 재현하는 것 자체가 무리가 아닐지 불안함이 있었지만, 신흥 기업인 아테나 뉴로사이언스는 이 위험을 극복하면 대형 제약 회사를 뛰어넘을 수 있다고 믿었다.

이렇게 아테나 뉴로사이언스는 데이터 결과를 토대로 이그젬플러라는 회사를 인수하기로 했다. 인수 목적은 존 하디가 발견한 알츠하이머 유전자를 가진 쥐를 확보하는 데 있었다.

'성배'를 독점하다

아테나 뉴로사이언스는 이그젬플러에서 처분하려던 쥐를 구제하여, 개체 수를 늘리기 위해 실험 동물 사육장에서 소중히 길렀다.

도라는 좀 더 확실히 뇌세포를 확인하려면, 공초점 레이저 현미경confocal laser microscope이 필요하다고 생각했다. 이 현미경은 레이저를 사용하기 때문에 높은 해상도로 세포를 볼 수 있기 때문이다. 그러나 당시의 아테나 뉴로사이언스에는 이러한 장비가 없었다. 그래서 캘리포니아 대학의 신경학부에 있는 엘리에저 마슬리아Eliezer Maslia에게 연락해서, 그의 연구실에 있는 공초점 레이저 현미경을 사용했다.

도라는 아테나 뉴로사이언스가 있는 샌프란시스코에서 비행기로 엘리에저 마슬리아의 신경학부 연구실이 있는 샌디에이고로 향했다. 연구실로 향하는 도라의 무릎 위에는 쥐의 뇌 조각이 들어 있는 박스가 얌전히 놓여 있었다.

두 사람은 레이저 현미경으로 쥐의 뇌 조각을 살펴보았고 노인성 반점을 확인했다. 그리고 번갈아 가며 현미경을 들여다보았다. 현미경 안에는 드디어 알츠하이머 형질 전환 마우스가 탄생했다는 것을 보여 주는 증거가 들어 있었다.

두 사람은 뛸 듯이 기뻐했다. 그날은 지상에서 약 600킬로미터 상공의 궤도에 쏘아 올린 허블 우주망원경으로부터 처음으로 영상이 도착한 날이었다. 세상은 그 일로 온종일 떠들썩했지만, 두 사람은 그 우주 영상보다 현미경 속 증거가 훨씬 아름답게 느껴졌다.

레이저 현미경으로 본 이 영상은 이그젬플러의 과학자, 아테나 뉴로사이언스의 과학자, 캘리포니아 대학 신경학부의 마슬리아 등이 함께 작성한 형질 전환 마우스 개발 논문에 사용되었다.

이 논문은 '아밀로이드 베타 전구체 V717F를 과잉생산하는 형질 전환 마우스의 알츠하이머 타입의 병리'라는 제목으로 『네이처』 1995년 2월 9일호에 실렸다.

드디어 알츠하이머 형질 전환 마우스가 개발되었다. 이 엄청난 발견은 언론에도 크게 보도되었다.

『네이처』에는 도라를 비롯한 연구 팀의 논문과 함께 존 하디 연구 팀의 '완성된 마우스 모델'이라는 기사가 같이 실렸다. 존 하디는 런던 임페리얼 대학의 과학자로, 1991년 소수의 가족성 알츠하이머 가계에서 유전자 돌연변이를 발견했다. 그가 발견한 최초의

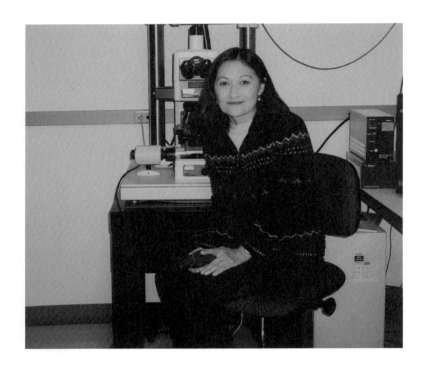

도라 게임스, 2002년 공초점 레이저 현미경 앞에서

알츠하이머 유전자는 APP(아밀로이드 전구체)를 담당하는 유전자 속에 있는 돌연변이였다.

"알츠하이머 연구는 동물 모델이 없었기 때문에 많은 어려움이 있었다. 지금까지 많은 과학 논문들이 노력해 왔지만, 이 동물 모델을 만드는 것은 쉬운 일이 아니었다. 그러나 마침내 도라와 그의 동료들이 알츠하이머가 어떻게 진행되는지 연구하는 사람들을 위한 형질 전환 마우스를 만들었다."

기사는 이렇게 시작해 연구 역사상 의의를 칭찬한 뒤, 다음과 같이 이야기를 이어나갔다.

"장기적 관점으로 볼 때 이 형질 전환 마우스를 알츠하이머 치료 테스트에 사용할 수 있는지 그 여부가 가장 중요하다. 열쇠는 (…) 이 쥐가 과학계에 제공될 것인지에 달려 있다. 또한 이 쥐의 콜로니 colony를 분배하고 늘리는 것이 그 어떤 것보다도 우선되어야 한다."

한 마리에 200만 달러인 쥐

그러나 알츠하이머 형질 전환 마우스 대한 존 하디의 바람과는 달리, 아테나 뉴로사이언스는 드디어 손에 넣은 '성배'를 독차지하기로 했다. 여러 경쟁 회사를 제치고 자신이 가장 앞서 나가기를 바랐다.

1996년에는 아테나 뉴로사이언스에 대한 비판이 집중되었다. 이에 아테나 뉴로사이언스는 마지못해 대학 연구자에게만 쥐를 제공했으나 암컷은 제공하지 않았다. 신중하게 조건을 파악한 다음에, 생식막을 제거한 수컷 쥐만 보냈다.

그러나 훗날 미네소타 대학의 카렌 샤오 연구 팀이 같은 APP 유전자 돌연변이를 주입한 쥐를 개발했다. 샤오와 미네소타 대학은 메이오 클리닉Mayo Clinic에 그 권리를 팔았다. 메이오 클리닉은 학술적 연구에는 그 쥐를 실비로 세계 어느 곳이든 제공했다. 상업적 목적으로 제약 회사가 이용하는 것에 관해서도 일정 가격으로 제공했다. 가격은 쥐 한 마리당 200만 달러(약 2억 엔) 정도였다. 하지만 알츠하이머의 치료약이 개발되기만 하면 연 매출이 1조 5,000억 엔 정도에 달할 수 있기 때문에, 제약 회사 입장에서는 저렴한 가격이었다.

한편 1996년 3월, 아테나 뉴로사이언스를 6억 달러에 인수한 아일랜드의 제약 회사 엘란Elan은 1999년에 메이오 클리닉이 특허권을 침해하고 있다며 제소했다. 캘리포니아 지방 법원에서 열린 재판에서 실험 노트가 증거로 제출될지 모른다며 과학자 사이에서는 큰 소동이 일었다. 카렌 샤오가 만든 쥐는 기본적으로는 아테나가 만든 쥐와 동일했다. 메이오 클리닉은 아테나가 개발하기 전에 존 하디의 동료인 멀렌이 발표했던 쥐를 만드는 방법을 토대로 이 쥐를 만드는 법을 예측할 수 있다고 주장했다. 따라서 엘란의 주장을 반박했고 지방법원에서는 메이오 클리닉의 손을 들어 주었다.

그러나 2002년 미국 연방 항소 법원이 내린 판결은 달랐다. 멀렌은 아주 일반적인 방법을 시사한 것뿐이며 아테나가 개발하기 전까지 쥐는 존재하지 않았다고 보았다. 그러므로 특허권을 침해하고 있다며 지방 법원의 판결을 뒤집고 반려했다.

이 재판이 한창일 때, 나는 도라를 만나 이 사건에 대해 물어보았다. 그러자 그는 어두운 낯빛으로 "저는 모릅니다. 법무 담당에게 물어보세요."라고 짧게 대답하며 "엘란은 제약 회사입니다. 다른 제약 회사가 이익을 얻는 일을 할 리가 없어요."라고 했다.

과학계에서는 마치 그녀가 형질 전환 마우스를 독점하고 있다는 식으로 비난했기 때문에 본인은 이 재판에 질려 버린 듯했다. 하지만 아테나와 엘란이 이 '성배'를 독점했던 것은 어떤 의미에서는 두 회사에 큰 성과를 주었다.

2000년대 이후, 알츠하이머 치료약 개발에 큰 축이 된 '백신 요법'도 이 쥐를 사용해서 개발되었다.

알츠하이머 환자에게 근육주사로 아밀로이드 베타를 주입해 항체를 만들어 뇌 속의 아밀로이드 베타를 분해하거나 없애는 이 참신한 아이디어를 떠올린 사람은, 아테나 뉴로사이언스를 이끄는 과학자 데일 솅크였다.

아리셉트의 탄생

치료약이 없던 알츠하이머의 첫 약이 탄생했다. 제약 회사 에자이의 나이토 하루오는 미국의 3상 임상 시험을 독자적으로 진행하기로 결정한다. 그 맹검 해제 결과는?

에자이 아메리카가 진행하게 된 3상 임상 시험은 2상과는 비교가 되지 않을 정도의 규모였다. 미국뿐만 아니라 유럽의 병원에서도 동시에 진행되었다. 60개에 달하는 의료 시설에서 위약, 5밀리그램, 10밀리그램, 총 세 가지 투여군의 이중 맹검 비교 시험을 진행했다. 12주간 투여한 환자의 수는 468명, 24주간 투여한 환자의 수는 473명이었다. 2상 임상 시험에서 5밀리그램을 투여했을 때 문제가 없었기 때문에, 프리드호프와 로저스는 투여량을 10밀리그램까지 늘렸다.

로저스는 3상 임상 시험도 프로토콜protocol을 철저하게 만들었다. 모든 병원에서 임상심리사나 의사가 그 프로토콜대로 시험을 진행할 수 있도록 심혈을 기울였다. 진행 속도를 측정하기 어려운 이 병이 어떻게 진행되는지 파악하는 데 성패의 갈림길이 달려 있다고 생각했다.

미국은 순조로운 편이었다. 그녀가 고전했던 건 영국에서의 임상 시험이었다.

"영국은 학부생이 의사가 되기 때문에 미흡한 점이 많았어요. 게다가 건강 보험 시스템이 매우 빈약했지요. 덕분에 저는 항상 원심 분리기나 서류 정리 캐비닛, 팩스 같은 물품을 갖추고 있어야 했습니다."

당시 그녀는 이렇게 답답한 마음을 토로했다. 하지만 일본에서 임상 시험을 담당하고 있던 오자와 히데오에 따르면, 로저스의 성격이 너무 완고해서 유럽 의사들이 힘들어했다고 이야기했다. 유럽, 일본, 미국 세 나라를 연결해 국제 전화 회의를 할 때, 감독하는 유럽의 절차가 조금이라도 다르면 매우 엄하게 지적했다고 한다.

에자이 아메리카의 마쓰노 소이치는 로저스가 유럽 출장길에 콩코드를 이용한다는 것을 알고 매우 놀랐다. 콩코드는 마하 2 정도의 속도로 일반 여객기보다 빠르게 비행했던 초음속 여객기로, 빠른 만큼 일반 여객기의 퍼스트 클래스보다도 몇 배나 비쌌다.

그래서 로저스를 불러 "대체 무슨 짓인가?"라고 혼내기도 했지만, 그녀는 일반 여객기 좌석을 구하지 못했다며 아무렇지도 않은 얼굴로 대답했다. 소이치는 또 다시 콩코드를 이용할 경우 비용을 직접 부담하라고 경고했으나 자신감이 넘치는 로저스는 크게 신경 쓰지 않았다.

마지막 임상 시험도 실패한 일본

일본은 미국에서 3상 임상 시험이 시작된 2개월 후인 1994년 2월부터 후기 2상 임상 시험을 최종 진행했다. 이번에는 미국에서 성공한 5밀리그램을 포함하여 위약, 3밀리그램, 5밀리그램, 이 세 투여군의 이중 맹검 비교 시험을 진행했다.

일본의 임상 시험 책임자는 오자와 히데오였고 모리 노부유키가 도왔다. 1995년 1월까지 80명을 대상으로 진행한 임상 시험의 맹검 해제 날은 1995년 3월 31인 금요일이었다.

오자와는 그날이 불멸일仏滅日(음양도陰陽道에서 만사에 불길不吉하다고 여기는 날)이라는 것이 마음에 걸렸다. 임상 시험을 감독했던 의사이자 성 마리아 대학의 교수인 하세가와 카즈오에게 불길한 날이라 걱정된다고 말하자, 하세가와는 본인은 기독교 신자라서 상관없다고 대답했다. 그는 치매의 진행 정도를 측정할 수 있는 스케일, 하세가와식 간이 스케일을 개발한 알츠하이머 임상을 개척한 의사였다.

맹검 해제 장소는 팰리스 호텔이었다. 오자와 히데오나 모리 노부유키, 에자이 측에서는 임상 담당자인 야마즈 이사오가 출석했다. 스기모토 하치로의 라이벌이었던 그는 이사 자리까지 올랐다. 외부에서는 하세가와 카즈오와 교토 대학 의학부의 신경과를 설립한 가메야마 마사쿠니 등이 출석했다.

컨트롤러 위원회 직원이 추출한 데이터를 나누어 주었다. 오자와는 데이터를 살펴보며 5밀리그램에서도 유의차가 나오지 않은 것을 확인하고 낙담했다. 팰리스 호텔 안의 공기는 무거웠다.

차근차근 자료를 잘 살펴보자 유의차는 나오지 않았지만 중증도에서 수치가 고르지 않은 것이 보였다. 혹시 위약 효과가 있는 것은 아닐까?

이사인 야마즈 이사오는 결과를 보고 얼굴이 굳었다. 맹검 해제가 끝나고 시험에 도움을 준 외부 교수들에게 음식을 대접하던 중, 야마즈는 사장님에게 보고해야 한다며 양해를 구하고 자리를 떠났다.

오자와가 야마즈를 대신해 사과했지만 교토 대학의 가메야마는 미심쩍은 구석을 느꼈다. 실제로 야마즈는 그날 사장에게 보고하지 않았고 오자와에 따르면 (야마즈 본인은 부정했지만) 묘가다니 역 앞에서 술을 마시고 귀가했다고 한다. 시험 결과가 잘 나오지 않아서 식사 자리에 참여하는 것이 부담스러웠을 것이다. 어쩌면 E2020이 스기모토 하치로의 약이었기 때문일지도 모른다.

야마즈의 행동을 언짢아 한 가메야마가, 맹검 해제 후 식사 자리에 참석하지 않고 가버린 것에 대해 에자이에 항의하면서 회사에 이 일이 널리 알려지게 되었다.

그런 와중에도 오자와는 결코 포기하지 않았다. 식사 자리에서도 "분명 이건 위약 효과가 나온 것입니다. 결과가 안 보인 것뿐입니다."라며 열심히 설명하고 밤새도록 그 자리를 채웠다.

이튿날은 토요일이었지만 이른 아침부터 오자와 팀은 고이시가와의 임상 해석 센터에 전원 출근하여 어제 나온 데이터를 해석했다. 그리고 인지기능 평가 검사인 ADAS-Cog로 치매 정도를 측정했을 때, 정상에 가까운 환자가 그룹 안에 꽤 있다는 것을 확인했다. 이 환자들은 새로운 약으로 치료한다는 점을 인식하고 있어서 본인의 증상이 개선되었다고 느끼는 위약 효과가 나온 것은 아닐까 추측했다. 2상 임상 시험의 샘플이 80명 정도밖에 되지 않았기 때문에, 그만큼 위약 효과가 크게 느껴졌다.

오자와는 주말 사이에 이 사실을 파악한 후, 월요일에 나이토에게 보고했다.

"유의차는 없었습니다. 하지만 이 결과는 위약 때문인 듯 보입니다. 제가 그렇게 생각한 이유는 이것입니다."

오자와는 혼날 각오로, 주말 내내 분석했던 것과 금요일에 있던 맹검 해제 결과를 보고했다. 그러자 나이토는 이렇게 이야기했다.

"음, 다행이네. 좋아, 그러면 미국의 결과를 기다리도록 하지. 일본은 이 임상 시험을 한 번 더 해 볼 것인지, 아니면 3상 임상 시험으로 들어갈 것인지 결정해야겠군. 자네에게 맡길 테니 잘 생각해 보게. 그리고 의사만 너무 믿지 말고 일본의 시험 방법도 한 번 더 점검해 주게."

이후 오자와 연구 팀은 미국에서 진행된 3상의 결과가 나오기를 기다리면서 다양한 분석을 했다. 그리고 매주 월요일 오전 회의에서 분석 결과를 보고 어떤 점이 문제인지 논의했다.

그러자 미국 팀보다 임상 시험 방법을 잘 컨트롤하지 못한다는 점이 드러났다. ADAS는 70점 만점으로 비교적 점수 차이가 비교적 쉽게 나타나지만, 모든 과정을 다 끝내려면 40분 정도 시간이 필요하다는 단점이 있었다. 그래서 의사가 진찰과 검사를 병행하는 것 자체가 어려웠다. 미국에서는 이를 임상 심리사가 진행했다. 일본에도 임상 심리사가 있으니 그들을 파견하여 보완할 수 있다. 또한 프로토콜을 지키지 않은 의사가 있다는 것도 알게 되었다. 이러한 시설과 의사는 전부 교체하기로 했다. 테스트를 진행해 통과한 의사만 시험에 협력하는 것으로 정했다. 또한 지시사항을 지키지 않은 의사가 있다면 다른 시험에 참여시키고, 대신 열정적으로 참여하는 의사나 임상 심리사가 있는 시설에만 집중하기로 했다.

그리고 미국의 샤론 로저스가 했던 것처럼 시험 관리를 철저히 하기로 했다. 이렇게 일본 쪽이 재정비하는 동안 1995년 9월 하순, 드디어 미국의 3상 임상 시험의 맹검 해제 날이 다가왔다.

3상 임상 시험 맹검 해제를 한 미국

맹검 해제는 캘리포니아의 마운틴 뷰에서 진행되었다. 데이터는 통계회사인 콴토스QUANTOS에게 맡겼는데 마침 통계 설비가 마운틴 뷰에 있기 때문이었다. 로렌스 프리드호프, 샤론 로저스, 에자이 아메리카의 마쓰노 소이치, 에드워드 월터스Edward J. Walters 등 여러 사람이 통계회사에 모였다.

마운틴 뷰 현지 시간으로 오후 1시 발표였고 도쿄 시간으로는 다음 날 오전 5시였다. 나이토 하루오는 해가 뜨기 전에 출근해서 마운틴 뷰에서 전화가 오기를 기다렸다. 맹검 해제 날에 입력하는 데이터에 의문점이 없도록 모든 점검을 끝냈다. 만약 무슨 문제가 생기면 전부 기록된다. 이 부분에 관해서 관계자 전원이 서명했다. 이것을 콴토스 직원에게 건네고 이 직원이 키를 입력하면 데이터가 해석된다.

가장 먼저 12주간 조사를 개표했다.

"12주간 조사 결과 개표합니다."

에자이의 직원은 들어갈 수 없는 다른 방에서 키를 입력했다. 통계회사 직원이 출력한 데이터를 가져왔다. 데이터에 유의차가 있었다! 드디어 성공이었다. 성공의 기쁨을 만끽하는 큰 소리가 여기저기서 들렸다. 마쓰노 소이치는 도쿄의 사장실에서 하룻밤을 꼬박 새웠을 나이토 하루오에게 전화를 걸었다.

"사장님, 우선 12주 조사 결과입니다. 유의차가 나왔어요."

대강 데이터 결과를 설명한 후, "이어서 24주 조사 개표가 시작됩니다. 끝나고 다시 전화드리겠습니다."라고 들뜬 목소리로 전화를 끊었다.

그런데 24주간의 결과는 좀처럼 나오지 않았다. 무슨 일이 있는 것일까? 다른 방에서 기다리고 있는 사람들 사이에 불안한 기색이 엿보였다. 그러자 직원이 어두운 얼굴을 하고 들어왔다. 어둡다기보다는 어딘지 불안한 눈빛이었다.

그가 아무 말 없이 건넨 데이터를 프리드호프가 서둘러 살펴보았다. 로저스는 그의 얼굴빛이 점점 굳어지며 파랗게 질리고 있다는 것을 알아챘다. 입술이 떨리고 있었다. 그의 모습에 놀란 로저스는 데이터를 빼앗아 살펴보았다. 없다. 그 어떤 유의차도 없었다. 거의 '무'無라고 말해도 될 법한 결과였다. 그 어떤 트렌드도 없이 무작위로 숫자가 나열되어 있을 뿐이었다. 위약, 5밀리그램, 10밀리그램, 그 어떤 투여군에도 유의차가 없었다.

"이건 말도 안 되는 결과야. 있을 수 없어."

로저스는 한 번 더 데이터를 살펴보았다. 그러나 몇 번 보아도 결과는 마찬가지였다. 같은 데이터를 읽고 있는 마쓰노 소이치는 아무 말도 하지 않았지만, 얼굴에는 식은땀이 뚝뚝 흐르고 있었다.

도쿄의 사장실에서 기다리고 있는 나이토 하루오는 금방 다시 걸려올 줄 알았던 전화가 오지 않자, 좋지 않은 일이 생긴 것을 눈치챘다. 아직 어두컴컴한 방 안에 가만히 앉아 울리지 않는 전화기를 바라보고 있었다. 심장이 요동치는 기분이었다.

여기에서 실패하면 그렇게 바라던 에자이의 해외 진출 길이 완전히 막히는 것은 물론, 회사의 손실도 크다. 독자적으로 3상 임상시험을 진행하려 했던 것 자체가 무모한 일이었을까?

막판 역전

밤을 새운 것처럼 지친 방 분위기는 급하게 뛰어 들어온 통계 담당자 덕분에 순식간에 변했다.

"죄송합니다! 코드가 잘못 들어갔다는 걸 발견했습니다."

담당자는 원래 넣어야 하는 키가 아니라 테스트용을 입력했다고 설명했다. 그래서 지금 막 원래 키를 입력하고 왔다고 했다.

"해석 결과가 나오기까지 30분 정도 걸릴 예정입니다."

방에 있던 모든 사람의 표정에는 희망의 빛이 보였다. 성공을 기원하며 기다리는 시간은 길었다. 시계의 초침 소리만 들릴 뿐, 아무도 말을 하지 않았다. 10분, 20분, 30분 정도 흘렀을 무렵이었다. 별실의 문이 열리고 새로운 데이터를 가지고 통계 담당자가 들어왔다. 프리드호프와 로저스는 출력된 데이터를 읽기 시작했다. 두 사람의 표정이 점점 밝아지는 것이 보였다. 그리고 웃음이 흘러나왔다. 결과는 12주보다 훨씬 좋았다. 5밀리그램과 10밀리그램 모두 위약보다 확실하게 유의차가 있었다. 즉 이 약을 먹으면 치매 증상이 개선되거나 저지된다는 의미였다.

프리드호프는 몸에 힘이 풀려 방안에 주저앉았고 로저스는 주변 사람들과 포옹하며 기쁨을 나누었다. 통계 담당자까지 환호성을 질렀다. 드디어 처음으로 알츠하이머에 효과가 있는 약이 탄생했다! 한바탕 기쁨을 나누는 시간이 지난 후, 그제야 마쓰노는 도쿄에서 혼자 기다리고 있는 나이토 사장을 떠올렸다. 전화는 통화 연결음

이 몇 번 울리기도 전에 연결되었다.

"사장님, 성공했어요. 24주는 12주보다도 훨씬 결과가 좋습니다!"

세계에 약을 팔다

FDA(미국 식품의약국)는 1993년 9월에 워너 램버트의 타크린을 알츠하이머 치료약으로 승인했다. 상품명은 '코그넥스'였다. 앞에서 설명한 것처럼 이 약은 간의 독성이 강하고, 반감기가 짧기 때문에 하루에 몇 번이나 복용해야 한다는 결점이 있었다. 그러나 알츠하이머의 치료약이 전무한 상태였기 때문에 조금이라도 환자에게 도움을 줄 수 있다는 관점에서 이 약을 승인했다.

E2020은 이 타크린이 가지고 있는 결점을 모두 없앤 완벽한 약이었다. 미국에서 진행한 2상 임상 시험의 결과로 보면 이 약은 언젠가 시장에 나올 수 있었다.

에자이 아메리카의 마쓰노는 타크린의 승낙이 떨어졌을 때 나이토 하루오와 이러한 대화를 했다.

"나이토 씨, 이건 가능성이 있을까요?"

"이 약으로 에자이가 국제적인 회사가 될 수 있을지 한번 걸어보고 싶다네."

"미국 시장에서 약품 하나로 에자이가 성공할 수 있을까요?"

"이 약 이후에도 신약이 계속 나오기를 바라면서 미국에 진출합시다. 이 약은 꼭 팔아야 합니다. 판매 회사를 만듭시다.”

마쓰노는 이사로 승진했다. 그는 20명 정도로 구성된 대책 본부 팀을 만들고 어떠한 판매 형식이 좋은지 찾아보았다. 이 계획은 절대 혼자서는 할 수 없는 일이었다. 그래서 미국의 제약 회사와 전략적 제휴를 꾀한다는 안건을 본사에 제출하고 승낙받았다.

알츠하이머 치료의 신약인 만큼 에자이 앞에 많은 제약 회사가 모였고 총 아홉 개 회사가 손을 들었다. 그중에서 가장 적극적이었던 회사는 워너 램버트였다. “맡겨만 주시면 코그넥스와 전부 바꿔도 상관없습니다.”라고 이야기할 정도였다.

이러한 상황에서 워너 램버트를 제치고 화이자Pfizer가 끼어들었다. 이 회사는 이제까지 에자이와는 인연이 없던 곳이었다. 그런데 화이자의 부사장이며 국제 담당이었던 밥 니네스가 마쓰노 소이치와 개인적인 인연이 있어 연락이 왔다.

밥 니네스는 신약 개발 연구소의 소장인 존 니블랙과 마케팅 분야에서 최고였던 카렌 케이튼을 데리고 일본에 있는 나이토를 찾아왔다.

그는 나이토에게 이렇게 이야기했다.

“나이토 씨, 우리 회사는 에자이가 말하는 조건은 무엇이든 다 들어드릴 의향이 있습니다. 꼭 우리에게 맡겨 주십시오. 에자이가 원하는 방식을 말해 주시면 최선을 다해 협력하겠습니다. 글로벌 회사가 될 수 있도록 저희 화이자가 열심히 돕겠습니다.”

이때 나이토는 마쓰노와 조용히 ‘세 가지 핵심 조건’을 이야기했다.

우선 첫 번째는 상표는 에자이가 갖고, 두 번째는 앞으로 진행하는 NDA(신약 허가 신청)의 홀더도 에자이의 이름으로 내며, 마지막으로 판매 회사에서 올린 매출은 모두 에자이의 계상計上으로 올리고 이익만 절반으로 나누는 것이었다. 마쓰노가 이러한 조건을 제안한 이유는 판매 지역을 미국과 영국 정도면 괜찮다고 생각했기 때문이었다. 그러나 나이토는 독일과 프랑스도 포함했으면 한다고 덧붙여 이야기했다. 교섭 자리에서 화이자는 에자이의 이러한 조건을 깔끔하게 받아들였다.

"알겠습니다. 앞으로 그 4개국에서 에자이의 판매 회사가 자리 잡을 수 있도록 돕겠습니다."

이것은 에자이에게는 말도 안 될 정도로 좋은 조건이었다. 에자이 아메리카의 당시 영업 사원이 72명에 불과했는데 화이자가 1,500명 정도 되는 영업 인력을 여기에 쓰겠다는 것이었다. 심지어 모든 매출도 에자이가 다 갖는다는 조건이었다. 게다가 판매를 에자이가 담당하면 부작용 보고를 얻을 수 있기에 중요했다. 그러면 약에 관한 정보를 입수할 수 있다. 이렇게 해서 1994년 10월 5일에 에자이는 화이자와 E2020에 관해 공동 판촉, 자사 매출 계상 조건으로 계약(미국, 영국, 독일, 프랑스) 문서에 도장을 찍었다.

1995년 9월 28일, 3상 임상의 결과가 발표되자 에자이와 화이자의 주가는 급등했다. 에자이의 주가는 10월 3일에 1,970엔이었는데 발표 이후 150엔 상승했다. 그리고 화이자의 주가도 700엔 상승했다.

NDA

샤론 로저스는 E2020이라는 업무가 NDA를 마지막으로 끝났다고 생각했다. NDA New Drug Application, 즉 신약 허가 신청은 지금까지 시험 결과를 FDA(미국 식품의약국)에 모두 제출해서 시장에 낼 약으로 승인을 받는 것을 말한다. 1상부터 3상까지 모든 임상 시험 자료를 박스에 정리해서 워싱턴에 있는 FDA에 1996년 3월 29일에 제출했다.

정리 작업은 바로 전날부터 시작했다. 사무실 가득 종이 상자를 놓고 하나씩 확인하면서 서류를 넣었다. 로저스가 상자마다 적힌 번호를 부르면 사무소 직원이 타이핑해서 메인 인덱스를 정리했다. 바닥에 죽 엎드려서 수작업으로 진행했다. 인덱스 정리가 끝날 무렵에는 밖은 벌써 어둑어둑해져 있었다. 상자 수만 해도 190개 정도였다. 상자를 차곡차곡 정리하면서 로저스는 길었던 시험 과정을 떠올리며 감상에 빠졌다. 트럭이 도착하고 상자를 뒤쪽에 실었다. 이제까지 열정적으로 작업했던 업무가 자신의 손을 떠났다. 이제 더는 프로토콜을 지키라고 의사들에게 이야기하거나 임상 심리사 훈련을 할 필요도 없었다.

아침까지 함께 작업을 한 사람은 프리드호프, 하세가와 지로, 니콜라스 파리나, 미하라 미쓰오였다.

마지막 상자를 트럭에 싣고 다 같이 사진을 찍었다. 로저스는 이 모습을 사진으로 남겨야겠다고 생각했다. 시험에 몰두하고 있을 당시에는 그런 생각조차 들지 않았지만 이제 모든 것이 끝나고 결과물이 손을 떠났으니 함께 싸웠던 동료들과 사진을 찍고 싶었다. 체격이 작은 로저스는 트럭 안의 박스 위에 앉았다. 그녀를 둘러싸고 왼쪽으로 하세가와 지로와 미쓰오, 오른쪽에는 니콜라스 파리나와 로렌스 프리드호프가 섰다. 아쉬운 마음과 추억을 사진에 담았다.

인사부의 전화가 울리다

1996년 11월 25일 아침이었다. 스기모토는 평소와 다름없이 인사부에 있는 본인의 자리에 앉아 전날의 서류를 정리하고 있었다. 어느새 연구직을 떠난 지 6년 반이 되었다. 그사이 성실하게 작성한 논문으로 올해 7월, 히로시마 대학에서 약리학 박사를 취득했다.

신약 개발 현장을 떠났어도 업무 외의 시간을 이용해 필사적으로 매달렸고, 마침내 박사 학위를 받았다. 그런데 이후에는 무엇을 해야 할지 고민에 빠졌다. 정년까지 앞으로 6년이 남은 상황이었다. 이대로 에자이에서 끝낼 것인지 끊임없이 고심했다. 생각에 빠져 있던 그때, 탁상 위 전화벨 소리에 정신을 차렸다. 나이토 사장에게 온 전화로 그는 지금 홍콩에 있다고 했다.

"하치로, E2020가 FDA 승인을 받았다네."

이 소식은 마쓰노 소이치가 홍콩 출장 중이었던 나이토에게 가장 먼저 알렸다. 그리고 나이토는 개발자였던 스기모토에게 일부러 국제 전화를 걸었다.

스기모토는 논문을 쓰는 동안 훗날 이 약은 반드시 승인을 받을 것이라고 예상했다. 데이터가 훌륭했기 때문이다. 그러나 그 소식을 사장이 직접 알려 줄 거라고는 생각도 못 했다. 집에 돌아와 아

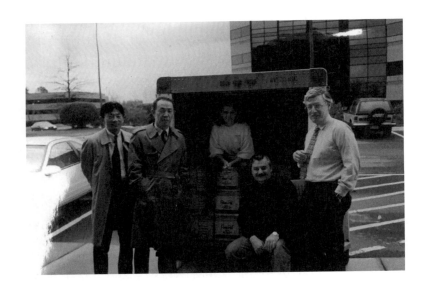

FDA로 보내는 서류 정리를 마친 1996년 3월 29일 아침,
우측부터 로렌스 프리드호프, 니콜라스 파리나,
샤론 로저스, 하세가와 지로, 미하라 미쓰오
뉴욕주 티넥의 에자이 아메리카에서

내인 모토코에게 승인 소식을 이야기하고 난 뒤, 진심으로 기뻐했다. 에자이에서 근무했던 모코토도 자신의 일처럼 기뻐했다.

"정말 다행이에요. 계속 노력한 보람이 있네요."

1983년부터 시작했던 연구는 올해로 13년째였다. 얼마 지나지 않아 사장인 나이토 하루오는 그의 아버지 시절부터 회사가 애용했던 아사쿠사의 하루노야라는 음식점에서 개인적으로 축하 기념회를 열었는데, 직접 스기모토를 위해 자리를 마련했다. 또한 식사를 마친 후, 나이토는 스기모토를 긴자의 문 리버라는 클럽에 데려갔다. 평소 직원을 대하는 것보다 훌륭한 대접이었다. 그만큼 회사에도 중요한 개발이었던 것이다. 두 사람은 축하 기념회 겸 만난 식사 자리 내내 쓰쿠바 연구소에 있던 시절 이야기를 했다.

"그때 참 재미있었지. 매일 밤 내가 9시 정도에 연구실을 돌았는데 그때도 1번부터 6번 연구실의 모든 연구자가 열심히 일하고 있었지."

사장에게는 과거 추억이지만, 스기모토 본인에게는 아직 포기하지 않은 꿈이었다.

자정이 훨씬 지나 돌아갈 무렵, 나이토는 자신의 차에 스기모토를 태웠다. 스기모토는 내리기 전에 이 한 마디는 꼭 해야겠다고 결심하고 입을 열었다.

"한 번 더, 쓰쿠바 연구실로 돌아가게 해 주세요."

스기모토의 간절한 마음을 알았는지 나이토는 바로 대답했다.

"알겠네."

근본적인 치료약의 개발

　이듬해인 1997년 2월 5일부터 7일까지, 애틀랜타에서 신약 발매 기념 대회가 열렸다. E2020에는 '아리셉트'Aricept라는 이름을 붙였다. 스기모토는 이 기념 대회에 초대되어 개발자로서 15분간 2,500명 앞에서 이야기했다. 그는 이 회장에서 인사부 소속이 아니라 '닥터 스기모토'로 소개되었다.

　"제가 이 약을 반드시 개발해야겠다고 결심한 이유는 저희 어머니 때문입니다. 어머니는 아홉 명의 자식을 키우셨습니다. 가난한 집안이었지만 교육에 대해 특히 열심이셨습니다. 그랬던 어머니가 어느 날부터 점점 저를 알아보지 못하셨습니다. 매우 슬펐지요. 그때 저는 결심했습니다. 사람은 누구나 나이를 먹습니다. 그러나 나이를 먹어도 건강하고 총기 있는 정신을 가지고 살 수 있도록, 그것을 실현하기 위해 과학자로서 열심히 일해야겠다고 다짐했습니다."

　이 스피치가 끝나자 회장을 가득 채웠던 화이자의 직원, 의사, 환자의 가족, 임상 심리사 등 모든 사람이 일어나 손뼉을 쳤다. 수많은 사람의 박수 소리가 회장 안에 울려 퍼졌다. 항공 회사의 CA를 담당하고 있는 한 여성이 눈가에 눈물을 가득 머금고 무대에서 내려온 스기모토에게 다가왔다.

　"고맙습니다. 닥터 스기모토, 정말 고마워요. 저희 어머니가 당신이 만든 약을 드시고 계세요. 덕분에 저를 알아보신답니다."

　스기모토의 주변에는 연이어 사람들이 모여들었고 여러 인사를 건넸다. 그럴 때마다 스기모토는 명함을 건넸는데, 아직 그의 직함은 인사부였다. 영어로 된 명함 뒷면에 인사부라고 되어 있었다. 이를 알아보고 "이건 어떻게 된 겁니까?"라고 묻는 사람도 있었지만 대답할 수 없었다.

2개월 후인 1997년 4월, 스기모토는 사령장을 받고 떳떳하게 쓰쿠바의 탐색 연구소 부사장으로 돌아왔다.

나이토 하루오는 스기모토의 인사와 관련해서 이렇게 이야기했다.

"1990년 2월에 인사부로 발령이 났었던 것은 본인이 처음에 야마즈 이사오 씨를 때렸다고 말했기 때문입니다. 그 시절에는 그런 일이 가끔 있었습니다. 당시에 5번 연구실과 2번 연구실은 굉장한 라이벌 관계였습니다. 서로 경쟁하는 관계는 엄청난 동기부여가 되지요. 좋은 연구 리더는 팔방미인일 필요는 없습니다. 5번 연구실 사람들은 '다시 태어나도 야마즈와 일을 같이하겠다.'라고 이야기할 정도로 단결력이 대단했지요. 그런데 스기모토가 있던 2번 연구실도 다시 태어나도 스기모토 씨와 같이 일하고 싶다며 서로 똘똘 뭉쳐 있었어요. 이러한 그룹은 반드시 있어야 합니다. 목표를 위해서는 가상의 적국이라도 있는 편이 좋습니다. 노벨상을 받은 과학자도 모두 마찬가지입니다. 모두 라이벌이 있었지요."

- 그런데 어째서 그런 인사이동을 결정했습니까?

"당시 BNAG가 그 정도로 중요한 테마라는 인식이 없었습니다. 딱히 스기모토가 연구자가 아니어도 상관없고, 이 일이 그렇게까지 중요하다고 생각하지 않았지요. 지금 생각해 보면 그렇게 하지 않았으면 열심히 하지 않았을 겁니다."

 - 1997년에 다시 탐색 연구소로 부른 것은 그간의 노력에 대한 보상의 의미일까요?

"아닙니다. 그건 아니고 스기모토에게 아직 기회가 남아 있다고 생각했습니다. 이른바 세렌디피티지요. 이게 필요합니다. 그런데 이 기회를 전부 다 쓴 사람도 있습니다. 스기모토의 경우에는 이번이 두 번째 기회입니다. 대개 그 상황이라면 운을 전부 다 썼다고 생각하기 쉬운데 이번에 찾아온 운은 지금까지와는 비교도 안 될 정도로 굉장한 것이지요. 일에 대한 열정도 있어서 한 번 더 일을 맡겨보고 싶어서 다시 불렀습니다."

아리셉트는 순식간에 전 세계로 퍼졌다. 약 100개국 이상에서 승인을 받았고 알츠하이머의 유일한 치료약으로 폭발적으로 히트를 쳤다. 에자이가 벌어들인 매출은 연간 1,000억 엔에 달했다. 아리셉트가 발매되기 전인 1996년의 매출은 2,816억 엔이었지만 2002년에는 4,666억 엔까지 성장했다. 에자이는 아리셉트의 성공으로 단숨에 글로벌 회사가 되었다.

아직 기회가 남아 있다고 믿으며 신약 개발에 관한 희망을 놓지 않았던 스기모토 하치로는 쓰쿠바의 탐색 연구소에 돌아온 지 2년째가 되는 1999년, 사장에게 특명을 전달받는다.

"두 번째 아리셉트를 만들게."

때마침 아테나 뉴로사이언스(엘란)의 과학자들이 형질 전환 마우스를 사용해 획기적인 치료법을 개발했다고 발표했다.

아리셉트는 근본 치료제는 아니었다. 소실되는 신경 세포의 신호를 활성화해 8개월에서 1년 반 정도 병의 진행을 늦추는 약이었다. 신경 세포의 소실 자체를 막는 것은 아니라서 차츰 병이 진행되면 결국 약효가 없어졌다.

하지만 엘란의 과학자들이 개발한 방법은 알츠하이머의 증상 중 하나인 노인성 반점이 사라진다고 했다. 적어도 쥐를 통한 시험에서는 그 반점이 사라졌다.

이 소식을 접한 뒤, 스키모토는 사장에게 근본 치료약 개발이라는 새로운 임무를 전달받았다.

이 새로운 방법은 2000년대 이후 알츠하이머 치료약 연구의 지평을 단숨에 바꿨다. 그 중심에는 체스의 달인 데일 솅크가 있었다.

09

백신 요법의 발견

유리잔 안에 떠오른 얼음을 보고 아테나 뉴로사이언스의 천재 과학자는 엉뚱한 생각이 떠올랐다. 백신 접종을 이용하면 알츠하이머를 고칠 수 있지 않을까?

    1990년대 유전공학을 이용해 알츠하이머 유전자를 연이어 발견하고, 이후 형질 전환 마우스가 개발되자 알츠하이머는 치료 가능한 병이 될 것이라는 기대가 높아졌다.

    이때까지는 알츠하이머의 발생 원인을 병리 이론인 '아밀로이드 연쇄반응 가설'Amyloid cascade hypothesis을 유력한 가설로 보았고, 과학자들 사이에서 널리 퍼졌다.

    이 연쇄반응은 계단 모양으로 늘어서 있는 작은 폭포, 즉 도미노를 무너뜨리는 것과 같다고 생각하면 된다. 과학자들은 그 도미노의 첫 장을 아밀로이드 베타에서 찾았다.

즉 세포막에 있는 APP(아밀로이드 전구물질)를 감마 세크레타아제 γ-Secretase, 베타 세크레타아제β-secretase라는 효소가 베타, 감마 순으로 자른다. 이 현상은 건강한 사람에게도 일어나는 현상이다.

그런데 APP를 만드는 유전자에 돌연변이(존 하디가 발견한 최초의 알츠하이머 유전자)가 있으면 APP를 자르는 위치가 바뀌고 분자량이 많은 아밀로이드 베타 42가 대부분 잘려 나가게 된다. 이 분자량이 많은 아밀로이드 베타 42는 축적되기 쉽고, 이것이 모여 노인성 반점이 되고 독성을 가지게 된다. 이 노인성 반점이 늘어나면 신경 세포가 타격을 받고PHF라는 실밥 같은 찌꺼기가 쌓여 신경 섬유 매듭이 만들어진다.

이 과정에 의해 신경 세포는 결국 죽는다. 이러한 변화는 10~15년 동안 발생한다. 연쇄반응처럼 차례대로 맨 처음 APP가 잘리고 최종적으로 신경 세포가 죽는 이 변화는 10~15년 동안 천천히 진행된다.

신경 세포가 죽는 증상이 나오는 단계에서 아리셉트를 처방하면 남아 있는 신경 세포의 전기 활성을 높여서 신호가 쉽게 연결된다. 이렇게 8개월에서 2년 정도 증상을 완화시킬 수 있다.

그러나 근본 치료는 아니었다. 신경 세포가 천천히 죽어가는 현상 자체를 멈춘 것은 아니기 때문에 언젠가 병은 다시 진행된다.

만약 이 '아밀로이드 연쇄반응 가설'이 진짜 맞다면 도미노가 쓰러질 때, 중간에 어떤 부분의 도미노를 빼 버리면 병은 진행되지 않을 것이다. 예를 들어 감마 세크레타아제와 베타 세크레타아제가 APP를 자른다면, 잘리지 않도록 막아 주는 방법은 없을까? 참고로 알츠하이머 유전자로 발견된 프레세닐린 1과 프레세닐린 2는 감마 세크레타아제를 부호화하는 유전자라는 의심이 매우 높아졌다. 이렇게 하나하나 가능성을 따져보는 것이 신약을 개발하는 방법이다.

이 가설에 따라 가능한 한 앞쪽의 도미노를 뺄 수는 없을까? 이렇게 생각한 과학자가 있었다. 아테나 뉴로사이언스의 리더 과학자인 데일 솅크였다.

데일 솅크가 빼려고 했던 도미노는 아밀로이드 베타 42 그 자체였다. 하지만 다른 과학자들이 했던 것처럼 감마 세크레타아제나 베타 세크레타아제를 막는 방법이 아니었다. 그는 항원항체 반응으로 제거할 수 없는지 생각했다.

평형 상태

데일 솅크는 과학이 체스와 닮았다고 생각했다. 체스 경기가 끝나면 체스판을 그대로 둔 채 기사는 떠난다. 그러나 기사는 다음 대국이 있을 때까지 지난 경기를 떠올린다. 체스판과 체스 말이 같아도 수를 읽는 방법은 사람마다 천차만별이다. 그리고 두 번 다시 똑같은 경기는 없다.

생각지도 못한 순간에 무언가 떠오를 때가 있다. 예를 들면 비행기에 탑승하려고 복도를 급하게 달릴 때, 박물관 입장권을 사려고 줄을 섰을 때, 어느 순간 체스판에서 유난히 빛나는 체스 말이 보일 때가 있다.

알츠하이머 환자에게 직접 근육주사로 아밀로이드 베타를 주입하는 방법도 이렇게 갑자기 스친 것이었다. 생물 시간에 배운 항원 항체 반응에 대해 예를 들자면, 어떤 병원체가 체내에 들어오면 그 병원체(항원)에 대응하는 특유의 항체가 체내에서 생긴다. 이 항체는 이후에 똑같은 병원체가 몸에 들어오면 들러붙어서 무력화시킨다. 이것이 일반적으로 알려진 지식이다. 생물학에서는 1990년대에 일반적으로 어떤 특정 항원에만 반응하는 '단일 클론 항체'monoclonal antibody를 사용해서 그 물질을 조사하는 방법을 사용했다.

세자르 밀스테인은 물질의 특정한 방법으로 '단일 클론 항체'를 사용한 기법을 1975년에 발표했다. 데일 셍크는 이 논문을 대학 시절에 읽고 대학원생 시절 어떤 효소를 특정하기 위해 '단일 클론 항체를 만든 것에 관하여'라는 주제로 첫 논문을 썼다. 그리고 의료 벤처 아테나 뉴로사이언스의 과학자로서 1990년대에 APP에서 아밀로이드 베타가 산출되는 복잡한 과정을 '단일 클론 항체'를 사용하여 조사했다.

어느 날 그는 레스토랑에서 유리잔에 동동 떠 있는 얼음을 멍하니 바라보고 있었다. 얼음은 점점 녹아서 없어졌다. 그는 '이 물이 사실은 염수塩水고 여기에 떠 있는 것이 굳은 소금 덩어리라면?'이라는 생각을 했다.

수용액에 염분이 녹을 수 있는 양보다 훨씬 많이 들어 있으면 소금 덩어리는 녹지 않는다. 이것이 '평형' 상태이다. 그러나 이 수용액에 물을 조금 더 넣으면 어떻게 될까? '평형'은 깨지고 소금 덩어리는 녹기 시작할 것이다. 그때 갑자기 아이디어가 떠올랐다. 이 소금 덩어리를 노인성 반점이라고 가정하면 어떻게 될지 궁금해졌다.

1992년에는 하버드 대학의 데니스 셀코 연구 팀이 APP에서 아밀로이드 베타가 나오는 곳은 신경 세포만이 아니며, 신체의 모든 세포에서 아밀로이드 베타가 생긴다는 것을 발견했다. 이 아밀로이드 베타를 직접 환자의 체내에 주입하면, 아밀로이드 베타에 대한 항체가 체내에 생길 것이다. 그리고 이 항체는 아밀로이드 베타와 붙는다. 그러면 '평형' 상태가 깨진다고 생각했다.

즉 암염岩塩을 노인성 반점이라고 보면, 이 소금 덩어리는 아밀로이드 베타가 응축된 것이다.

'만약 혈액 내의 평형이 무너지면 아밀로이드 베타는 다시 녹지 않을까? 그러면 노인성 반점은 해체되지 않을까?'라는 생각까지 이어졌다. 아이디어를 재빨리 냅킨에 기록했다.

시합 도중 체스판을 떠나면서 '빌어먹을, 그런 방법이 있었다니.'라고 생각했던 때와 비슷했다. 서둘러 아테나 뉴로사이언스의 동료들에게 알려야 했다. 우리 회사에는 우리만의 '성배'가 있다. 그 형질 전환 마우스를 사용하면 지금 이 아이디어를 확인할 수 있다.

다음 날 셴크는 회의에서 자신의 아이디어를 이야기했다.

"쥐에 아밀로이드 베타를 주사합니다. 일종의 예방 접종 같은 것입니다. 그리고 어떤 반응이 나오는지 한번 확인해 봅시다."

피터 서버트, 도라 게임스, 리사 맥콘록 등 회의에 있던 과학자들은 그의 터무니없는 아이디어에 고개를 갸우뚱했다.

"바꿔 말하면 백신입니다."

그러자 곧바로 반론이 나왔다.

"설령 아밀로이드 베타로 인해 항체가 생겨도 뇌에는 갈 수 없을 겁니다. 뇌에는 혈액 뇌관문Blood Brain Barrier이 있습니다."

혈액 뇌관문은 약자로 BBB라고 한다. 이것은 뇌 과학을 전공하고 있는 사람들에게는 가장 기본일 정도로 중요한 항목이었다.

1885년에 세균학자인 파울 에를리히가 살아 있는 토끼의 혈관 내에 색소를 주사했더니, 많은 장기가 염색되었다. 그런데 중추 신경계만은 염색되지 않았다는 것을 발견했다. 반대로 뇌에 색소를 집어넣자 중추 신경계가 물들었는데, 이 시험으로 뇌와 그 밖의 혈관을 나누는 관문이 있다는 것을 알게 되었다.

이 BBB 덕분에 혈액 내에 유독 물질, 수은 등이 흡수되어도 뇌에는 들어가지 않는다.

"BBB는 절대로 통과할 수 없습니다. 이것은 뇌 과학에서는 상식입니다."

하지만 셍크는 과학에는 '절대'라는 것이 없다고 생각했다. 패러다임의 전환은 절대적인 것이 흔들렸을 때 발생한다.

"아주 조금이라도 항체가 통과한다면 효과가 있을 겁니다. 그것을 확인해 보고 싶습니다."

1996년 당시에는 아직 형질 전환 마우스의 브리드가 많이 없는 상태였다. 그래서 실험을 할 수 있는 숫자에 한계가 있었다. 회의에서 형질 전환 마우스를 어떠한 실험에 사용할 것인지 의논했는데, 다른 안건을 우선시하는 것이 좋겠다는 결론이 나왔다. 실제로 이 쥐를 이용한 실험 리퀘스트가 200개 정도 있었다.

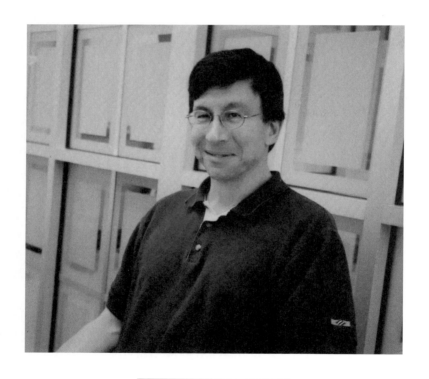

데일 솅크, 2002년 샌프란시스코에서

셍크의 아이디어인 '예방주사'는 그중에서 가장 뒤로 밀려났다. 사용할 수 있는 쥐는 열두 마리였다. 생후 8주인 쥐에 한 달에 1회, 1년 정도 아밀로이드 베타를 주사했다. 그리고 1년 후에 쥐의 뇌를 해부해서 살펴보는 것이다. 인간의 가족성 알츠하이머 유전자를 주입한 쥐는 일반적으로는 1년도 안 되는 사이에 뇌 속에 노인성 반점이 가득 생긴다. 이 실험은 1998년 한 해 동안 진행되었다.

호기심을 막을 수 없다

셍크는 아이디어가 많은 사람이었다. 계속해서 새로운 아이디어가 떠올랐다. 그리고 이것을 큰 포스트잇에 써서 화이트보드에 붙여 두는 것이 피터 서버트의 일이었다. 이 형질 전환 마우스를 사용하여 예방주사를 놓는다는 아이디어도 피터가 포스트잇에 남겨 두었다.

셍크의 호기심 가득한 성격은 과학자로 딱 맞았다. 도라 게임스는 교토에서 열린 학회에 출석하기 위해 그와 일본에 갔을 때의 일을 지금도 생생하게 떠올렸다.

교토 시내에서 버스에 탔을 때였다. 두 사람 모두 일본어를 전혀 몰랐다(도라의 어머니는 일본인이었지만, 그가 태어나자마자 부모님은 미국으로 이주했고, 어머니는 가정에서 일본어를 사용하지 않았다). 버스 좌석에 앉자 눈앞에 귀여운 버튼이 보였다. 그리고 어떤 설명이 쓰여 있었는데 무슨 의미인지 알 수 없었다. 셍크가 앉은 좌석의 창문 옆에는 그 버튼보다도 훨씬 큰 붉은색 버튼이 있었다. 셍크는 그걸 보고 호기심이 발동했다. 도라는 버튼을 누르려는 그를 발견했다.

"데일, 그만둬, 하지 마."

그러나 셍크는 그 버튼을 눌렀고, 그 순간 버스는 긴급 정지했다. 그 버튼은 비상 버튼이었다.

셍크는 1957년 5월에 캘리포니아의 패서디나에서 태어났다. 아버지는 소방관이었고 어머니는 로스앤젤레스의 신문사 기자였다. 여덟 살 무렵 피아노와 체스를 시작했던 셍크가 과학자의 길을 가게 된 이유는 수학과 과학 수업이 가장 쉬웠기 때문이었다. 숙제도 순식간에 끝냈다. 재빨리 끝낸 후 계속해서 그다음 단계를 찾았다. 과학을 생업으로 하는 것은 자연스러웠다. 열두 살 무렵에 이미 과학자의 길을 가기로 마음먹었다.

의사보다도 훨씬 더 많은 사람을 구할 수 있는 연구자의 길을 동경했다. 샌디에이고에 위치한 캘리포니아 대학에서 약리와 생리학 박사를 취득했다. 생리학 박사 학위를 땄을 무렵에 단일 클론 항체를 사용해 실험했는데, 이것이 훗날 '백신 요법'이라는 발상으로 이어졌다.

그는 심장 관련 의료 벤처 기업에서 2년 반 정도 일하고 하버드 대학의 데니스 셀코에게 스카우트되어 1987년 아테나 뉴로사이언스에 들어왔다.

노인성 반점이 사라졌다!

쥐를 관리하는 것은 도라 게임스의 일이었다. 쥐 12마리에 '아쥬반트'adjuvant (보조제)라고 하는 면역 반응을 유도하는 물질을 첨가한 아밀로이드 베타를 한 달에 한 번씩 총 11회, 쥐에 주사하는 실험은 1997년 연초에 시작되었다.

이때 주입하는 아밀로이드 베타는 인간의 아밀로이드 베타 42였다. 도라는 이 실험에 관해서 회의적이었다. 데일 셍크조차도 설마 이 실험이 성공할지는 몰랐다고 인터뷰에서 이야기한 적 있다.

그리고 1년이 지나 쥐를 해부하여 뇌 조각을 현미경으로 관찰할 때였다. 데일 셍크는 도라 게임스가 뇌 조각을 현미경으로 살펴볼 때 함께 있었다. 도라는 뇌 조각을 준비하면서 이상한 기분이 들었다. 형질 전환 마우스를 개발할 당시, 샌디에이고에서 레이저 현미경으로 쥐의 뇌 조각을 살펴보았을 때와는 달랐다. 그때는 노인성 반점을 확인하기를 기도했지만 지금은 그 반대였다.

노인성 반점이 보이지 않는 편이 좋은 일이었다. 셍크는 안절부절못했다. 들뜬 마음이 가라앉지 않는 듯 주변을 정신없이 걸어 다녔다. 도라 게임스는 딱히 큰 기대를 하지 않고 현미경을 보았다. 이 쥐는 1년도 지나지 않아 노인성 반점이 생기고 신경 세포는 손상을 입고 탈락했을 것이다.

그런데 노인성 반점이 보이지 않았다. 뇌세포는 아주 깨끗했다. 도라는 바로 소리를 내지 못했고, 대신에 대조군으로 아밀로이드 베타를 주사하지 않았던 쥐의 뇌 조각을 살펴보았다. 여기에는 분명하게 노인성 반점이 보였고 뇌에 변화가 발생했다는 것을 확인할 수 있었다.

이를 확인하고 나서야 도라는 솅크에게 말했다.

"노인성 반점이 완벽하게 사라졌어요."

솅크는 크게 함성을 질렀다. 아밀로이드 베타 백신은 효과가 있었다. 열두 마리 중 컨트롤 군은 세 마리였고, 남은 아홉 마리는 아밀로이드 베타를 맞았다. 그중 일곱 마리는 1년이 지나도 노인성 반점도 신경 변성도 보이지 않았다.

이에 솅크는 좀 더 도전적인 실험을 하기로 했다. 이번에는 생후 11개월 된 쥐, 즉 노인성 반점이 이미 있는 쥐에게 아밀로이드 베타를 주사하면 어떠한 변화가 생기는지 확인했다.

결과는 더욱더 놀라웠다. 한 번 생긴 노인성 반점이 사라진 것이다. 현미경으로 살펴보자 흥미로운 현상이 관찰되었다. 뇌 신경계의 세포에는 면역 세포로서 소교세포microglia라는 별 모양의 세포가 있다. 이 소교세포가 촉수를 뻗는 것 같은 모습으로 노인성 반점에 붙어 있었다. 마치 노인성 반점을 먹어서 그것을 제거하는 모습이었다. 그야말로 대발견이었다.

치료 가능한 병이 된 알츠하이머

이 연구 결과를 정리한 논문 타이틀도 자신감이 넘쳤다.

"아밀로이드 베타를 이용한 백신 접종은 PDAPP 마우스에서 알츠하이머의 진행을 늦췄다."

셴크는 논문을 이렇게 끝맺었다.

"아밀로이드 베타를 백신 접종하면 노인성 반점의 형성을 효과적으로 막고 신경 세포나 성상교세포astroglia의 변성도 막을 수 있다. 이미 노인성 반점을 형성한 노년기의 쥐에게 백신을 접종했더니 알츠하이머의 신경 증상이 현저하게 경감했다. 이 결과는 아밀로이드 베타 백신 요법이 알츠하이머의 예방 및 치료에 효과적일수 있다는 가능성을 시사하고 있다."

셴크와 연구 팀의 논문이 『네이처』 1999년 7월 8일호에 게재되자 과학 커뮤니티를 넘어 큰 반향이 일었다. 마침내 아밀로이드 연쇄반응 가설의 도미노 중 한 장을 뺀 것이다. 사람들은 인류가 처음으로 알츠하이머의 진행을 막을 수 있게 되었다고 생각했으며, 백신 접종을 한 쥐의 지능이 어떻게 되었는지 측정하는 실험이 연이어 진행되었다.

쥐의 지능 측정 실험은 길을 잘못 들면 물에 빠져버리는 미로를 사용했다. 이 실험은 몇몇 대학에서 진행되었다. 그러자 노인성 반점이 생겨 미로를 통과하지 못하고 물에 빠진 쥐에게 백신 접종을 시키면 그 미로를 통과할 수 있다는 보고가 2000년에 연이어 발표되었다.

2000년 12월 21일 『네이처』에서 사우스 플로리다 대학의 신경학자인 데이브 모건이 데일 솅크와 연구진들이 개발한 것과 비슷한 백신을 쥐에 주사하여 쥐의 지적 능력이 어떻게 변화되는지를 조사했다.

7개월 무렵부터는 백신을 한 달에 한 번 투여했다. 11개월이 되었을 때 6방향 방사 형태의 수중 미로water maze를 사용해서 학습한 기억을 유지하는 능력을 조사했다. 당초 모건은 기록이 점점 나빠지리라 생각했다. 그러나 학습 성적이 일반적인 건강한 쥐와 다르지 않았다.

그는 2001년 5월 8일자 『워싱턴 포스트』와의 취재 인터뷰에서 "이것은 다이너마이트였다."라고 대답했다. 학습하는 능력, 학습한 기억을 유지하는 능력은 알츠하이머의 가장 초기에 저하되는 능력이었다.

그런데 15개월이 지나자 백신을 맞지 않은 쥐는 미로를 통과하지 못했지만 백신을 맞은 쥐는 건강한 쥐보다는 시간은 걸려도 미로를 통과할 수 있었다.

과거의 약이 된 아리셉트

중추 신경계의 장애인 근육 긴장 이상dystonia의 약을 개발하여

164

에자이와 협업을 시작한 엘란의 데일 셍크는 2002년 7월 일본에 왔을 때 에자이의 신약 제1연구소의 소장이 된 스기모토 하치로와 회식을 했다.

아리셉트는 일본에서도 1999년에 승인되어 전 세계의 알츠하이머 환자를 구제했다. 진행을 일정 기간 멈추게 하는 것뿐이지만, 시간이 8개월에서 2년으로 늘어난 것은 환자 본인은 물론 가족에게는 엄청난 의미가 있었다.

도쿄에서 셍크와 스기모토가 회식을 한 다음 날, 나는 셍크와 아침식사를 함께 했다. 셍크는 매우 조용한 성격이었는데 마찬가지로 과묵한 스기모토에게 호감을 느꼈고 스기모토를 강단이 있는 사람이라고 말했다. 나는 그에게 스기모토가 고졸로 에자이에 입사하여 야학으로 학사를 마치고, 인사부로 좌천된 후에도 연구를 놓치 않고 박사학위까지 취득했다고 이야기해 주었다. 그는 이 이야기가 마음에 와닿았는지 "대범함의 이유가 거기에 있었군요."라며 혼잣말을 했다. 그리고 그렇게 대단한 일을 한 사람에게 미안하지만, 다음과 같이 자신의 의견을 전했다고 했다.

"스기모토 씨, 우리 회사의 백신 요법은 언젠가 아리셉트를 과거의 약으로 만들 것입니다."

이제 사람으로 백신 요법을 시험해 볼 차례였다. 마침내 알츠하이머는 고칠 수 있는 병이 되었다.

10

AN1792

근본 치료제에 대한 기대감을 안고 'AN1792'의 임상 시험을 시작했다. 1상을 무사히 통과하고 미국과 유럽에서 2상 임상 시험을 진행했지만, 급성 뇌수막염이라는 부작용이 발생했다.

시간은 흘러 2020년이 되었다. 중국의 우한에서 갑자기 출현한 바이러스는 기관지와 폐에 들러붙어 호흡을 불가능하게 했다. 게다가 전신의 면역 기능을 폭주시키는 사이토카인 폭풍cytokine storm이라는 상황을 만들어 수많은 사람들을 죽음으로 내몰았다. SARS-CoV-2 바이러스는 전 세계에 전파되어 경제를 마비시키고 전 세계가 깊은 불황에 빠졌다. 이를 계기로 사람들은 백신의 긍정적 역할에 대해 생각하게 되었다.

병원체를 약독화attenuation(병원 미생물을 그 본래의 숙주나 다른 생물체에 계대 혹은 어떤 조건하에서 배양할 경우, 본래 숙주에 대한 병원성이 감소하거나 없어지는 현상)한 것을 인간의 체내에 주입하면 항원항체 반응에 의해 항체가 만들어진다. 이 항체는 병원체가 다시 체내에 들어왔을 때 작동해 병원체를 막아서 그 병에 걸리지 않게 한다. 이것이 백신의 원리이다. 그런데 인플루엔자 백신도 면역 반응이 약한 사람일 경우, 백신을 맞아도 좀처럼 항체가 생기지 않는다.

이 면역 반응을 환기하기 위해 약독화한 병원체에 붙인 것이 '아쥬반트'라는 물질이다. 데일 솅크를 비롯한 엘란의 연구 팀이 고전했던 이유는 바로 이 아쥬반트를 어떻게 만들어야 하는지 몰랐기 때문이다.

쥐의 경우는 상관없지만, 사람에게 아밀로이드 베타 42를 투여할 때 아쥬반트는 반드시 안전하고 확실하게 면역 반응을 일으켜 항체를 만드는 것이어야 했다. 바로 이 점이 굉장히 어려웠다. 아테나 뉴로사이언스 시절부터 연구자 중 백신 전문가는 한 사람도 없었다. 리사 맥콘록은 데일 솅크와 피터 서버트가 고민하는 것을 보고 한 사람을 떠올렸다.

"제게 생각이 있어요."

과학의 전당 UCSF

약칭 UCSF라고 부르는 샌프란시스코 캘리포니아 대학교는 의학 분야에 명성이 높은 주립대학이다. 1980년대와 1990년대, 샌프란시스코의 베이 지역에 의료 벤처가 모인 배경에는 샌프란시스코 캘리포니아 대학교가 있었다. 리사 맥콘록은 분자생물학에 관한 연구로 박사 학위를 받은 다음, 이 UCSF에서 유전공학을 연구했다.

1984년 무렵의 리사는 이곳에서 연구 지상주의의 한계를 절실하게 느끼고 있었다. 특히 속도가 너무 느렸다. 만약 연구원 자리를 구하지 못하면 다음 연구를 계속할 수 없었다. 그래서 베이 지역에 새로 생긴 의료 벤처 기업이 훨씬 매력적으로 다가왔다. 하지만 당시 UCSF에는 학구적인 연구에서 벗어나 산업 과학자가 된 사람을 '과학자로서 인정하지 않는' 풍조가 아직 남아 있었다.

고민 끝에 리사는 래 린 버크에게 연락을 했다. 서늘한 눈매가 매력적인 그녀는 UCSF에서 박사후연구원post-doctoral 시기를 함께 지낸 동료였다. 리사는 학창 시절에 소극적이었기 때문에 그녀와 대화한 적이 거의 없었다. 그러나 그녀가 예전에 카이론Chiron이라는 의료 벤처에서 일한 경험이 있었기에, 조언을 구하고자 연락해 점심을 먹으면서 이야기를 나눴다.

카이론은 UCSF를 바이오테크놀로지의 명가로 만든 윌리엄 루터가 1981년에 설립한 회사였다. 카이론은 B형 간염의 백신 개발에 성공했는데, 이를 저지하는 세력이 있었다.

"대학에서 연구하는 것이 전부가 아니에요. 의료 벤처 기업에는 선구자가 있어요."

래 린 버크는 리사에게 대학이 아니라 새로운 분야에서 일해 볼 것을 권유했다.

이를 계기로 리사는 대학을 그만두고 이후 시터스CETUS라는 의료 벤처 기업에서 산업 연구자로서 첫발을 내디뎠다. 이곳에서 5년 근무한 뒤, 아테나 뉴로사이언스에 초창기 멤버로 참여하게 되었다. 당시 그녀를 면접한 것은 데일 셴크였다.

시터스와 카이론, 이 두 회사는 서로 정면을 바라보고 있었다. 그리고 두 사람은 젊은 여성 산업 과학자라는 연결 고리뿐만 아니라 UCSF와 가까운 곳에 산다는 공통점이 있어서 돈독해졌다.

리사는 부모님이 첫 집을 짓는 동안 래 린 버크의 집에서 신세를 졌다. 두 사람은 그렇게 반 년 정도 함께 살았고, 덕분에 막역한 사이가 되었다.

리사는 그녀가 카이론에서 백신 팀을 이끌고 있었다는 것을 떠올렸다. 게다가 아쥬번트 전문가였다. 리사가 연락했을 때, 마침 그녀는 카이론 내의 권력 투쟁에서 밀려나 프리랜서로 지내고 있었다.

데일 셴크와 피터 서버트에게 그녀를 소개하고 곧바로 면담을 진행했다. 래 린 버크는 엘렌과 컨설팅 계약을 맺고 데일 셴크 팀의 백신 연구를 도왔다. 그녀가 참여한 뒤 프로젝트는 막힘없이 진행되었다. 아쥬반트는 원산지가 칠레인 퀼라야 사포나리아*Quillaja saponaria*라는 나무의 껍질에서 QS-21을 추출하여 정제한 것을 사용했다.

그리하여 최초의 알츠하이머 백신 AN1792가 탄생했다. AN이라는 글자는 셴크가 설립한 아테나 뉴로사이언스에서 따온 것이다.

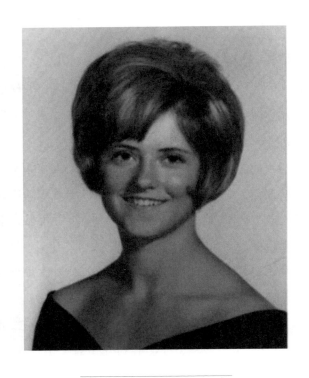

래 린 버크, 아쥬반트를 선정하고 AN1792를 완성했다.

엘란은 임상 시험을 신청하고 미국과 영국에서 100명의 환자에게
아밀로이드 베타를 주사하는 1상 임상 시험을 시작했다.

2상 임상 시험

1999년 초여름의 어느 날, 거실의 팩스가 독특한 기계음을 내며 『네이처』의 최신 논문을 프린트하고 있었다. 모닝커피를 마시려던 로저 니치는 데일 솅크 연구 팀의 논문 제목을 보고 깜짝 놀랐다.

"아밀로이드 베타를 이용한 백신 접종이 PDAPP 마우스의 알츠하이머 진행을 늦추다."

언뜻 읽어 보아도 아주 혁명적인 논문이라는 것을 알 수 있었다. 마치 번개로 머리를 얻어맞은 듯했다. 로저 니치는 독일의 하이델베르크 대학을 졸업하고 하버드 의학전문대학원에서 신경학을 공부했다. MIT에서 연구직을 지낸 뒤, 1998년부터 스위스 취리히 대학 부속병원에서 분자정신의학 교수로 재직 중이었고, 전공은 알츠하이머였다.

데일 솅크의 이 논문은 알츠하이머 연구의 새로운 지평을 열어주었다. 면역을 사용해서 알츠하이머의 진행을 막고자 했고 이 시도는 성공했다. 알츠하이머의 원인으로 여기는 아밀로이드 베타 42라는 물질을 백신으로 쥐에게 주입했다. 이 쥐는 알츠하이머 유전자가 있는 형질 전환 마우스로 아밀로이드 반amyloid plaque이라는 노인성 반점이 생기지 않았다. 심지어 이 아밀로이드 반(노인성 반점)이 생긴 쥐에게 백신을 주입했더니 반점이 사라졌다.

알츠하이머의 연구 역사상 처음으로 병의 진행을 거꾸로 돌린 것이다. 아리셉트 같은 대증요법과는 완전히 다른 지평이 열리게 되었다.

　니치는 곧바로 같은 병원의 동료 의사 크리스토퍼 혹에게 전화를 걸었다. 혹은 이 소식을 듣자마자 취리히 대학 부속병원에서 이 백신 시험을 진행할 수 있는지 니치와 의논했다. 니치는 미국에 있는 데일 솅크에게 연락해 엘란에서 시작하려는 이 백신 시험에 참여할 수 없는지 물어보았다. 대학 부속병원은 시험 기관 중 하나가 될 수 있기 때문이다.

　마침 1상 임상 시험을 통과한 엘란은 시험 범위를 유럽까지 넓힌 2상을 시작하려고 계획 중이었다. 두 사람은 모나코의 몬테카를로에서 엘란이 진행하는 임상 시험을 위한 회의에 참여했다. 모나코의 인접 국가인 프랑스는 AN1792의 2상 임상 시험의 유럽 거점 지역이었다.

　2001년 10월부터 시작된 AN1792의 2상 임상 시험에 참여한 총 환자 수는 375명이었다. 미국과 유럽에서 경증부터 중등도의 알츠하이머로 진단받은 환자가 15개월에 걸쳐 AN1792와 위약을 투여받기로 되어 있었다. 375명 중에서 AN1792를 투여받은 사람은 300명, 생리식염수인 위약을 투여받은 사람이 75명이었다. 투여 시기는 1, 3, 6, 9, 12월이었다. 이 백신이 알츠하이머의 진행을 막고 원래대로 돌릴 수 있을지도 모른다.

　『월스트리트 저널』 같은 매스컴도 마른침을 삼키고 이 임상 시험을 주시했다. 엘란의 주가는 시험을 시작한 2001년 10월에는 40 달러가 되었다.

로저 니치와 크리스토퍼 혹이 근무하는 취리히 대학 부속병원에서는 환자 서른 명이 이 시험에 참여했다. 그들의 팔에 근육주사로 AN1792를 놓았다.

뇌염이 발생하다

이후 프랑스로부터 불길한 소식이 셍크에게 전해졌다. 환자 네 명에게 급성 뇌수막염meningoencephalitis이 발병한 것이다. 두통과 발열, 구토뿐만 아니라 착란을 일으키거나 혼수상태에 빠지는 환자도 있었다. 그리고 하반신이 일시적으로 움직이지 않거나 실어증에 빠지는 환자도 있었다.

셍크의 오른팔인 피터 서버트는 휴가에서 돌아오자마자 곧바로 이 네 명의 케이스를 전달받았다. 분명히 1상 임상 시험에서 100명의 환자에게 AN1792를 투여해서 안전성을 검증받았는데 이상했다.

셍크는 우선 환자들을 걱정했다.

니치와 크리스토퍼 혹이 운영하는 취리히 대학 부속병원에서도 환자 세 명이 급성 뇌수막염에 걸렸다. 이것은 결코 가벼운 부작용이 아니었다. 곧바로 입원해서 스테로이드제 등을 투여해 뇌염 증상을 잠재우려 노력했다. 이러한 부작용은 곧바로 자료 안전성 모니터링 위원회Data and Saftey Monitoring Board, DSMB를 통해 엘란에 보고되었다.

결국 2002년 1월 11일, 엘란은 AN1792의 시험을 중지하기로 하고, 셍크 연구 팀에서 원인 분석을 진행했다. 통상적으로 뇌수막염은 세균 감염으로 발생하지만 이번에 발생한 뇌수막염은 무균성인 듯했다. 그게 아니라면 설명할 길이 없었다.

아쥬반트를 설계한 백신 전문가인 래 린 버크는 면역 기능의 폭주를 원인으로 보았다. 세포에 외부의 적이 침입하면 면역기능이 가동되어 T세포가 공격을 개시하는데, 혹시 아밀로이드 베타 42를 주사하여 T세포가 폭주하고 염증이 일어났던 게 아닐까?

환자의 혈장을 채취하여 아밀로이드 베타 42를 투여해 항체가 생겼는지 조사하니 항체가 생기지 않은 환자여도 뇌염이 발생한 케이스가 꽤 있다는 것을 확인할 수 있었다.

AN1792의 시험이 중지되었다는 보도가 나자 엘란의 주가는 급락했다. 모두의 기대를 받았던 알츠하이머의 근본적인 치료약은 실패로 돌아갔다. 이 실패로 엘란은 시장에서 차가운 시선을 받게 되었다. 게다가 월스트리트 저널에 엘란의 회계장부에 문제가 있다고 지적한 기사가 실렸다. 주가는 더욱 하락했다. 2002년 1월, 40달러를 넘었던 주가가 3월에는 15달러 전후까지 내려갔다. 그 후 업적의 하향수정(기업이 연간 실적 전망을 당초 예상보다 낮게 수정하는 것)을 발표하자, 곧바로 주가는 시험 전의 10분의 1까지 내려갔다. 데일 셍크에게는 시련의 시기였다.

당시 샌프란시스코의 베이 지역의 연구 개발 거점에는 65명의 과학자가 있었는데, 셍크는 그들을 격려했다.

"우리 연구실이 매수당할 일은 없을 것입니다. 그러니 걱정하지 말고 연구를 계속합시다."

실제로 부정확한 회계에 관해서는 미국 증권거래위원회Securities and Exchange Commission, SEC가 심사에 착수했다. 그러나 나중에 어떤 일이 발생할지 알 수 없다는 리스크가 있어서 당장 매수하기는 어려웠다. 그래서 다른 회사도 쉽게 나서지 않았다.

엘란은 원래 아일랜드 제약 유통 회사였다. 아일랜드가 버블 기에 규모가 커지자 엘란도 거액의 돈을 벌었다. 그 돈으로 아테나 뉴로사이언스라는 미국의 제일가는 의료 벤처 기업을 매수해서 종합 제약 회사가 되려고 했다.

그러나 아일랜드 본사는 샌프란시스코의 연구자 데일 솅크, 피터 서버트 등에게 연구를 전적으로 맡겨두고 참견하지 않았다. 도라 게임스에 따르면 아일랜드에는 가끔 인사차 갔고 '그들과는 적당한 거리를 유지하고 있다'고 했다.

그러나 불명료한 회계 스캔들과 AN1792의 실패로 경영진은 경질되었다. 새로운 CEO로 월스트리트의 켈리 마틴이 취임했다. 그는 메릴 린치의 채권 그룹을 이끄는 투자 은행가로 제약업계에 관해서는 아는 것이 하나도 없었다. 하지만 솅크 팀이 연구하는 알츠하이머의 근본 치료제가 황금알을 낳는 거위라는 것을 알아보고 거기에 모든 것을 걸었다. 그러나 정작 시험에 필요한 자금을 조달하기 위해서 다른 제약 회사에 약의 권리 일부를 양도하여 위기를 넘기고자 했다.

추적 조사

취리히 대학의 로저 니치와 크리스토퍼 혹, 이 두 사람은 급성 뇌수막염을 스테로이드 투여 등으로 억제한 후, AN1792를 투여한 환자 30명을 추적조사하기로 했다. 실패한 시험에서 분명히 배울 것이 있다고 생각했던 것이다.

AN1792의 시험이 중지된 것은 안타까운 일이었다. 하지만 여기에서 포기하지 않고 환자들의 추이를 쫓아가 보기로 했다. 시험은 중지되었지만 AN1792를 두 번 투여받았던 환자들의 경과를 1년 동안 관찰했다.

우선 정기적으로 혈장을 채취해서 AN1792에 의해 아밀로이드 베타 42에 대한 항체가 생겼는지 환자별로 조사했다. 30명 중 20명에게 항체가 생겼다. 그런데 흥미롭게도 항체를 만들지 못했던 남은 10명 중에서 급성 뇌수막염이 발생한 환자가 있었다.

이것은 무슨 의미일까? 요컨대 백신을 맞고 생긴 항체 때문에 뇌염이 발생한 것이 아니라는 이야기였다. 이 결과는 2002년에 『네이처 메디신』Nature Medicine에 논문으로 실렸다.

더더욱 흥미로운 사실은 1년간 인지기능 테스트를 진행하자 항체를 만들지 못한 10명은 인지기능이 계속 떨어졌지만, 항체를 만든 20명은 인지기능이 거의 떨어지지 않았다. 게다가 이것은 두 가지 치매 스케일 사용해 측정한 결과였다. 물론 30명은 통계를 위해서는 너무 적은 숫자지만 백신 요법을 이용해 처음으로 인지적 효용을 발견했다.

두 사람은 논문 타이틀을 '아밀로이드 베타 백신에 의해 만들어진 항체는 알츠하이머의 진행을 막는다'로 정하고 서둘러 논문을 작성했다.

논문은 『뉴런』Neuron에 게재되었다. 뉴런은 인용 지수가 꽤 높은 최고의 저널로, 논문은 2003년 5월 22일호에 실렸다. 나는 『네이처 메디신』에 논문이 실린 후인 2003년 12월에 샌프란시스코의 베이 지역에 있는 엘란의 연구 거점에서 데일 셴크와 만났다. 셴크는 만나자마자 그 논문의 추적 조사에 관해 흥분하며 이야기를 시작했다.

"항체가 뇌염의 원인이 아니라는 점이 매우 중요합니다."

이미 이때 셴크나 피터 서버트, 도라 게임스가 있는 연구 팀은 '제2세대' 약 개발을 서두르고 있었다. 백신이 부작용을 일으키는 거라면 항체 그 자체를 투여하면 된다. 셴크 연구 팀은 알츠하이머의 형질 전환 마우스인 PDAPP라는 '성배'를 가지고 있었다.

사실 연구 팀은 AN1792를 개발하면서 PDAPP를 이용해 30~40종의 항체를 만들었다. 그들은 원래부터 '단일 클론 항체'의 전문가였기 때문에 어떤 물질에 대한 항체를 만드는 일은 어렵지 않았다.

특히 유력한 항체로는 '3D6'과 '266'이라는 항체가 있었다. '3D6' 항체는 아밀로이드 베타의 아미노 말단 부분을 인식하는 항체로 결과적으로 응집한 아밀로이드에 잘 결합했다. '266' 항체는 아밀로이드 베타의 정중앙을 인식하는 항체였다. 쥐에서 만든 이 항체를 사람에게 사용할 수 있도록 '인간화'humanized 했다.

백신 요법에서 시작된 근본 치료제는 항체라는 '제2세대'로 옮겨 가는 중이었다. '266'은 아테나 뉴로사이언스가 엘란에게 매수되었을 때, 일라이릴리에 그 권리가 팔렸다. 셍크 연구 팀은 본인들이 가장 유력하다고 생각하는 '3D6'을 보유한 채로 엘란에 매수되었다. 셍크 연구 팀은 AN1792의 실패 이후 '3D6'을 인간화한 항체 약에 승부를 걸었다. 그리고 이 약에 바피네주맙Bapinezumab이라는 이름을 붙였다. 첫 부분의 밥Bap은 베타 아밀로이드 펩타이드Beta-Amyloid Peptide에서, 마지막 부분의 맙mab은 단일 클론 항체Monoclonal Anti Body의 약자였다.

그런데 AN1792에 참가한 환자 중 한 사람이 이 시험 참가 이후, 뇌염으로 사망했다. 부검을 진행하여 뇌를 살펴보니 알츠하이머의 증상 중 하나인 노인성 반점이 완벽하게 사라져 있었다.

11

알츠하이머에 걸린 래 린 버크

AN1792 개발에 참여한 래 린 버크는 평소에 드라이브하며 암산으로 간단한 수학 문제를 푸는 취미가 있었다. 그러던 어느 날 출근 중에 더는 이것을 할 수 없다는 것을 깨닫는다.

래 린 버크는 평소에 자동차를 운전하며 간단한 암산을 즐겼다. 수학을 좋아하는 그녀다운 취미였다. 핸들을 잡으며 간단한 곱셈을 반복하면 마음이 안정되기 때문이다.

엘란에서 진행한 AN1792이 실패한 것은 안타까운 일이었다. 자신이 고른 아쥬반트는 면역반응을 일으켜 항체를 생성시키는 데는 충분했지만 부작용을 일으켰다. 이것은 T세포가 일으킨 자가면역 반응autoimmune response(자신의 신체 조직 성분에 대하여 면역을 일으키거나 과민하게 여러 가지 반응을 일으키는 현상)에 의한 질환이었다.

셍크나 서버트는 백신 대신에 동시에 개발하고 있던 항체 쪽으로 개발 방향을 바꿨다. 상황이 이렇게 바뀌자 자신이 할 일이 줄어들었다.

래 린 버크는 2004년에 프리랜서 컨설턴트를 그만두고 SRI 인터내셔널SRI International에 근무하게 되었다. 이곳은 캘리포니아에 있는 스탠포드 대학이 설립한 세계 최고급의 연구기관이었다. 그녀는 여기에서 전염병 팀을 통괄하고 있었다.

그녀가 사는 트윈픽스에서 SRI 인터내셔널이 있는 멘로 파크까지는 차를 타면 40분 정도 걸렸다. 평소와 다름없이 출근 시간에 드라이브하면서 암산하는 취미를 즐겼다.

래 린 버크는 그날의 일을 확실히 기억하고 있다. 멘로 파크에 막 들어섰을 때, 그녀는 이제까지 큰 어려움 없이 하고 있던 숫자놀이를 못 하게 되었다는 사실을 깨달았다. 간단한 곱셈을 못 했다.

'9 곱하기 9가 뭐였지, 생각이 나질 않아….'

그녀는 공포감을 느꼈다. 혹시 알츠하이머에 걸린 건 아닐까?

갑자기 냄새를 맡을 수 없게 되다

래 린 버크의 집안에는 알츠하이머에 걸린 사람이 많았다. 할머니도, 고모도, 모두 알츠하이머로 돌아가셨다. 그러나 아직 그녀는 60세였다. 그런데 생각해 보니 이상한 일이 한둘이 아니었다. 1년 전쯤부터 갑자기 냄새를 맡을 수 없었다. 이러한 증상은 시간이 조금 지나면 원래대로 돌아왔다. 하지만 지금은 전혀 느낄 수 없었다. 이러한 사실을 남편인 레지스 켈리에게 말한 적이 있었다.

"냄새를 못 맡겠어."

켈리는 아내가 원래 냄새에 예민한 편이라서 그녀의 이러한 이야기를 기억하고 있었다. 게다가 어느 날은 이런 일도 있었다.

두 사람이 함께 하는 일 중 가장 좋아하는 것은 요트 타기였다. 요트를 직접 조종하여 바다로 자주 나갔다. 샌프란시스코의 베이 지역에는 취미로 요트를 타는 사람들이 많았다.

2006년인가 2007년의 일이었다. 요트의 돛을 높이 올려 멕시코까지 여행을 갔다가 다시 베이 지역으로 돌아왔을 때 그녀가 권양기 근처에서 우물쭈물하며 권양기에 줄을 감지 못했다. 함께 요트를 타기 시작한 지 4~5년 정도 되었고 그동안 여행하면서 여러 번 감아 봐서 까먹을 리가 없었다. 그런데 그녀는 어떻게 해야 하는지 몰라서 망설이고 있었다. 켈리가 대신 권양기에 줄을 감고 수납했다. 그저 '무슨 일이지?' 하고 생각했을 뿐이었다.

하지만 당시 그는 이 일을 알츠하이머와 연관 짓지 않았다. 왜냐하면 그녀는 스탠퍼드 대학의 연구소에서 전염병 팀을 이끄는 사람이었다. 두 사람의 대화 주제는 항상 과학이었다. 같은 UCSF의 과학 커뮤니티에서 활동했고 당시 주지사와도 친분이 있는 샌프란시스코의 파워 엘리트이기도 했다. 파티에 자주 초대받았고, 어떤 연구가 대세인지 다른 연구자들과 이야기를 나누곤 했다. 이렇게 사교성도 좋은 그녀였기에, 알츠하이머일 거라고는 전혀 생각하지 못했다.

초기 알츠하이머

이 병의 발병 양상은 사람마다 천차만별이었다. 래 린 버크의 경우는 과학이나 일에 관해서는 별 다른 불편함을 느끼지 않았다. 그래서 이제까지 아무렇지 않게 했던 간단한 계산을 할 수 없게 되자, 처음으로 본인이 알츠하이머가 아닐까 의심했다. 하지만 막상 전문가의 진찰을 받아야 할 상황이 되자, 쉽게 발이 떨어지지 않았다. 주치의에게 신경과 의사를 소개받았지만, 의사를 만나러 가는 길이 마치 열어서는 안 되는 문을 여는 일처럼 무서워서 좀처럼 가지 못했다.

2007년 여름 자동차를 운전하면서 간단한 계산을 할 수 없게 되었다는 사실을 깨닫고 신경과 전문의를 만나러 가기까지 1년이 걸렸다. 남편에게는 비밀로 하고 전남편과 딸에게 부탁해 함께 신경과 전문의를 방문했다.

진찰 결과 초기 알츠하이머였다. 정확히는 그 당시 새롭게 생긴 카테고리인 경도인지장애Mild Cognitive Impairment(이하 MCI) 단계라고 했다. 그녀는 좌절했다.

'직장은 어떻게 하지? 게다가 남편에게는 뭐라고 말하면 좋을까?'

이제까지 두 사람을 이어 주던 것은 과학이었다. 이 주제라면 끊임없이 이야기할 수 있었다. 그러나 이 대화도 언젠가는 불가능하게 될 것이다. 그것뿐만이 아니었다. 그녀는 이제까지 과학을 통해서 사람들을 구하는 일에 보람을 느끼며 살아왔다.

백신인 아쥬반트 개발도 마찬가지였다. AN1792 개발 소식에 기대감에 차서 참여한 것도 이 백신이 사람들을 구제해 줄 것이라고 믿었기 때문이었다. 앞으로 SRI 인터내셔널이라는 직장을 잃고 남편도 잃게 된다. 그녀는 '사람들에게 자신이 더 이상 필요하지 않으면 살아 있는 게 의미가 있을까? 또는 모든 것을 잃어버리면 남편이 자신을 떠나지 않을까?'라며 걱정했다.

남편에게 고백하다

남편인 레지스 켈리는 어느 날부터 아내가 자신을 냉랭하게 대하고 있다고 느꼈다. 예전처럼 대화할 수 없었고, 마음이 통하지 않는 느낌이 들었다. 처음에는 본인이 싫어진 건 아닐까 생각했고, 다른 남자가 생긴 것은 아닌지 의심이 들기도 했다. 그렇게 밤마다 과학을 주제로 담소를 나누었는데, 이제 그마저도 하지 않게 되었다.

그런데 어느 날 밤, 저녁 식사 중 그녀가 알츠하이머라고 진단을 받았다는 뜻밖의 고백을 했다. 켈리는 그날 저녁 식사 시간에 나눈 대화의 일부를 내게 들려주었다.

"아주 괴로운 밤이었습니다. 하지만 그녀가 저보다 훨씬 괴로웠 겠지요."

두 사람은 알츠하이머 진단을 받는다는 것이 어떤 일인지, 과학 자였던 만큼 누구보다도 잘 알고 있었다. 할 수 있는 일이 점점 줄 어들고 이윽고 본인은 물론 남편도 알아볼 수 없게 된다. 이것은 거 스를 수 없는 변화였다.

켈리는 자신을 향한 아내의 마음이 변한 것이 아니라는 사실에 안도했다. 한편 그녀는 이러한 생각을 하고 있었다.

'이 현실을 그저 받아들여야 하는가? 아무 것도 할 수 없게 되는 순간을 기다리고만 있을 것인가?'

이때 그녀의 머리를 스쳐 지나간 것은 프리랜서 시절 때 심혈을 기울였던 그 백신이었다. AN1792라는 그 백신은 쥐 실험에서 이제 까지 불가능하다고 생각했던 병의 진행을 어느 정도 막았다. '노인 성 반점을 완벽히 없애지 않았나?' 계속 이 생각이 맴돌았다.

도와드릴까요?

"도와드릴 일은 없나요?" 이것은 래 린 버크의 말버릇이었다. 항 상 과학을 이용해 사람들을 돕고 싶어 했고, 그 마음을 담아 이 말 을 자주 했다.

1980년대 UCSF에서 연구직을 지내던 시절부터 친구로 알고 지낸 엘란의 리사 맥콘록도 그녀의 이런 입버릇을 기억하고 있었다. 이러한 그녀의 성격을 알고 있었기에, 리사는 본인이 대학에 남을 것인지 아니면 산업 과학자가 될 것인지 고민하고 있을 때, 래 린 버크에게 전화를 걸었다.

그러던 어느 날, 리사는 그녀에게 직접 병에 관해 듣게 되었다. 래 린 버크는 우선 직장 선배에게 이 사실을 보고했다. 그러자 그는 "사정은 안타깝지만, 퇴직해 주었으면 한다네."라고 말했다. 하지만 바로 그만두라는 말은 아니었다. 그녀가 신청해서 받은 연구비로 진행하는 프로젝트가 진행되는 동안에는 재직해 달라고 했다. 연구소에서는 병에 관해 말해서는 안 된다는 이야기도 들었다. 래 린 버크가 알츠하이머라는 사실이 알려지면 연구비 보조금이 끊길 수도 있기 때문이었다.

그녀는 충격을 받았다. 이 사실을 누군가에게는 말하고 싶었다. 그래서 이 비밀을 터놓을 상대로 그녀의 친구인 리사 맥콘록을 선택했다.

리사도 있을 수 없는 일이라며 그녀의 이야기를 듣고 있었다. 누구보다도 남을 돕기 좋아했던 래 린 버크가, 자신이 곧 모든 것을 잊어버리고 사람들을 도와줄 수 없게 되는 것을 가장 괴로워한다는 걸 리사는 알 수 있었다.

임상 시험에 참여하다

그 무렵 리사 맥콘록이 근무하고 있던 엘란은 AN1792의 제2세대 항체 약 개발을 끝내고 임상 시험에 들어갔다. 그 약은 바피네주맙이었다. 백신을 주입했을 때, T세포의 오작동으로 뇌염이라는 부작용이 발생하는 것이라면, 이때 생성된 항체를 투여하면 된다는 논리로 개발된 약이었다.

'3D6'이라는 항체가 PDAPP 마우스에 의해 생성된 여러 항체들 사이에서 선별된 시기는 래 린 버크가 참여했던 AN1792의 개발 시기와 거의 비슷했다. 데일 셴크나 피터 서버트는 단일 클론 항체의 전문가였다. 그래서 백신을 개발하면서 항체도 동시에 개발하고 있었다. 그녀도 본인이 도왔던 AN1792 말고도 엘란이 항체도 개발하고 있다는 것은 알고 있었다.

그리고 남편인 레지스 켈리와 UCSF의 알츠하이머 전문 의사인 애덤 복서와 상담하면서 이 약의 임상 시험에 관해 알게 된다. 이 소식을 듣고 그녀는 엘란의 데일 셴크, 피터 서버트와 상의하여 진행 중인 바피네주맙의 임상 시험의 참가자가 되기로 결정한다. 이렇게 해서 그녀는 자신이 개발한 약의 제2세대 임상 시험에 연구 참가자로 참여하게 되었다. 래 린 버크는 이제까지 불가능하다고 여기던 이 병의 진행을 막을 수 있기를 누구보다도 간절히 바랐다.

12

특허 절벽

아리셉트로 단번에 글로벌화된 에자이 앞에는 '특허 절벽'이 기다리고 있었다. 쓰쿠바 연구소에 돌아온 스기모토 하치로는 알츠하이머의 다음 신약 개발을 꿈꾸지만….

　신약은 제약 회사에게 굉장한 판매 수익을 가져오는 황금알을 낳는 거위이다. 에자이의 수입은 1990년대에 3,000억 엔 정도에 불과했지만, 아리셉트 덕분에 2000년대에는 8,000억 엔 정도로 성장했다. 잘나가던 시절에는 아리셉트만으로 연간 3,228억 엔을 훌쩍 넘기도 했다. 아리셉트와 마찬가지로 1990년대 후반에 승인된 양성자 펌프 억제제Proton Pump Inhibitors, PPI인 파리에트Pariet, 이 두 가지 약으로 에자이는 단숨에 글로벌화되었다.

　그러나 신약이 나온 제약 회사에게 어떤 '덫'이 기다리고 있다.

신약을 만든 제약 회사는 그 약이 획기적일수록 전 세계 시장에 팔기 위해 규모를 확대한다.

하지만 신약의 특허 존속 기간은 신청 후 20년으로 정해져 있다. 국가에 따라 전체 기간 중 개발 기간을 제외시키는 것이 인정되는 경우도 있지만, 그래봤자 고작 몇 년이 늘어나는 것에 불과했다.

아리셉트의 경우는 이이무라 요이치가 기적적으로 화합물을 만들었던 그때 특허를 신청했다. 따라서 특허는 미국에서는 2010년에 끝나고 일본에서도 2011년, 유럽에서는 2012년에 끝날 예정이었다.

특허가 끝난 약은 어떤 제약 회사에서도 같은 화합물을 만들어 팔 수 있는 이른바 제네릭 상품이 된다. 이렇게 되면 가격이 저렴해져서 판매 수익이 단숨에 축소되고, 한창 잘나갈 때의 10퍼센트 정도로 떨어진다. 이러한 현상을 제약 업계에서는 '특허 절벽patent cliff'이라고 부르며 두려워했다.

요컨대 신약이 승인을 받은 이후, 다음 유력한 신약 후보군을 미리 마련해 놓지 않으면 회사는 단숨에 도산하거나, 거기까지는 아니더라도 해외 사업이 매각되거나 규모가 축소되어 구조조정을 하게 되는 것이다.

1997년 4월, 7년간의 인사부 생활을 끝내고 부소장으로 에자이의 쓰쿠바 연구소에 돌아온 스기모토 하치로는 이 부분을 분명히 알고 있었다. 2000년 4월이 되어 그는 소장으로 승진하고 탐색 연구 전반을 담당하게 되었다.

아리셉트의 진화형?

스기모토는 본인이 부재했던 7년 동안 쓰쿠바 연구소의 모습이 많이 바뀌었다는 것을 깨달았다. 훗날 사장이 되는 나이토 하루오가 연구 1부장이었던 1980년대에는 6개의 탐색 연구 팀이 있었다. 특히 아침 일찍부터 밤늦도록 주말도 없이 일했다. 오전 7시 30분에는 모두 출근해서 연구를 시작했다. 저녁 9시가 되면 연구 1부장인 나이토가 객실을 돌았는데, 그 시간까지 아무도 퇴근하지 않았다. 이렇다 보니 한 달 잔업 시간이 100시간을 넘는 것은 예사였다.

그런데 2000년대가 되자 이러한 근무 자체가 불가능해졌다. 이제 중소기업이 아니었다. 노동법을 준수하면서 성과를 내야 했다. 그리고 일찍이 스기모토와 함께 심야까지 일했던 젊은 독신 연구자들도 이제는 결혼해서 가정을 가지고 있었다. 입사하고 곧바로 스기모토 아래서 아리셉트 합성에 성공한 이이무라 요이치도 결혼해서 자식을 얻고 가정을 이루고 있었다.

이제 예전처럼 헝그리 정신으로 연구에 열정적일 수 없는 상황이었다. 저녁 5시를 넘기면 모두 퇴근했다. 스기모토는 과거 자신의 성공 경험에 사로잡혔다. 맨 처음 그가 참여한 연구는 아리셉트의 구조를 바꿔서 다른 효용을 끌어내는 것이었다. 연구의 책임자는 이이무라였다.

그런데 이미 전 세계 추세는 데일 솅크 연구 팀이 발견한 백신 요법에서 항체 약으로 흐름이 바뀌었다. 그래서 만약 이 연구가 성공해도 커다란 성과를 얻기는 어려울 것이 뻔했다. 하지만 에자이에는 항체 약을 독자 개발하는 노하우가 없었다.

에자이가 다루는 신경학neurology의 주력 분야는 리드 화합물에서 조금씩 구조를 바꾸는 저분자 약이었다. 이것은 항체 약을 만드는 방법과 완전히 달랐다. 이어서 연구했던 것은 감마 세크레타아제 억제제와 베타 세크레타아제 억제제였다.

이 억제제들은 1990년대 중반에 발견된 알츠하이머의 원인 유전자인 프레세닐린 1, 프레세닐린 2가 감마 세크레타아제를 부호화하고, 1990년대 후반에 발견된 BACE 1이라는 유전자가 베타 세크레타아제를 부호화하는 것에 착안한 약이었다.

프레세닐린 1 이상이란 앞서 이야기했던 아오모리의 가족성 알츠하이머의 가계도에서 확인된 유전자 이상을 말한다. 이 프레세닐린 1이나 프레세닐린 2에 이상이 있으면 APP에서 나오는 아밀로이드 베타를 자르는 위치가 어긋난다. 건강한 사람은 대부분 아밀로이드 베타 40이 잘리지만, 이상이 있는 사람은 아밀로이드 베타 42가 다량으로 잘리게 된다. 아밀로이드 베타 42는 아밀로이드 베타 40보다 응집되기 쉬운데, 이것이 소중합체oligomer(올리고머라고도 하며 분자량이 대략 1,000 이하의 것)가 되어 베타 시트 구조를 가진 아밀로이드 반(노인성 반점)이 된다.

아밀로이드 베타는 우선 베타 세크레타아제라는 효소에 의해 APP의 말단이 잘리고, 감마 세크레타아제라는 효소에 의해 한 번 더 말단이 잘려서 나온다. 이때 이 효소를 막으면 해결된다는 것이 감마 세크레타아제 억제제, 베타 세크레타아제 억제제(BACE 억제제)의 원리이다.

이 억제제는 저분자 형태로 막을 수 있다. 항체 약은 막 생성된 아밀로이드 베타에 들러붙어 응집을 막고 아밀로이드의 형성을 막는다. 그런데 감마 세크레타아제 억제제와 베타 세크라타아제 억제제는 근본적으로 나오는 곳을 막아 버리면 유해한 아밀로이드 베타 42가 나오지 않는다. 이 항체 약은 이러한 논리에 주목한 약이었다. 저분자를 이용한다면 에자이도 승산이 있었다.

이렇게 생각하고 개발을 시작했지만, 스기모토에게는 이제 남은 시간이 별로 없었다. 그가 소장이 된 것은 57세였고 에자이의 정년은 60세였다. 그리고 드디어 정년의 날이 다가왔다. 이후 스기모토는 교토 대학과 도시샤 대학에서 교수를 역임하고 근본 치료제 연구를 계속했다. 하지만 에자이 시절처럼 충분한 예산으로 진행하는 연구는 두 번 다시 할 수 없었다.

그는 모처럼 쓰쿠바 연구소에 돌아왔지만, 끝내 에자이에 있는 동안에는 알츠하이머의 근본 치료제를 개발하지 못한 것을 아쉬워했다. 그 후 에자이는 10년 이상 어떤 분야에서도 신약을 개발하지 못한 채, 혹독한 2000년대를 맞이했다.

13

이상한 부작용

바피네주맙의 임상 시험에 참여한 환자의 MRI에 이상한 변화가 발견된다. 환자에게 별 다른 자각 증상은 없었지만, 뇌 혈관 주변에 부종이나 미세한 출혈이 있는 듯했다. 무엇 때문이었을까?

하버드 대학에 있는 브리검 여성 병원Brigham and Women's Hospital의 레이사 스퍼링이 이상한 부작용을 발견한 것은 바피네주맙 1상 임상 시험이 진행 중일 때였다.

그녀의 남편은 같은 병원에서 근무하는 영상 진단 전문가였는데, 그가 연구 참가자 중 5밀리그램 투여를 받은 환자에게 이상을 발견했다. MRI로 뇌 혈관의 부종을 발견한 것이었다. 부종edema이란 붓는 것을 말하는데, 혈관에서 액체가 흘러나와 실제 뇌 조직이 부은 듯했다.

1상 임상 시험은 주로 안전성과 투여량의 관계를 보는 단계이다. 그런데 영상 진단을 통해 환자 세 명에게 부종이 발견된 것이다.

부종이 발견된 세 사람 중 두 사람은 자각 증상이 없었지만, 한 사람은 가벼운 의식 혼탁 현상을 보여서 간이 정신 상태 검사를 진행하니 MMSE 점수가 저하된 것으로 확인되었다.

1상 임상 시험에서는 체중 1킬로그램당 0.5밀리그램, 1.5밀리그램, 5밀리그램, 이렇게 세 가지 투여량을 시험했다. 그런데 부작용이 확인되자 곧바로 5밀리그램 투여는 중지했다.

레이사를 비롯한 임상 시험팀은 이 이상한 부작용에 관해서 이름을 붙였다. 이 뇌의 혈관 부종이라는 증상은 이제까지의 논문 데이터베이스를 찾아보아도 그 예시를 찾아볼 수가 없었다. 이 부작용은 아밀로이드 관련 비정상적 영상 이상Amyloid-Related Imaging Abnormalities, 즉 ARIA라는 이름이 붙었다.

부종이 발견된 사람들 중 한 사람은 뇌의 혈관 주변에 소량의 출혈을 동반하는 부종이었다. 이 새로운 부작용을 엘란의 임상 시험 담당 의사인 마틴 콜러가 엘란의 개발 팀인 데일 셴크, 피터 서버트, 도라 게임스 등에게 보고했다.

이후 엘란에서 임상 시험 담당 그룹과 개발 담당 그룹인 셴크 연구 팀과 합동 회의가 열렸다. 이때 마틴 콜러는 MRI 영상을 보여 주면서 이 이상한 부작용을 설명했다. AN1792에서 뇌염 부작용을 경험했던 데일 셴크는 이 보고를 심각하게 받아들였다.

임상 시험 도중 개발 팀에게 임상 시험 그룹의 MRI 영상을 보여

주는 일은 이례적이었다. 그러나 지금까지 본 적이 없는 부작용이었기 때문에 개발 팀의 식견이 필요했다. 도라는 쥐에서 같은 부작용은 없었는지 물었다.

"이건 대체 무엇일까요?"

아마도 그것은 혈관의 아밀로이드 제거와 연관 있을 것이다. 이것이 부종을 일으키고 출혈을 일으키는 것으로 추측되었다. 열띤 토론이 이어졌다. 특히 엘란은 AN1792에서도 겪어봤기 때문에 신중하게 투여량을 결정해야 했다. 이 ARIA라는 부작용은 2상 임상 시험에서도 연구 팀에 고민을 안겨 주었다.

"5밀리그램을 투여했을 때, MRI 상에서 이상 증상을 일으켰다. 앞으로 이 부작용의 성질과 증상은 앞으로 검토해야 할 부분이다."

하버드 대학의 브리검 여성 병원의 레이사 스퍼링은 1상 임상 시험의 안전성에 관해 정리한 논문에서 이렇게 말했다. 결국 2상 임상 시험의 최대 투여량은 5밀리그램에서 2밀리그램으로 조정되었다.

그러나 여기에서도 ARIA가 발생했다. 병의 증상이 없는 환자도 있었지만 두통, 혼수, 구토, 보행 장애 등의 증상이 있는 사람도 있었다. 이러한 증상은 투여를 그만두었던 몇 주 사이에 치유되었고, MRI 상의 문제도 몇 개월이 지나자 깨끗하게 없어졌다.

ARIA는 투여량이 많은 그룹일수록 빈번하게 나왔다. 0.15밀리그램 그룹에서 3.2퍼센트, 1밀리그램 그룹에서 10퍼센트, 2밀리그램이 되면 26.7퍼센트로 발생했다. 네 명 중 한 명에게 ARIA가 있다는 의미인 것이다.

투여량을 1밀리그램까지 줄이다

아리셉트의 경우를 보아도 알 수 있듯이 임상 시험에서 투여량을 고민하는 것은 생명선과도 직결되는 중요한 의론이다. 엘란 내부에서는 바피네주맙의 3상 임상 시험이 진행될 무렵, 열띤 의론이 펼쳐졌다. 이미 2상 임상 시험에서는 인지기능의 개선 면에서 긍정적인 결과가 나오지 않았다. 용량이 너무 적기 때문이 아니었을까?

하지만 애초에 1상 임상 시험에서 5밀리그램을 투여했을 때, ARIA가 있었기 때문에 2밀리그램으로 용량을 조절하는 것은 어쩔 수 없는 선택이었다. 문제는 이 부작용의 정체를 현재 시점에서는 정확히 알 수 없다는 것이었다. 미세한 출혈이 뇌 혈관 주변에서 발생했다면, 바피네주맙이 뇌 혈관에 달라붙은 아밀로이드를 제거하는 과정에서 뇌 혈관이 가늘어지고 출혈이 발생한 것은 아닐까?

도라 게임스와 피터 서버트는 그 당시의 불안한 분위기를 또렷하게 기억하고 있었다. 엘란의 직원인 하버드 대학의 데니스 셀코에 의하면 3상 임상 시험의 투여량을 정하는 회의에서 데일 셍크가 2밀리그램을 1밀리그램까지 줄이자는 의견을 냈다고 한다. AN1792의 임상 시험에서 뇌염 부작용이 발생했던 환자를 염려했던 셍크는, 바피네주맙에서는 그 선례를 밟지 않고자 노력했다.

임상 시험 기관 중 한 곳인 브리검 여성 병원의 레이사 스퍼링은 2상 임상 시험에서 발생한 ARIA를 조사한 논문에서 이렇게 이야기했다.

"MRI상의 이상 원인은 확실히 알 수 없지만, 아마도 혈관의 아밀로이드와 관련 있는 듯하다."

엘란의 체계 없는 경영 방식

데일 솅크나 피터 서버트, 도라 게임스, 리사 맥콘록, 이 훌륭한 과학자들에게 가장 안타까운 부분은 그들이 있었던 아테나 뉴로사이언스를 매수한 것이 바로 엘란이었다는 점이다.

엘란은 원래 약의 유통을 전문으로 하던 아일랜드 회사로 아일랜드가 버블로 호황기를 맞았던 1990년대에 규모가 커졌다. 몸집이 커진 엘란이 종합 제약 기업을 목표로 매수한 것이 샌프란시스코에 있는 아테나 뉴로사이언스였다. 특히 PDAPP 마우스를 만들어 낸 성과도 있고, 좀 더 성장 가능성이 있는 분야인 신경 계통의 약에 특화된 의료 벤처 기업이었다.

이는 마치, 분수에 넘치는 엘리트 군단을 손에 넣은 영주와 같았다. 아일랜드인들은 과학에 관해서는 개입하지 않았다. 데일이나 도라, 피터는 가끔 아일랜드에 가긴 했지만, 어디까지나 공식적인 방문에 지나지 않았다. 아테나 뉴로사이언스는 그대로 엘란의 개발부로 흡수되었다. 엘란의 본사는 연구 업무에 관해서는 어떤 간섭도 하지 않았다.

그만큼 엘란의 경영에는 체계가 없었다. 가장 먼저, 회계 스캔들 사건이 터졌다. 엘란은 55개의 조인트 벤처 기업을 만들었다. 출자하는 주식을 20퍼센트 이하로 했기 때문에 조인트 벤처의 적자를 장부 등에 남기지 않고 부외簿外로 둘 수가 있었다. 게다가 이 조인트 벤처와 라이센스 계약을 체결하여 라이센스 요금을 얻어서 수입을 불렸다.

이러한 사실이 SEC의 조사로 밝혀지자 주가는 95퍼센트나 하락했다. 게다가 2002년에 AN1792의 시험 중지로 연타를 맞게 되었다.

이 사건으로 경영진은 모두 퇴진했고, 메릴 린치에서 온 켈리 마틴이 2003년 1월에 CEO가 되었다. 당시 엘란에는 2억 4천만 달러의 차입금이 있었다. 마틴은 제약 업계에 관해서는 아는 것이 하나도 없었다. 그는 투자 은행류의 머니 게임으로 이 위기를 극복하려고 했다. 이것은 신약 후보 물질에 올라오는 신약의 권리를 조금씩 파는 방법이었다.

2007년 12월부터 3상 임상 시험이 시작되었다. 시험은 두 그룹으로 나뉘어서 진행되었다. 알츠하이머가 생기는 원인 유전자로 추측되는 아포지단백 E4$_{ApoE4}$를 두 개 가지고 있는 환자가 2상 임상 시험에서 ARIA 발생 비율이 높았기 때문에, 이 그룹의 최대 투여량은 1밀리그램까지 내려갔다.

한편 그렇지 않은 환자의 경우 최대 투여량은 2밀리그램이었다. 아포지단백 E4를 지닌 환자 그룹의 임상 시험은 미국의 170개 시험 시설에서 진행되었다. 그리고 유전자를 가지고 있지 않은 그룹의 임상 시험은 미국의 195개 시설을 비롯해 캐나다, 독일, 오스트리아 등을 합쳐서 218개 시설에서 진행하는 대규모 시험이었다. 참가자는 전자가 1,090명, 후자는 1,114명이었다.

엘란은 이미 2상 임상 시험이 진행되던 시점에서 약의 권리 중 50퍼센트를 와이어스Wyeth라는 다른 제약 회사에 팔고 시험 비용을 반으로 나눴다. 3상 임상 시험에서는 훨씬 많은 돈이 들기 때문에 추가로 바피네주맙의 권리 중 25퍼센트를 존슨 앤드 존슨Johnson & Johnson에 매각했다. 이후 와이어스는 화이자에 인수되어 임상 시험은 존슨 앤드 존슨, 화이자 이렇게 두 회사가 진행했다. 엘란은 그저 대규모 임상 시험을 행사하기만 할 뿐이었고 경영 기반을 잃어버렸다.

3상 임상 시험이 시작되자 아포지단백 E4를 가지고 있지 않으면서 2밀리그램을 투여한 그룹에서 ARIA 부작용이 연이어 발생했다. 자료 안전성 모니터링 위원회는 시험 도중 환자의 안정성을 다시 확인하고 아포지단백 E4를 가지고 있지 않은 그룹의 최대 투여량도 1밀리그램까지 내렸다.

그리하여 바피네주맙의 3상 임상 시험은 최대 투여량을 2상의 절반으로 정하고 진행되었다. 래 린 버크가 참여한 실험이 바로 3상 임상 시험이었다.

14

바피네주맙의 실패

투여량을 1밀리그램까지 낮춘 바피네주맙의 3상 임상 시험. 리사 맥콘록은 이렇게 투여량을 줄이면 효과가 없을지도 모른다는 생각에 불안해졌다. 한편 래린 버크도 이 시험에 참여한다.

래 린 버크는 2008년 8월까지 SRI 인터내셔널에 근무했다. 그녀가 본인의 알츠하이머 진단 사실을 직장에 알린 것은 퇴직 파티 때였다. 그녀는 무엇보다 과학과 이별해야 한다는 사실이 괴로웠다. 남편은 UCSF에서 계속 연구를 했지만, 자신은 그저 집에만 있어야 했다.

래 린 버크는 이러한 상황에서 필사적으로 새롭게 삶의 의미를 찾으려 노력했다. 일주일에 한 번, 알츠하이머 환자의 모임에 참석하여 사진을 찍거나 도자기를 만들었다. 때로는 동물 애호협회에서 간단한 봉사활동을 하는 경우도 있었다. 그녀는 알츠하이머 환자를 이렇게 획일적으로 취급하는 것에 화가 났다.

어느 날에는 화를 참지 못하고 이렇게 이야기했다.

"이것은 옳지 않아요. 우리는 투사가 되어야 합니다. 싸워야만 해요. 제가 연구자로서 HIV 백신을 연구했을 때, 제가 만난 환자들은 자신의 삶과 투쟁하고 있었습니다. 본인의 병을 훨씬 적극적으로 치료를 해 달라고 요구했고 그것을 쟁취했습니다. 우리는 사람들이 우리의 병을 좀 더 이해할 수 있도록 노력할 필요가 있어요."

그녀는 다양한 자리에서 자신의 병에 대해 이야기했다. 본인이 개발에 참여했던 알츠하이머의 근본 치료제가 2세대 시험에 들어갔다는 것도 널리 알렸다. 그녀의 이러한 모습은 후에 영화《스틸 앨리스》Still Alice에서 다뤄지기도 했다.

이렇게 적은 양으로 효과가 있을까?

래 린 버크는 과학에 관해 이야기할 때면 알츠하이머 환자라는 사실을 잊을 정도로 정신이 또렷했다. 그러나 신기하게도 별것 아닌 일상적인 일이 어려웠다. UCSF 시절부터 절친했던 리사 맥콘록의 직업적 고민에 대해서는 깊이 있는 조언을 건넸지만, 함께 식사한 레스토랑에서 돈을 지불해야 할 때는 어쩔 줄 몰랐다.

그녀는 과학자들의 모임에도 계속 참석했다. 이 파티에서 사람들이 말을 걸면 어려움 없이 대답했다. 하지만 집에 돌아가는 방법은 몰랐다. 그리고 이러한 일들이 점점 늘어갔다.

리사 맥콘록은 바피네주맙이 3상 임상 시험에서 최대 투여량이 2밀리그램에서 1밀리그램으로 내려갔다는 것을 듣고 양이 너무 적은 것 같아 불안해졌다.

한편 이 부분을 가장 잘 알고 있는 사람은 래 린 버크였다. 그녀는 이 약이 효과가 없다는 것을 알았다. ADAS-cog 등의 인지기능을 측정하는 검사의 수치는 떨어지지 않았지만 남편 켈리는 그 비밀을 알고 있었다. 검사하기 전, 그녀는 질문 항목을 예측해서 연습했다.

임상 시험은 2012년 6월까지 오래도록 이어졌다. 엘란은 더는 물러날 곳이 없었다. 주가는 변함없이 내려갔고 주주의 불만은 나날이 높아졌다. 메릴 린치에서 온 켈리 마틴이 개인 비행기로 서해안과 동해안을 오가는 것을 두고 낭비라는 비난이 거셌다.

그러나 아직 바피네주맙이 남아 있었다. 엘란과 데일 솅크 연구 팀의 미래는 화이자와 존슨 앤드 존슨의 임상 시험 결과에 달렸다. 신문에서는 '엘란이 아직 긁지 않은 복권을 가지고 있다'며 떠들었다.

이제 알츠하이머 연구를 계속할 수 없다

데일 솅크의 집은 샌프란시스코 베이 지역에 있었다. 그는 1998년 6월 두 번째 아내 리즈 솅크와 결혼했고 슬하에는 두 아들이 있었다.

셍크의 일상은 규칙적이었다. 매일 아침 5시에 일어난 뒤, 커피를 한잔 마셨다. 그리고 거실에 있는 체스 보드에서 혼자 체스를 두었고, 어느 정도 끝나면 연구실로 향했다. 저녁에 집에 돌아오면 아이들과 시간을 보냈다. 아이들이 어떤 일이 있었는지 조잘조잘 이야기하면 미소를 띠고 듣곤 했다. 가끔 저녁 시간 전까지 그랜드 피아노를 치는 날도 있었다.

2012년 7월 23일, 그날도 평상시와 같은 시간에 귀가했고 아이들과 저녁 시간을 보냈다. 그의 표정은 평소와 달랐다. 매우 가라앉은 듯이 보였다. 리즈는 아이들을 조용히 시키고 남편에게 "와인 마실래요?"라고 말했다. 남편을 거실로 데려가 와인잔을 꺼내 와인을 따르며 "무슨 일이에요?"라고 물었다.

이날 화이자가 시험 결과를 발표했다. 자세한 것은 아직 발표되지 않았지만, 기대했던 목표는 하나도 달성한 것이 없었다. 즉 아무런 효과가 없었다. 대표적인 시험 시설 중 하나였던 브리검 여성 병원의 레이사 스퍼링은 『뉴욕타임스』와 인터뷰에서 이 결과를 다음과 같이 표현했다.

"이 시험은 새롭게 설정했던 목표를 달성하지 못했습니다. 인지 기능이나 신체적인 면에서 그 어떤 효과도 없었습니다."

어떠한 치료 효과도 없었다!

데일은 항상 명랑하고 낙천적인 사람이었다. 리즈는 일본 센조쿠학원음악대학에서 영어 교사로 지내다 1997년에 미국으로 돌아왔는데, 그 즈음 명상 모임에서 그를 만났다. 그는 데이트 할 때면 늘 포르쉐를 타고 리즈를 데리러 와서, 그녀는 은연중에 그가 유산을 상속받아 생활하는 사람일지도 모른다고 생각했다. 그러던 어느 날, 그가 알츠하이머 연구자이며 그녀의 추측과는 다르게 아버지는 소방관이고 어머니가 신문기자라는 것을 알게 되었다.

리즈가 데일에게 푹 빠지게 된 계기는 그가 그녀의 이사를 도와주었을 때였다. 그 동안 가구가 설치된 집에서만 생활하다가 직접 조립해야 하는 가구를 처음 구매한 그녀를 위해 데일은 꼬박 하루 동안 가구를 조립해 설치해 주었다. 그렇게 알고 지낸 지 1년 후 그들은 결혼했다.

데일은 항상 확고한 신념과 자신감을 가지고 일했다. 그런데 그날은 평소와는 달랐다. 그가 이렇게 괴로운 표정을 짓는 건 처음이었다. 데일은 그날 밤 자신의 직업 인생 모든 것을 걸고 몰두했던 약이 소용없다는 사실을 아내에게 고백했다.

"이 약을 개발하는 데 12년이 걸렸어. 백신 요법을 개발했을 때부터 계산하면 20년 가까운 세월 동안 이 병의 근본 치료제 개발에만 매달린 셈이지."

바피네주맙은 엘란의 마지막 희망이었다. 이 약이 실패라는 것은 이제 더는 회사에서 일을 할 수 없다는 의미였다. 그는 괴로운 얼굴로 이렇게 말했다.

"이제 알츠하이머 치료약을 개발하는 일은 할 수 없을지도 몰라. 연구자들의 미래도 걱정이야."

모든 개발부를 폐쇄하다

바피네주맙이 개발 중지가 되고 일주일 후, 리사 맥콘록이 황급히 뛰어든 엘리베이터 안에는 데일 셍크가 있었다. 그녀는 그 무렵 옥스퍼드 대학과 어떤 프로젝트를 진행하고 있었는데, 그 건에 대해 상의하고자 그에게 말을 걸었다. 좋아하는 과학 이야기에 그의 눈이 반짝 빛났다. 두 사람은 엘리베이터에서 내려 잠시 이야기를 나누었다. 그가 바피네주맙 개발 중지 건으로 아직 침울해 있을 거라 생각했던 리사의 걱정과는 다르게 벌써 털어낸 듯 보여 그녀는 안도했다.

그러나 어쩌면 그는 다음 날의 비보를 이미 알고 있었을지도 모른다. 리사는 겉으로는 밝게 아무렇지 않은 듯 이야기를 나눴을 당시 그의 심경을 생각해 보니 가슴이 아팠다.

다음 날 CEO인 켈리 마틴이 뉴욕에서 개인 비행기를 타고 샌프란시스코의 개발 팀에 찾아왔다.

개발 부문 팀이 있는 건물 1층의 커다란 홀에 모든 연구원이 모였다. 1층의 홀은 나선 형태의 계단이 있고, 알츠하이머 환자가 그린 모던 아트로 장식되어 있는 호화로운 공간이었다. 그곳에서 마틴은 모든 연구원에게 이렇게 알렸다.

"매우 유감스럽지만, 샌프란시스코에 있는 모든 개발 거점을 폐쇄하기로 했습니다."

바피네주맙의 실패로 연구 시설과 빌딩 등은 매각이 결정되었다.

2천 명이 넘는 연구원들 중에서 이러한 상황을 예상한 사람은 아무도 없었다. 연구 시설을 닫는 것은 연구원도 구조 조정 대상이라는 것을 의미했다. 리사와 도라, 피터는 가만히 CEO의 선고를 듣고 있었다.

'앞으로 우리는 어떻게 하면 좋지?'

1987년 아테나 뉴로사이언스가 설립된 이후 이어져 온 '과학자의 낙원'은 이렇게 막을 내리게 되었다.

15
아밀로이드 연쇄반응 가설의 의문점

일본의 한 과학자는 아밀로이드 반점이 이 병의 원인이 아닌 결과라는 새로운 관점으로 접근했다. 하지만 이 시도는 곧바로 사그라들었다. 이야기의 전말은 이러했다.

　바피네주맙의 시험 중지는 회계 스캔들로 정점을 찍었다. 2상 임상 시험의 자료 안전성 모니터링 위원회 회장을 맡고 있던 미시간 대학의 시드니 길먼은 정식 공표일을 12일 앞두고, 헤지 펀드의 경영자인 매튜 마토마에게 임상 시험 결과를 먼저 이야기했다. 매튜 마토마는 이 정보를 얻어서 엘란과 와이어스의 주식을 팔고 2억 7,600만 달러의 손실을 막았는데, 이 사실이 발각되어 그는 FBI에 체포되었다.

　그동안 시드니 길먼은 증권가에 있는 여러 헤지 펀드의 컨설팅을 해 주고 막대한 수입을 벌었다. 그는 조사에 협력하는 것으로 체포되지 않았지만, 이 소식이 외부에 알려지고 대학에서 직장을 잃었다. 그리고 이제까지 알츠하이머 분야에서 쌓은 명성이 무너졌다.

그러나 과학자들에게는 이 스캔들보다 훨씬 큰 문제가 있었다. 그것은 항체 약이 임상 시험에서 효과가 확인되지 않았다는 점이었다. 즉 시드니 길먼이 헤지펀드에 흘렸던 2상 임상 시험의 내용조차 치료 측면에서 기대에 못 미쳤다는 결과였다.

바피네주맙의 3상 임상 시험 결과가 발표된 다음 달, 일라이릴리가 솔라네주맙의 3상 임상 시험이 '시험 효과를 달성하지 못했다'며 중지를 발표했다. 솔라네주맙은 아테나 뉴로사이언스 시절의 데일 솅크와 피터 서버트가 PDAPP 쥐를 이용해 개발했던 '266'이라는 항체를 '인간화'한 것이었다. 그리고 회사가 엘란에 매수될 때 일라이릴리에 그 약의 권리를 매각했다.

아밀로이드 연쇄반응 가설 이론에 따른 항체 약의 논리는 다음과 같다. 이 이론에 따르면 아밀로이드가 뇌 안에 쌓여 응집되면 베타 시트 구조가 되고 뇌에 침착된다. 이렇게 침착된 것이 아밀로이드 반(노인성 반점)이다. 이것이 축적되면 신경 세포 안에 타우가 딱딱하게 굳어 신경 섬유 매듭이 생기고, 이로 인해 신경 세포가 죽고 탈락한다. 이렇게 알츠하이머의 증상이 나타난다.

그렇다면 이 연쇄 작용의 제일 앞에 있는 도미노 한 장을 빼버리면 어떻게 될까? 응축된 아밀로이드를 뇌 안에서 제거할 수 있다면, 이 현상은 생기지 않을 것이다.

'백신 요법'은 아밀로이드를 직접 주사해서 생긴 항체를 이용해 제거하는 방법이다. 실제로 솅크 연구 팀은 이 방법을 이용해 쥐의 뇌에서 아밀로이드 반점이 사라졌다는 사실을 1999년에 『네이처』에 발표했다. 2000년대 초에는 '알츠하이머의 근본 치료제'가 당장 내일이라도 나올 것처럼 학계뿐만 아니라 언론과 증권가도 떠들썩했다.

AN1792가 실패한 뒤인 2002년 12월 솅크와 도라, 피터가 있는 샌프란시스코의 연구소에 방문했을 때, 당시의 열기를 가까이에서 느낄 수 있었다. 그들은 자신감으로 가득 차서 이 방법이 얼마나 혁신적이며, 개발 중인 항체 약의 가능성이 어떠한지 이야기했다.

그러나 2010년대에 처음 임상 시험에 들어갔던 바피네주맙과 솔라네주맙이 효과가 없다는 시험 결과가 나오자, 언론과 증권가는 이 약에 강한 의문을 품는다. 아밀로이드 연쇄반응 가설 이론은 정답일까?

1990년대부터 아밀로이드 연쇄반응 가설 이론에 의문을 가졌던 연구자는 극소수였지만 존재했다. 알츠하이머를 남들과 다른 관점으로 접근했던 일본인 과학자도 있었다.

세포 안의 신호 전달부터 접근하다

'아밀로이드 반(노인성 반점)은 마치 우주인 과학자가 바라보는 알링턴 국립묘지 같은 것이다. 아무리 묘비를 들여다보아도 시체는

다시 살아나지 않는다.'

　이렇게 주장한 사람은 니시모토 이쿠오였다. 그는 1992년, 도쿄대 의학부 제4내과에서 하버드 대학 의학부 부교수로 발탁되었다. 도쿄대 제4내과는 호르몬 등의 내분비계 전문 교수가 있는 곳이었다. 여기에서 교수로 재직하던 니시모토는 알츠하이머를 새로운 관점으로 보았다.

　호르몬 등의 내분비계에서는 세포에 있는 신호 전달을 중시하는데, 그도 이 점을 주목했다. 세포막에서 핵으로 신호를 전달한다는 원리는 1980년대에 융성했던 연구 분야였다. 그중에서도 G단백질 G protein이 가장 중요했다. 왜냐하면 이 물질이 아드레날린의 수용체나 인슐린의 수용체에도 붙어서 신호를 보내 세포 내의 정보 전달 역할을 하고 있기 때문이다. 이 G단백질이 아밀로이드 베타가 잘린 APP에도 붙는 것이 아닐까? 바로 이것이 알츠하이머 연구를 시작하는 계기였다.

　G단백질은 세포막을 7회 관통한 것에만 붙는다고 알려져 있었다. 그러나 니시모토는 1회밖에 관통하지 못한 APP에도 G단백질이 붙는다는 내용의 논문을 『네이처』에 투고하여 게재되었다.

불이 꺼지지 않는 연구실

　도쿄대의 제4내과는 지금은 없다. 당시 고코쿠지護国寺에 있는 도쿄대 병원의 분원에 있던 니시모토의 연구실은 화장실 바로 옆에 붙어 있는 좁고 지저분한 곳이었다. 그러나 그는 이 연구실을 남들과는 다른 열정과 개성으로 이끌었다.

그의 연구실은 밤낮 상관없이 항상 불이 켜져 있어 불야성不夜城이라고 불렸다. 니시모토는 "하버드에 있는 연구자들은 다섯 시간 정도 자고 연구에 몰두한다."라는 이야기를 듣고 난 뒤, 본인은 세 시간이면 충분하니 나머지 시간은 연구하겠다며 연구실 안에 돗자리를 깔고 그곳에서 지냈다.

아침 8시가 되면 실험을 시작했고 다음 날 새벽 4시가 되어서야 끝났다. 그리고 세 시간 잔 뒤, 8시부터 똑같은 하루를 시작했다. 노벨상을 받은 학자들은 일주일에 100시간 실험을 한다는 이야기를 들은 후에는, 본인은 일주일에 120시간 일하겠다고 다짐도 했다고 한다.

그리고 아무도 관심 없던 이 작은 연구실에서 나온 논문이 『셀』과 『네이처』에 연이어 실렸다.

니시모토는 누구인가?

순식간에 이름이 널리 알려지고 하버드 대학 부교수로 스카우트되었다. 그는 아밀로이드 반(노인성 반점)이 병의 원인이 아니라 결과라고 생각했다. 그리고 아밀로이드 연쇄반응 가설 이론과는 완전히 다른 방법으로 알츠하이머에 접근했다. 다른 연구자가 APP가 잘린 외부의 아밀로이드 베타에 주목했을 때, 그는 세포막 안에 남아 있는 부분에 주목했다. '여기에 G_0단백질이 들러붙어서 신호가 나와 신경 세포의 죽음을 촉진하는 세포자멸사Apoptosis가 발생하는 것은 아닐까?' 생각했다.

먼저 APP에 G단백질이 들러붙는다는 것을 증명한 논문을 1993년에 『네이처』에 발표했다. 그리고 1996년에는 신경 세포의 죽음까지 연구한 논문이 『사이언스』에 게재되었다.

"저는 독창성이 용기라고 생각합니다. 남이 하지 않는 것을 찾는 것이지요."

그는 동료 연구자에게 이렇게 이야기했다.

'휴마닌'을 발견?

니시모토의 새로운 접근법은 기존 주류파의 차가운 시선을 받았지만, 그는 본인의 가설을 고집했다. 후배 연구자에게 본인의 가설에 따른 결과를 내라고 압박했다는 증언도 있다.

"당연하지, 어떠한가? 결과가 나왔지?" 이렇게 계속 이야기했다는 것이다.

같은 제4내과 출신이자 하버드에 간 오카모토 타카시岡本卓는 훗날 이러한 니시모토의 자질과 관련해 다음과 같은 에피소드를 들려주었다. 그가 부임한 하버드 대학에는 프레세닐린 2를 발견한 루돌프 탄지가 있었다.

"처음에는 새로운 관점으로 접근했다는 점에서 획기적인 성과를 낸 연구자로 봤지요. 그런데 막상 실험해 보고 재현할 수 없는 것을 알고 난 다음에는 바로 냉랭한 태도로 바뀌었어요."

탄지 연구 팀이 문제로 삼은 것은 니시모토가 『네이처』에 발표한 1993년 논문이었다. 이에 니시모토는 겨우 4년 만에 하버드에서 연구직을 잃고 일본으로 돌아오게 된다. 오카모토에 따르면 니시모토가 교수직을 잃은 이유는 연구를 재현할 수 없기 때문이었는데, 특히 하버드에서 이것을 문제 삼아 공격했다고 한다.

그는 도쿄 대학에 돌아가기를 희망했지만, 하버드 대학에서 퍼진 소문 때문에 교수직을 얻을 수 없었다. 이후 게이오기주쿠 대학 의학부 약리학 교실의 교수로 취임한다. 낙하산으로 게이오에 갔기 때문에 어려운 점도 많았다.

그중에서 니시모토를 잘 따랐던 치바 토모히로(당시 대학원생)에 따르면, 논문을 유력지에 투고할 때도 반드시 표지에 '셀코나 탄지가 있는 곳에는 가지 않도록 해 주게.'라는 문구를 일부러 적었다고 한다. 비록 이 논문이 알츠하이머에 관한 것이지만, 아밀로이드 연쇄반응 가설 이론을 믿는 주류파인 데니스 셀코나 루돌프 탄지는 논문 심사에서 빼달라고 편집부에 부탁한 것이다.

게이오 대학에서 니시모토는 아밀로이드 연쇄반응 가설 이론과는 완전히 다른 관점으로 알츠하이머 특효약을 만들고자 했다.

아밀로이드 연쇄반응 가설 이론을 따르는 신약은, 도미노의 앞부분에 해당하는 아밀로이드 반을 제거하는 것을 말한다. 그러나 니시모토는 아밀로이드 반은 알츠하이머와 관계가 없으며, 신경 세포가 죽어서 탈락하는 것을 막으면 문제를 해결할 수 있다고 보았다.

또한 그는 뇌 속의 해마나 전두엽에서는 신경 세포가 탈락되지만 후두엽에서는 그렇지 않다는 점에 주목했다. '왜 그럴까? 후두엽에는 신경 세포의 죽음을 막는 어떤 물질이 있기 때문이 아닐까?'라고 생각했다.

이 후두엽에서 24개의 아미노산으로 구성된 단백질 물질을 발견했다는 의미에서 '휴마닌'humanin이라는 이름을 붙였다. 그리고 이것을 2001년 5월 22일 발행한 미국 국립 과학원National Academy of Sciences, NAS의 정기 간행물에 발표했다. 일본 언론은 이 '휴마닌'의 발견을 대대적으로 보도하였다.

같은 날 『요미우리』 신문 1면에 기사가 실렸다.

"알츠하이머의 발병을 막는 물질 발견"

"원인 유전자를 사용한 실험, 뇌세포가 파괴되지 않아"

"게이오대 교수 연구 팀이 마우스로 확인"

그러나 곧바로 다른 과학자들은 이 '휴마닌'의 유전자 배열이 흔한 미토콘드리아 DNA와 동일하다고 지적했다. 게다가 이 사실을 논문의 주요 문장으로 다루지 않고 부속 데이터에만 살짝 '인간의 미토콘드리아 DNA 유전자 배열과 99퍼센트 동일'이라고 언급한 것도 필요 이상으로 성과를 날조하려는 고식적인 수단이라고 비난했다.

이 무렵 니시모토는 약학부 교수이자 도쿄대 후배인 이와타츠보 타케시에게 "연구실로 실험을 보러 와 주었으면 하네."라고 말했다. 니시모토는 이와타츠보의 인턴 시절에 지도를 담당했다.

이와타츠보도 의학부에 남지 않고 약학부로 나온 연구자였다. 그는 아밀로이드 베타 40과 아밀로이드 베타 42의 단일 클론 항체를 사용하여 아밀로이드 베타 42의 병원성을 입증하는 획기적인 연구를 하는 알츠하이머 연구의 젊은 기수가 되었다(훗날 이하라 야스오를 이어 대학원 의학연구과 교수가 된다). 2002년 당시, 데일 셍크도 '이 분야 최고의 유망주는 이와타츠보'라고 이야기할 정도로 날카로운 통찰력을 가진 학자였다.

니시모토는 고등학교 2학년 때, 아버지가 교통사고로 돌아가셨다. 이후 아시나가 재단의 장학금을 받고 어렵게 공부하여 도쿄대 의학부를 졸업하고 의사가 되었다. 한편 이와타츠보는 니시모토의 독특한 개성에 끌렸지만, 휴마닌에 관한 논문은 과장된 것일지도 모른다고 생각했다.

그러나 이와타츠보는 그와의 친분도 있어 이참에 게이오에 있는 니시모토의 연구실을 방문했다. 니시모토는 당시 '휴마닌'으로 비난을 받고 있었기에, 이와타츠보가 실험실을 찾아와 주는 것만도 고마웠다.

진리도 항상 처음에는 소수파였다

니시모토는 게이오 대학의 교수로 취임했을 때 병원 소식란에 '교수 취임을 앞두고'라는 제목으로 다음과 같은 글을 실었다.

"제가 존경하는 분의 말씀 중에 '진리도 항상 처음에는 소수파였다'는 것이 있습니다. 독창적이란 것은 기존에 없는 것이기에 정의할 수 없습니다. 그러나 한 가지 분명한 건 반드시 남들과 다른 발상에서 시작된다는 것입니다. 그분은 '일부러 독창적일 필요는 없다'는 말씀도 하셨습니다. 말 그대로 불필요하게 일부러 남들과 다른 생각을 하는 것은 때로는 해를 끼치는 경우도 있다는 말입니다.

하지만 정말 필요할 때 남들과 다른 생각을 할 수 있다면, 용기를 가지고 소수파가 되어 보십시오. 이 새로운 생각을 발전시키는 것이야말로 진리를 찾는 연구를 위해서는 필수 조건이라고 생각합니다."

니시모토는 진심으로 노벨상을 타고자 노력했다. 나다 고등학교 동급생이자 훗날 가나가와현 지사가 되는 구로이와 유우지는 후지 텔레비전의 캐스트 시절, 하버드 대학에 부임 전인 니시모토로부터 묵직한 서류를 받았다. 고등학교 졸업 이후 20년 만의 편지였다. 거친 필체로 본인은 하버드 대학에서 노벨상을 탈 것이라고 쓰여 있었다. 구로이와는 무서워서 답장하지 않았다.

이와타츠보와 마찬가지로 도쿄대 인턴 시절에 알게 된 모리사와 유지는 니시모토가 한 말을 아직도 기억하고 있었다.

"노벨상을 탄 연구도 나중에 보면 절반 정도는 다 날조야. 그러니까 나는 노벨상을 한 세 개 정도 탈 예정이라네. 세 개 받으면 그중에서 한 개 정도는 나누어 주지."

니시모토는 알츠하이머 연구계의 이단아였다. 그는 본인이 이단아라는 것을 두려워하지 않았다. 그런데 연구의 독창성과 발전 가능성은 때때로 이율배반적이다.

예를 들어 미국에서 연구하는 경우라면 국립보건원NIH의 보조금 등 꽤 거액의 연구비를 지원받아야 한다. 이는 일본에서도 마찬가지이다. 그런데 연구가 아주 독창적이어서 주류의 방식과 다른 연구일 경우 심사자는 주류의 관점을 가지고 있기 때문에 연구비를 얻기가 어렵다 보니, 연구비를 지원받기 위해 무리하게 된다. 니시모토도 자신의 의견을 과신한 나머지 오히려 실험 결과가 이 영향을 받은 것은 아닐까? 혹은 그 정도까지는 아니라고 해도, 자신의 의견을 지나치게 주장하는 것처럼 보였다.

연구 분야에는 사람과 돈 두 가지 모두 필요하다.

니시모토는 이런 면에서 어려움을 겪었다. 그가 운영하는 게이오의 연구실은 후생노동성으로부터 연간 억 단위의 예산을 확보하고, 휴마닌을 발표한 이듬해의 예산도 내정되어 있었다. 그런데 어느 날 연구실의 사업 본부장 요시다 토모는 후생노동성의 공무원으로부터 한 통의 전화를 받았다.

"6년 차에는 지원금이 없을 예정이니 그렇게 알아두세요."

그는 깜짝 놀랐다. 이유를 물어보니 휴마닌에 관한 학계의 비판을 주시하던 윗선이 예산을 끊기로 결정했다는 것이었다. 후생노동성의 예산이 없다면 연구실은 곧바로 운영이 어려워진다.

니시모토와 요시다 등 여러 사람이 합심하여 노에비아Noevir 등의 회사에서 지원금을 확보했지만, 박사 연구원 몇 명을 내보내고 시약도 살 수 없는 형편이었다. 외부에 위탁했던 실험 기구를 씻는 업무도 연구원들이 하게 되었다. 2001년과 2002년, 계속되는 악재로 니시모토는 몹시 괴로웠다. 그리고 그에게는 병마의 그림자가 드리워져 있었다.

경성 위암

2003년 1월, 니시모토는 위에 극심한 통증을 느끼고 재단법인 선원보험회 센포 도쿄 다카나와병원에 입원했다. 이 병원은 도쿄대 시절의 친구가 있어, 그 인연으로 다니던 곳인데 이곳에서 검사받았다.

결과는 경성 위암Scirrhous Gastric Cancer이었다. 간에도 전이가 되어 있었다. 연구실의 매니저로 일하고 있던 요시다 토모는 니시모토와 대학 시절부터 알던 사이였다. 니시모토는 결혼해서 두 명의 딸이 있었는데, 결혼 생활은 미국에서부터 좋지 않았다. 6년째 별거 생활 중이었고, 이제 막 이혼한 무렵이었다.

니시모토와 요시다 토모, 두 사람은 함께 진단 결과를 들었다.

그는 마치 예상이라도 했던 것처럼 묵묵히 진단 결과를 들었다. 그리고 그날 밤, 니시모토는 남은 시간을 함께 보내고 싶다며 토모에게 고백했다.

니시모토는 원래 임상에서 기초 연구의 길로 들어선 경우였다. 그는 임상 현장에서도 환자를 구하기 위해 독창적인 방법을 시도하고는 했었다. 이와타츠보가 인턴이던 시절에 니시모토는 췌장암 환자를 주로 진찰했는데, 다른 곳에서 포기한 환자를 국소적 동맥 치료가 가능한 유일한 병원으로 이송하는 등 환자를 살리기 위해 늘 적극적인 자세로 임했다.

인턴들을 지도할 때에는 눈앞의 환자만을 생각하지 않고 같은 병으로 고통받는 사람이 몇만 명 있다고 상상하면서 치료할 것을 강조했고, 언젠가는 모든 환자에게 도움이 되는 의사가 되자며 인턴들을 격려했다. 병의 근본적인 치료법을 발견하여 훨씬 더 많은 사람들을 돕겠다고 기초 연구의 세계로 들어선 것도 이 무렵이었다.

그는 날이 갈수록 점점 쇠약해졌지만, 병석에서도 '휴마닌'이 근본 치료제가 되는 것을 꿈꾸며 계속 연구했다. 치바에서 토모의 간호를 받으며, '휴마닌'의 마우스 실험 결과를 보고 받아 논문 작업을 계속했다.

죽기 전까지 그만두고 싶지 않다

2월이 되자 니시모토는 쓰키지에 있는 암 센터에 입원했다. 아침마다 토모가 병원 매점에서 사오는 조간신문을 읽는 것이 니시모토의 오전 일과였다. 2월 17일 아침, 토모가 『아사히신문』을 건네자, 그는 침대 위에서 양반다리를 하고 1면부터 읽어내려갔다.

토모가 연구실에서 온 메일을 확인하는 동안, 갑자기 오열 소리가 들렸다. 니시모토의 몸이 떨리고 있었다. 그날 신문 사설인 천성인어天声人에는 1945년에 23세로 전사한 다케우치 코조의 미발표 원고가 실려 있었다. 입궁 직전에 시집의 여백에 코조가 써넣은 시에는 이러한 구절이 있었다.

"총탄이 나를 죽이러 와도
내가 노래하는 것을 막을 수 없다
반합飯盒 밑바닥을
손톱으로라도 긁어서 계속 시를 쓸 테다"

이 시를 읽은 니시모토는 눈물을 흘리면서 천천히 한 마디씩 말했다.
"살고 싶어."
그녀는 니시모토의 손을 잡고 같이 울었다. 천성인어에는 '오래 살고 싶다'로 시작해서 '부디 오래 살고 싶다'로 끝나는 시도 소개되어 있었다.

니시모토는 살고 싶었다. 살아서 알츠하이머의 근본 치료제를 개발하여 많은 환자들을 돕고 싶었다. 다케우치가 반합 밑바닥을 손톱으로 박박 긁어서라도 시를 계속 쓰고 싶었던 것처럼 니시모토도 연구를 계속하고 싶었다.

경성 위암의 진행은 빨랐다. 5월에 한 번, 연구실에 나올 수 있을 만큼 회복했었지만 결국 혼수상태에 빠졌다. 멀어져 가는 의식 속에서도 치료제를 만들겠다는 말을 반복했다.

2003년 10월 17일, 영면에 들었다. 향년 47세였다.

시들어 버린 지류

니시모토가 사망한 뒤, 알츠하이머 연구 학회에서 어떤 학자가 한 말을 들은 토모는 마음이 영 좋지 않았다.

"아밀로이드 반이 묘지의 비석에 불과하다고 말한 사람도 있었지요."

니시모토가 떠나고 주류가 아닌 다른 이론의 입지는 더욱 좁아졌다. 그가 후계자로 눈여겨보았던 연구자들이 교수 임용에 실패해 그의 뒤를 잇지 못하면서 그의 연구들도 차츰 잊혀져 갔다.

치바 토모히로는 제약 회사에 쥐를 이용해 유효성을 밝힌 결과 자료를 보여주기도 했으나 반응은 좋지 못했다. '휴마닌'은 고기 같은 단백질과 마찬가지로 위에서 분해된다는 점이 최대 약점이었다. 제약 회사는 이 부분을 문제 삼았다. 위에서 분해된다는 말은 경구 투여를 할 수 없다는 의미였다.

게이오 시절 말고도, 도쿄대 제4내과에서 하버드까지 함께했던 연구자들 중에서 니시모토의 연구를 이어 나가려고 했던 사람도 있었다. 오카모토 타카시는 하버드에 있는 니시모토의 연구실이 문을 닫은 후, 클리블랜드 클리닉의 러너 연구소Cleveland Clinic's Lerner Research Institute의 제안을 받아 독립했다. 그리고 1999년 이화학연구소로 이적한 후에는 알츠하이머 연구 팀을 이끌게 되었다.

오카모토도 아밀로이드 연쇄반응 가설 이론을 의심한 연구자 중 한 사람이었다. 그는 카베올린caveolin(세포의 원형질막에 존재하는 함입구인 카베올라caveolae를 구성하는 막내재 단백질integral membrane protein)이라는 단백질에 주목하여 다른 관점에서 연구를 진행했다. 그는 이화학연구소로 이적하고 나서 클리블랜드 클리닉의 연구소에서 유전자를 절도했다는 혐의로 FBI에 고발당했다. 도쿄에서 진행된 인도 재판 결과 미국에 신병이 인도되지 않았지만, 이 사건을 계기로 그는 알츠하이머 연구 분야에서 은퇴했다. 이후 홋카이도의 오호츠크 지역 병원의 의사로 재출발했지만 연구계에서는 모습을 감추었다. 뿔뿔이 흩어져 간신히 연구를 이어 나갔던 다른 제자들도 결국 연구 자금이 끊기게 되었다.

노인성 반점이 생기지 않는 알츠하이머

한때 주춤했던 아밀로이드 연쇄반응 가설 이론을 뒷받침하는 강력한 증거가 나타났다. 그것은 오사카 시립 대학이 발견한 'Osaka 변이'와 아이슬란드 그룹이 발견한 어떤 유전자 변이였다.

아밀로이드 연쇄반응 가설 이론은 잇따른 항체 약 시험 실패로 주춤한 듯 보였다. 하지만 이 이론을 뒷받침하는 증거가 등장했다.

원래 알츠하이머는 노인성 반점과 신경 섬유 매듭, 이렇게 두 개의 병리로 진단했다. 여기에서 출발한 아밀로이드 연쇄반응 가설은 노인성 반점과 신경 섬유 매듭이 생겨서 신경 세포가 죽는다는 것이 큰 줄기이다. 2002년 데니스 셀코가 아밀로이드 베타의 소중합체oligomer가 독성을 가진 것을 밝히면서 알츠하이머를 좀 더 정교하게 단계별로 검토할 수 있게 되었다.

APP에서 절단된 아밀로이드 베타는 모여서 소중합체를 형성한다. 이것이 베타 시트 상태가 되어 굳은 것이 아밀로이드 반(노인성 반점)이다. 소중합체 단계에서 독성을 가지게 된다고 생각해 보면 아밀로이드 반은 병의 결과일 수도 있었다.

셀코의 이 연구는 샬레 안에서 실험으로 확인한 것이다. 그런데 같은 해 오사카 시립 대학 연구 팀도 이를 증명하는 가족성 알츠하이머의 새로운 유전자를 발견했다. 바로 'Osaka 변이'였다.

이 변이는 세토내해의 어느 섬에 있는 집안에서 발견한 가족성 알츠하이머 유전자로 독특한 특징이 있었다. 이 집안 사람들의 유전자에는 분명히 APP를 부호화하는 부분에 돌연변이가 있었다. 이 때문에 알츠하이머가 발병했으나 환자에게는 노인성 반점이 없었다.

즉 Osaka 변이는, 노인성 반점이 독성을 지녀서 신경 세포를 죽이는 것이 아니라, 그 전 단계인 아밀로이드 베타의 소중합체가 독성을 지닌다는 것을 의미한다. 2001년 오사카 시립 대학 부속병원에 찾아온 57세의 여성 환자 덕분에 이를 알게 되었다. 담당 의사는 치매 임상 연구 센터의 시마다 히로유키였다.

그녀는 2년 전부터 건망증이 심해졌다고 했다. 이에 가족력을 물어보니 생각보다 치매 환자가 많았다. 가족성 알츠하이머를 의심한 시마다는 오사카 시립 대학의 모리 히로시의 연구실에 이 가족의 유전자를 조사해 달라고 부탁했다.

실제로 유전자를 조사한 것은 같은 연구실에 있던 도미야마 타카미였다. 도미야마는 데이진 출신 연구자로 1998년에 이하라 야스오를 잇는 모리의 연구실에 오게 되었다.

그는 환자의 혈장에서 채취한 샘플을 실험 조수에게 전달하여 유전자 염기서열 분석기에 돌렸다. 아무래도 정상 유전자의 결과와 다른 듯했다. 샘플과 정상 유전자를 비교해 보니, APP를 담당하는 유전자인 693번째의 코돈codon(mRNA의 유전암호의 단위를 말하며 이것에 의해 세포 내에서 합성되는 아미노산의 종류가 결정된다.)이 쏙 빠져 있었다. 정상 유전자에는 GAA인 자리가 비어 있었다.

"새로운 변이를 발견했다!"

흥분해 소리치며 GAA가 빠진 프린트에 'deletion!'(누락)이라고 써두었다. 이를 조교수에게 보여주며 물었다.

"이 정도면 『네이처 제네틱스』Nature Genetics에는 실릴 수 있지 않을까요?"

이렇게 떠들고 있던 찰나, 연구실에 모리 교수가 들어왔다.

"무슨 일인데 이렇게 시끄럽지?"

"새로운 변이를 발견한 것 같습니다."

그러자 이번에는 교수가 흥분했다. 모리 교수는 프레세닐린 유전자 찾기 경쟁이 한창일 때부터 새로운 유전자를 기다려 왔다. 그리고 2002년 9월 20일 드디어 꿈이 이루어졌다.

노인성 반점이 없는 알츠하이머

이전까지 발견된 변이는, 부모 중 어느 한쪽이 프레세닐린 1이나 프레세닐린 2 유전자를 가지고 있으면 50퍼센트의 확률로 이 유전자를 이어받았다. 그리고 우성 형태로 유전되기 때문에 변이를 물려받으면 알츠하이머도 100퍼센트 유전되었다.

그러나 'Osaka 변이'는 그동안 발견된 가족성 알츠하이머 변이와는 여러 의미에서 달랐다. 아버지나 어머니 한쪽에서만 'Osaka 변이'를 물려받으면 병에 걸리지 않았다. 부모가 모두 'Osaka 변이'를 가진 경우에만 발병했다. 즉 변이를 양쪽에서 물려받아야만 병에 걸리는 열성 형태로 유전되었다.

세토우치 해변의 작은 섬은 지리적 특성상 근친혼이 반복되어 유전된 '가족성 알츠하이머'였다. 그래서 외부에서 배우자를 맞이할 경우, 아이들은 100퍼센트 확률로 병에 걸리지 않았다.

그러나 이러한 점이 도미야마의 연구 팀의 논문 작업에 걸림돌이 되었다. '노인성 반점이 생기지 않는다'는 사실은 이 변이를 넣은 형질 전환 마우스로 실험해서 알게 된 결과였지만, 사람의 경우에는 100퍼센트라고 장담할 수 없었다. 결국 부검해야 했다.

시마다를 찾아 왔던 환자의 여동생도 같은 변이를 열성 형태로 가지고 있었고 결국 알츠하이머에 걸렸다. 이 두 사람이 사망했을 때, 그들의 배우자에게 부검을 부탁했지만 허락하지 않았다.

이 유전자가 아이들에게 유전되지 않았다면, 군이 아내의 뇌를

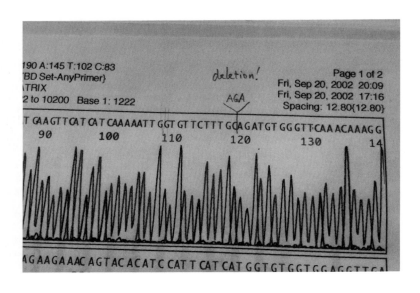

유전자 염기서열 분석 결과, APP를 담당하는 693번째 코돈이 누락되어 있었다.
도미야마가 여기에 'deletion!'이라고 적어두었다.

해부하지 않아도 되기 때문이었다. 실제로 아이들은 모두 유전자 검사를 받았지만, 남편에게 그 유전자가 없었기 때문에 열성 형태로 유전자를 가진 아이는 없었다.

이 'Osaka 변이'에 관해서 도미야마는 논문을 열심히 작성하여 『네이처 메디신』, 『네이처 뉴로사이언스』, 『사이언스』 등 여러 곳에 투고했다.

그러나 모조리 게재 불가였다. 도미야마는 시마다에게 두 환자가 살았던 섬에 가보기를 권유했지만, 그는 거절했다. 그는 의사로서 눈앞의 환자를 우선으로 생각했고, 미래의 환자도 중요하지만 당장 고통받는 사람을 우선 도와주고 싶었다. 게다가 그 섬 주민들의 참여 의사도 고려해야 했다.

우선, 도미야마는 형질 전환 마우스로 아밀로이드 베타의 소중합체가 증가했다는 것과 노인성 반점이 생기지 않는다는 것을 증명했다. 그리고 인간의 타우를 발현하는 야생형(해당 유전자 변이를 동반하지 않은) 마우스와 Osaka 변이를 조합해 주입한 마우스를 교배시켜 형질 전환 마우스를 만들었다. 이 쥐를 이용해 노인성 반점이 생기지 않지만 신경 섬유 매듭이 생기고 신경 세포가 죽거나 기억 장애가 생기는지 검증했다.

『네이처 메디신』에 두 번째로 투고했을 때, 부검을 하지 않았다는 이유로 역시나 게재 불가 판정을 받았다.

피츠버그 화합물 B

계속 고전하고 있던 토미야마의 연구 팀은 2002년 탄생한 피츠버그 화합물 BPittsburgh compound B, PIB 덕분에 돌파구를 찾았다.

이 방사성 화합물은 미국 피츠버그 대학과 스웨덴의 웁살라 대학이 공동으로 만들어 냈다. 피츠버그 화합물 B는 아밀로이드 베타에 들러붙는 특성이 있어서 이를 정맥에 주사하고 양전자 방출 단층 촬영Positron Emission Tomography(이하 PET)으로 살펴보면, 아밀로이드 베타 덩어리를 영상으로 확인할 수 있다. 즉, 부검하지 않고도 노인성 반점의 생성 여부와 아밀로이드 베타가 쌓여 있는지 알게 된 것이다.

2002년 2월에 웁살라 대학에서 환자에게 이 화합물을 투여해 최초로 투영에 성공하고 이를 진단에 이용했다. 시마다가 있는 오사카 시립 대학에 피츠버그 화합물 B를 사용한 아밀로이드 관찰 장치가 도착한 것은 2007년이었다. 피츠버그 화합물 B를 사용한 아밀로이드 관찰 장치로 환자의 뇌를 살펴보았더니 노인성 반점이 확실히 없었다.

논문은 드디어 2008년, 『신경학연보』Annals of Neurology의 심사를 통과했다. 이 저널은 데니스 셀코가 모리 히로시에게 추천한 곳이었다. 인용 지수는 사이언스의 절반 정도였지만 충분히 훌륭한 과학 저널이었다.

도미야마는 모리의 연구실에 들어간 이후 계속 이 'Osaka 변이'를 논문화시키려고 노력했다. 연구실에 들어온 지 10년이 되었지만, 한 편의 논문도 쓰지 못했다. 만약 이 논문이 통과되지 않으면, 본인의 연구자 생명은 끝이라고 생각했었다. 그래서 논문 통과 메일이 도착했을 때, 마음속 깊이 안도했다.

가족성 알츠하이머 컨소시엄

이 변이를 발견하고 6년이 지난 2008년에야 논문이 통과되었다. 사실 도미야마는 논문이 통과되기 1년 전, 학회에서 이 'Osaka 변이'에 관해 발표하고 좋은 반응을 얻었다. 학회 발표는 논문을 내기 전에 논문의 요지를 공표하여 학계의 반응을 알아보는 자리로 가장 핵심적인 부분은 내지 않는다. 도미야마도 이 논문에서 어느 부분이 빠져 있는지는 발표하지 않을 생각이었다.

그런데 발표 후, 도미야마에게 "지금 변이 발표를 한 사람이 당신이지요?"라며 말을 걸어온 사람이 있었다. 뒤돌아본 그곳에는 모자의 챙을 뒤로 눌러쓴 어떤 젊은이가 있었다.

"당신이 발견한 변이는 동형접합homozygous 형태로 GAA가 빠져 있더군요."

"어떻게 알았습니까?"

"슬라이드에 있었으니까요."

이 젊은 학자는 세인트 루이스에 위치한 워싱턴 대학의 랜달 베이트만이었다. 그는 이어서 이렇게 말했다.

"저희 대학에서 가족성 알츠하이머 컨소시엄을 만들고 있습니다. 괜찮다면 참가하지 않겠습니까?"

베이트만이 이야기한 컨소시엄은 다음 장에서 살펴볼 DIAN Dominantly Inherited Alzheimer Network 프로그램으로, 프롤로그에 등장했던 아오모리의 가족성 알츠하이머 사례와도 관련이 있다.

아이슬란드 변이

이 'Osaka 변이' 이외에도 아밀로이드 연쇄반응 가설 이론의 결정적인 증거는 2012년 7월에 『네이처』에 발표된 어떤 논문에 있었다.

이 논문은 알츠하이머가 되기 어려운 돌연변이를 밝혔다. 이 돌연변이는 아밀로이드 베타의 산출과 관련 있는 APP 유전자에서 발생했는데, 이 유전자를 가지고 있으면 알츠하이머에 걸릴 확률이 5분의 1에서 7분의 1이 된다.

아이슬란드의 디코드 제네틱스deCODE Genetics가 1,795명의 아이슬란드인의 모든 게놈 배열과 병력을 비교하여 이 유전자 변이를 발견했다. 이 연구 팀은 약 40만 명 이상의 스칸디나비아인을 대상으로도 이 변이를 조사했다.

이 유전자를 가지고 있으면 베타 세크라타아제라는 가위가 끼어들기 어렵고 이는 아밀로이드 베타가 산출되기 어렵다는 것을 의미한다. 아밀로이드 베타가 산출되지 않으면 알츠하이머에 걸리지 않는다. 즉 아밀로이드 베타가 병의 트리거trigger(계기)라는 증거였다.

그렇다면 왜 바피네주맙이나 솔라네주맙은 효과가 없었을까? 이 두 약의 시험 대상은 경증mild에서 중등도moderate의 알츠하이머 환자였다.

'어쩌면 시기가 늦거나 투여량이 적었던 것이 아니었을까?'라는 의문이 생겼다. 이에 과학자들은 피츠버그 화합물 B를 사용해서 시험을 재설계하고 투여 시기에 주목했다.

17
발병 이전을 조사하다

가족성 알츠하이머 집안사람들의 도움을 받아 발병 30년 전을 살펴볼 수 있었다. 그리고 세인트루이스의 워싱턴 대학을 거점으로 시작된 국제 연구는 발병 전 뇌 속의 변화를 밝혔다.

알츠하이머는 알로이스 알츠하이머Alois Alzheimer에 의해 발견되었을 때부터, '노인성 반점'과 '신경 섬유 매듭'을 병의 원인으로 생각했기 때문에 오랫동안 발병 이후의 치료가 주목 받아 왔다. 하지만 '발병 이전'을 중요하게 여기고 접근한 일부 과학자들도 있었다. 세인트 루이스에 위치한 워싱턴 대학의 존 모리스가 그중 한 사람이다.

1990년대 초반부터 신경해부학자인 조엘 프라이스와 함께 초기 건망증으로 방문한 사람들을 대상으로 조사했다. 두 사람은 이들과 정상 피검자 사이에 어떤 차이가 존재할 것이라고 생각했다.

그런데 초기 건망증 환자보다 오히려 비교 대상인 '정상 피검자'에게 병리가 발견되었다. 인지기능 면에서는 어떤 문제도 없었던 사람들이었는데 다른 병으로 사망한 후 부검했더니 놀라운 케이스가 이어졌다. 인지기능 면에서 전혀 문제가 없어서 정상 피검자 그룹으로 분류했지만, 부검해 보니 병리상으로 알츠하이머인 사람들이 있었던 것이다.

그들에게 발견된 병리는 노인성 반점과 신경 섬유 매듭이었다. 이 사람들은 실제로 인지기능 면에서 문제가 있었을까? 그렇지 않았다. 이러한 경우를 막기 위해 CDRClinical Dementia Rating이나 GDSGlobal Deterioration Scale 등 치매의 병기stage를 평가하는 임상치매 평가척도를 진료 현장에서 사용하고 있다.

오진은 아니었다. 그렇다면 알츠하이머 발병 전부터 아주 오랫동안 뇌 속에서 변화가 발생하는 것은 아닐까? 이러한 의문에서 출발한 것이 '성인 아동 연구'Adult Children Study였다.

1990년대에 진행되었던 모리스와 프라이스의 연구는 65세 이상을 대상으로 했다. 어쩌면 연령을 너무 높게 잡은 건 아닐까? 그렇다면 알츠하이머가 발병하기 훨씬 이전을 살펴볼 필요가 있었다. 이에 대상 연령을 45세 이상으로 바꾸었다.

피츠버그 화합물 B는 2002년 발견되었고, 2004년에는 두 사람이 있는 워싱턴 대학의 알츠하이머 연구소에서도 피츠버그 화합물 B를 이용한 PET 스캔이 가능해졌다. 이 스캔을 이용하면 살아 있는 인간의 뇌 안에 쌓여 있는 아밀로이드 베타를 확인할 수 있다.

　두 사람은 2005년부터 미국 국립노화연구소(이하 NIA)에서 5년 동안 보조금을 받아서 그리고 부모나 가까운 친척 중에 알츠하이머 환자가 있는 정상 피검자를 모집하여 아밀로이드 베타가 쌓이는 정도를 조사하는 연구를 진행했다.

부족한 샘플 수

　이 무렵 'Osaka 변이'를 발견한 도미야마에게 말을 걸었던 랜달 베이트만이 등장한다.

　베이트만은 데이비드 홀츠먼의 연구실에서 '중추 신경계에 나타나는 단백질의 생산과 제거'에 관해서 연구했다. 중추 신경계에서 단백질 생산은 APP에서 아밀로이드 베타가 산출되는 것과 같은 과정을 말하고, 단백질 제거는 이 아밀로이드 베타를 체외로 배출하는 것을 말한다.

　이때 베이트만은 안정동위원소표지 역동학 기법Stable Isotope Labeling Kinetics이라는 기술을 개발했는데, 이 기술로 아밀로이드 베타의 생산과 제거 속도를 확인할 수 있었다. 그는 맨 처음에는 산발성 알츠하이머에서 SILK를 시험해 보았다. 이때 존 모리스로부터 가족성 알츠하이머 환자를 조사하자는 권유를 받았다.

　이에 베이트만은 성인 아동 연구의 보조 프로그램의 목적으로,

프로젝트에 가족성 알츠하이머 조사를 추가하여 NIA의 예산을 확보했다. 우선 워싱턴 대학이 파악한 가족성 알츠하이머의 유전자를 가진 20명의 참가자를 대상으로 조사를 시작했다.

프레세닐린 1, 프레세닐린 2, APP의 유전자 변이를 가지고 있는 참가자에게 PET 스캔, MRI, 요추 천자lumbar puncture(신경 계통 질환의 진단에 필요한 수액 채취 또는 약제 주입의 목적으로 요추 사이에서 긴 바늘을 지주막하강蜘蛛膜下腔에 찔러 넣는 일)에 의한 뇌척수액 검사 등을 통해 아밀로이드 베타나 타우의 모습을 관찰했다. 그러나 연구 참가자의 수가 20명 정도였기 때문에 샘플 수는 턱없이 부족했다.

모리스와 베이트만은 국제 연구를 떠올렸다. 가족성 알츠하이머에 걸린 환자와 그 가족들을 파악하고 있는 대학병원이 전 세계에 있을 것이다. 각 나라의 연구 시설과 연계해서 참가자의 수를 늘린다면, 이를 증명할 수 있지 않을까?

2008년에 NIA에 연구비를 신청하고 진행한 국제 연구였지만, 심사자 중에서는 참가자가 모이지 않을 것이라며 회의적으로 보는 전문가도 있었다. 예산은 승인되었지만 심사자는 다음과 같은 코멘트를 남겼다.

"최소 240명 정도의 참가자를 모집할 것을 제안합니다."

모리스는 이 코멘트를 보고 화가 났다. 참가자가 모이지 않을 것이라고 돌려 말하는 것과 같았기 때문이다.

언어나 문화의 차이를 뛰어넘어

미국, 영국, 호주 등의 영어권 대학의 연구 시설에서 DIAN 프로젝트가 시작되었다. 앞으로 이 네트워크를 비영어권 국가까지 확장하여 연구 참가자의 수를 늘리는 것에 성공 여부가 달려 있었다.

언어나 문화가 다르더라도 공통된 프로토콜로 검사와 관찰 연구를 진행해야 하는 부분이 가장 어려웠다. 영어권은 비교적 수월했지만 비영어권은 문화의 차이를 고려하여 공통 프로토콜을 세심하게 번역해야 했다.

알츠하이머 환자의 인지기능을 간략하게 평가하는 도구로, 간이 정신 상태 검사Mini-Mental State Examination, MMSE가 있다. 이 검사에는 사계절에 관한 질문이 있는데, 계절의 변화가 없이 우기와 건기 등으로 나뉘는 나라에서는 관련 문항을 수정해야만 했다. 이러한 난관을 극복하며 참가국의 수를 늘려갔다.

이 과정에서 큰 도움이 되었던 것은 2012년에 『뉴잉글랜드 저널 오브 메디신』에 실린 논문이었다. 이 저널은 임상을 주제로 하는 논문을 주로 게재하는데 인용 지수가 『네이처』의 두 배에 달한다. '가족성 알츠하이머에서 임상과 바이오마커의 변화'라는 논문은 2008년부터 시작된 DIAN 연구를 처음으로 기록하여 전 세계 알츠하이머 연구자들에게 충격을 주었다.

발병 나이를 원년으로 설정하다

베이트만에게는 아이디어가 있었다. 가족성 알츠하이머의 경우 젊은 나이에 발병하는 경우가 많았고 가족 내에서는 발병 나이가 대개 비슷했다. 그래서 DIAN에 참여한 가족성 알츠하이머 환자들에게 알츠하이머 발병 시기에 대해 청취 조사를 철저하게 할 필요가 있었다.

이것은 혁명적인 생각이었다.

이 조사를 토대로 각 가족의 발병 나이를 원년으로 보았다. DIAN에서는 미발병 단계, 경도인지장애Mild Cognitive Impairment, MCI 혹은 경증 알츠하이머를 참가 기준으로 삼았다. 예를 들면 어떤 가족의 발병 나이가 40세라면 20세나 30세부터라도 참가할 수 있었다.

모리스나 베이트만은 가족성 알츠하이머가 타임머신 같다고 생각했다. 자녀들이 부모의 발병을 보며 자신의 미래를 볼 수 있다면, 분명히 반대 상황도 가능할 것이다. 일반적인 산발성 알츠하이머의 경우는 애초에 발병 나이를 알 수 없고, 과거로 거슬러 올라가는 것이 불가능하다. 건강한 사람의 변화를 살펴보려면 10~20년이라는 시간이 족히 필요하다.

그러나 가족성 알츠하이머의 경우, 그 가족의 발병 나이를 청취 조사로 밝혀내고 발병 나이보다 젊은 가족 구성원이 DIAN에 참여한다면, 현재라는 시점에서 환자의 과거를 추론해볼 수 있다.

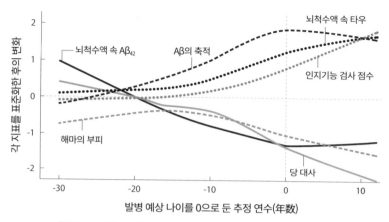

그래프 내 라벨:

2

1

0

-1

-2

각 지표를 표준화한 후의 변화

뇌척수액 속 Aβ₄₂

Aβ의 축적

뇌척수액 속 타우

인지기능 검사 점수

해마의 부피

당 대사

-30   -20   -10   0   10

발병 예상 나이를 0으로 둔 추정 연수(年数)

"Clinical and Biomarker Changes in Dominantly Inherited Alzheimer's Disease"
『The New England Journal of Medicine』, 30 August 2012

인지기능 검사 점수 증가는 인지기능의 약화를 의미하며
뇌세포의 당 대사 감소는 뇌세포나 시냅스 기능의 저하를 의미한다.

이 프로젝트는 기존의 관찰 연구와 달리, 가족성 알츠하이머 중에서도 발병하지 않은 사람을 연구 참가자로 삼았다. 18세 이상이면 참여할 수 있고, 참가자는 PET 스캔, MRI, 요추천자를 통해 뇌척수액을 검사하거나 혈액 검사를 한다.

워싱턴 대학의 DIAN 팀에는 통계 분야의 전문가도 참여하여 총 125명의 참가자 데이터를 분석했으며, 이를 하나의 도표로 정리한 것이 위의 그래프이다. 이 도표는 전 세계의 알츠하이머 연구자에게 충격을 안겨 주었다.

히로사키 대학의 의학 연구과 교수 쇼지 미키오도 그중 한 사람이었다. 그는 히로사키 대학에서 와타나베 슌조, 다사키 히로이치가 진찰한 아오모리의 가족성 알츠하이머의 가계(프롤로그, 3장과 5장 참고)를 이어서 연구하고 있었다. 다사키가 1990년대에 발에 불이 나도록 직접 돌아다녀 만든 가계도도 그가 이어받았다. 덕분에 이 DIAN에 아오모리 집안도 참여하게 되었다.

앞 페이지의 그래프는 알츠하이머가 발병하기 전, 즉 뇌의 변화가 발생하기 30년 전부터 살펴본 것이다. 이를 토대로 발병 이후, 10년 정도의 변화를 예측했다. 125명의 데이터에 따르면 아밀로이드 베타는 발병하기 20년 전부터 쌓이기 시작하며, 타우는 발병 10년 전부터 급속도로 불어난다. 해마의 부피가 줄어들기 시작하는 것은 10년 전부터였다. CDR, MMSE, 논리 기억 등의 인지 지능은 발병 15년에서 10년 전부터 저하되었다.

이 논문은 바피네주맙과 솔라네주맙의 3상 임상 시험이 실패하고 개발 중지가 정해진 이후 발표되었다. 이에 제약 회사와 과학자들은 임상 시험의 시기가 잘못 설정되었던 게 아닌지 생각해 보게 되었다. 애초에 증상이 어느 정도 진행된 알츠하이머 환자를 대상으로 했던 바피네주맙이나 솔라네주맙의 임상 시험 시기 자체가 너무 늦지 않았는지, 다시 검토해야 했다.

18

아두카누맙의 발견

바이오젠Biogen의 알프레드 샌드록Alfred Sandrock은 바피네주맙의 실패를 주의 깊게 살펴본 '드럭 헌터'였다. 그는 바피네주맙의 실패를 토대로 '자연 항체' 시험을 설계했다.

데일 솅크는 바피네주맙의 3상 임상 시험 결과를 알기 몇 년 전부터 같은 부지 내에 네오톱Neotope이라는 자회사를 설립하고 그곳으로 피터 서버트와 도라 게임스를 보냈다. 솅크는 엘란이 개발 거점을 폐쇄한 후, 잠시 동안 네오톱을 운영하게 되었다.

그러나 이곳에서 할 수 있는 프로젝트는 한정적이었다. 얼마 없는 프로젝트를 계속하기 위해 엘란에서 여러 이야기가 오갔지만, 많은 프로젝트가 개발 거점 폐쇄와 동시에 중지되었다.

2012년 12월, 솅크는 엘란에서 완전히 나와 프로테나Prothena라는 의료 벤처 기업을 세웠다. 오른팔이나 다름 없는 피터와 도라에게 함께 연구를 계속하기를 여러 차례 권유했지만 두 사람 모두 쉽게 승낙하지 않았다. 피터는 당시 56세였는데 이 분야 연구에 최선을 다했다고 생각하여 퇴직을 신청했고, 도라 또한 57세에 간에 문제가 생겨 은퇴를 결정했다.

리사 맥콘록은 엘란의 개발 거점 폐쇄를 마지막까지 지켜본 팀에 있었다. 엘란은 AN1792의 실패와 회계 스캔들 이후, 약을 단독으로 개발하는 힘을 잃어버리고 많은 프로젝트에 공동으로 참여하게 되었다. 개발 거점을 폐쇄할 때는, 400개나 되는 냉동고를 정리하고 카탈로그를 만들어 그 자료를 각 프로젝트의 파트너에게 보내야 했다.

이 작업은 꽤 힘든 작업이었다. 왜냐하면 프로젝트에 참가했던 연구자들이 하나둘 떠나면서 냉동고 안에 무엇이 있는지 알고 있는 사람이 거의 없었기 때문이다. 연구실에는 결국 열두 명이 남았고 이들이 이 작업을 이어나갔다.

리사는 언제나 아테나가 '최고'라고 생각해 왔다. 데일 셴크의 리더십을 필두로 새로운 길을 개척하고, PDAPP 마우스나 백신 요법 등을 발표하여 전 세계를 놀라게 했던 일들이 늘 자랑스러웠다.

그녀가 대학을 졸업하고 다른 바이오벤처에 막 입사했을 때 최고가 되고 싶냐는 질문을 받은 적 있었다. 아니라고 대답하는 그녀에게, 상사는 반드시 최고가 될 필요가 없다고 이야기했는데 거기에는 나름의 이유가 있었다.

산업 과학은 학구적인 연구와는 달리, 연구하는 약이 임상 시험을 통과하여 실용화되는 것이 중요하다. 새로운 약을 개발하는 첫 주자는 항상 투여량과 부작용을 전혀 알 수 없는 상황에서 임상 시험에 들어가기 때문에 실패로 끝나는 경우가 대부분이었다. 상사는 이러한 실패를 토대로 후발 주자가 성공하는 일이 오히려 많다는 이야기를 들려주었다.

세계 최고가 되려고 했던 것이 잘못이었을까? 리사는 낙원이라 불리던 곳이 폐쇄되고 팀의 해산을 지켜보면서 앞으로의 일을 걱정했다. 이제 60세가 가까웠기 때문이다. 자신도 피터나 도라처럼 은퇴를 준비해야 할까? 그렇게 되면 친구인 래 린 버크와 좀 더 함께 할 수 있을 것이다. 과중한 업무 때문에 그녀와 충분한 시간을 보내지 못했던 것이 늘 마음에 걸렸다.

래 린 버크는 2012년에 SRI 인터내셔널을 그만두었지만, 리사는 관련 분야에 관한 이야기를 그녀와 자주 나눴다. 조용히 듣고만 있던 래 린 버크가 말했다.

"너만은 과학 세계를 떠나지 마. 그건 우리의 전부야."

리사는 그 말을 듣고 깜짝 놀랐다.

UCSF는 윌리엄 러터라는 유명한 멘토가 있는 유전공학 분야의 최고 대학이었다. 연구 경쟁은 치열했지만, 항상 새로운 것을 찾는 그의 모습은 모든 연구자의 피와 살이 되었다. 이렇게 과학은 그저 단순한 직업이 아니었다. 천직이었다.

"연구를 하지 못하고 집에 있는 것만큼 괴로운 일도 없어."

래 린 버크는 괴로운 듯이 말했다.

결국 리사는 UCSF에 학자로서 돌아가기로 했다. 아직 과학자로서 자신의 인생은 끝나지 않았다고 생각했다.

점점 상태가 나빠진 래 린 버크

래 린 버크의 상태는 조금씩 나빠졌다. 리사에게 조언은 할 수 있었지만 식당에서 직접 결제하기는 어려웠다. 그녀는 지갑을 떨어뜨리지 않기 위해 클립으로 고정해 두었지만, 그것마저 소용없었다.

바피네주맙의 개발 중지는 그녀와 레지스 켈리에게 괴로운 일이었다. 곧바로 다른 임상 시험을 시작하고 싶었지만, 한 가지 항체 약을 시험한 사람은 다른 임상 시험에는 들어갈 수 없었다. 혼자서 갔던 파티도 이제는 간호사를 데리고 가야만 했다. 환각도 보였다.

리사는 간호사의 연락을 받고 래 린 버크의 집으로 급하게 갔던 적이 있다. 이때 그녀는 환각을 보고 있는 듯했다. 다른 사람의 말을 전혀 듣지 않았고 의사가 처방해 준 약을 먹고 나서야 조용해졌다. 낮에만 받던 간호를 밤에도 받아야 했고, 결국 간호사가 24시간 상주하게 되었다.

레지스 켈리는 집이 점점 시설로 변해 간다고 느꼈다. 집에는 언제나 간호사가 있었고 여러 비용도 만만치 않았다. 과학에 관한 것이라면 언제든지 즐겁게 대화를 나누었던 그녀가 남편에게는 말수가 줄어들게 되었다. 필리핀에서 이민 온 도우미 아주머니에게는 농담도 건넸지만, 레지스 켈리와 더는 과학 이야기를 하지 않게 되었다.

그는 자신이 알고 있던 아내가 점점 변해가고 있다고 느꼈다.

드럭 헌터

리사 맥콘록이 처음 있던 회사에서 배운 교훈처럼 바피네주맙을 눈여겨본 사람이 있었다.

바로 바이오젠의 알프레드 샌드록이었다. 그는 데일 솅크 같은 천재는 아니었지만 업계에서 '드럭 헌터'라는 별명이 있었다. 2000년대가 되자 대형 제약 회사는 벤처나 다른 제약 회사에서 개발권을 사서 블록버스터를 내놓는 방법으로 영업 방식을 바꿨다. 그는 업계의 흐름을 주시하고 있다가, 가능성이 보이는 약을 찾아 감정하고 바이오젠에 들여왔다. 그중에서도 티사브리Tysabri와 텍피데라Tecfidera라는 다발성 경화증 약, 스핀라자Spinraza라는 척수성 근위축증 약을 도입하여 성공했다. 바이오젠은 이 단 세 개의 약으로 135억 달러 매출의 58퍼센트를 벌었다. 그는 아주 적은 데이터에서 장점을 발견해 승인 가능성이 있는 원석을 찾아내는 데 천재적인 감각이 있었다.

그는 1957년에 요코하마에서 태어나 아홉 살까지 일본에서 살

왔다. 아버지는 미군 파일럿이고 어머니는 일본인이었다. 아버지가 파나마로 전근하여 18세까지 그곳에서 지냈고 스탠퍼드 대학에서 학사를 취득했다. 그 이후 하버드 의학전문대학원에 진학했고 그곳에서 임상의 자격인 MD와 박사 학위를 취득했다.

샌드록은 하버드의 데니스 셀코 강의를 통해 아밀로이드 연쇄반응 가설 이론을 처음 접했다. 당시는 가족성 알츠하이머의 원인 유

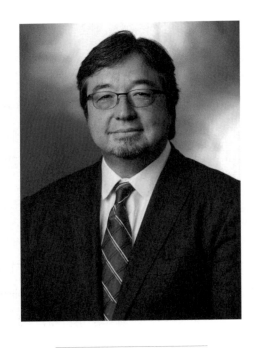

알프레드 샌드록

전자를 APP, 프레세닐린 1, 프레세닐린 2, 이렇게 세 개로 보던 시기였다. 이 유전자들은 모두 아밀로이드 연쇄반응 가설로 설명할 수 있다. 이 가설에서는 APP에서 아밀로이드 베타가 산출되는 방식, 아밀로이드 베타가 잘릴 때 효소의 움직임과 관련 있는 유전자 이상 등에서 모두 노인성 반점과 신경 섬유 매듭이 병리로 발견되는데, 이를 병의 원인으로 보았다. 샌드록은 이 이야기에 감명을 받고 셀코의 강의를 유심히 들었다.

1997년 바이오젠에 입사했다. 입사하고 3년째인 어느 날, 데일 셴크와 피터 서버트가 『네이처 메디신』에 투고한 논문을 읽고 충격을 받았다.

아밀로이드 베타 항체를 PDAPP 마우스에 투여했더니, 81퍼센트에서 93퍼센트 정도 아밀로이드 반(노인성 반점)이 제거되었다는 것이다. 이것은 훗날 제2세대 항체 약의 가능성을 크게 시사하는 논문이었다.

보스턴에 있는 바이오젠에서 근무하던 샌드록은 곧바로 데일 셴크에게 연락하여 공동 개발을 신청했다. 그러나 이때, 엘란은 바피네주맙을 독자적으로 개발하기 위해 그의 제안을 거절하고 대신에 엘란은 시험이 신통치 않았던 티사브리를 제안했다.

그러나 타시브리는 2006년에 승인되어 바이오젠의 돈줄이 되었다. 이렇게 원석을 보는 눈이 있는 샌드록은 엘란의 AN1792과 바피네주맙의 실패를 주시하고 있었다.

그에게는 새로운 항체 약인 BIIB037이 있었다. 이 약은 훗날 '아두카누맙'이라고 불리는데, 그는 이 약의 공동 개발권을 취리히 대학의 로저 니치와 크리스토프 혹의 회사인 뉴리문Neurimmune에서 샀다. 2007년 11월의 일이었다.

'자연 항체'를 얻다

시곗바늘을 뒤로 돌려 취리히 대학에서 진행된 AN1792의 임상 시험 당시로 돌아가 보자.

앞서 10장에서 취리히 대학의 로저 니치와 크리스토퍼 혹이 AN1792를 투여한 30명 환자의 추적 조사를 시작했다고 언급한 적이 있다.

이 추적 조사는 투여 후 1년 동안 진행되었다. 두 사람은 항체가 생기지 않은 환자 열 명에게 뇌염이 발병했다는 점에서 부작용이 백신의 자가 면역 질환autoimmune disease(바이러스, 세균 등 외부 침입자로부터 몸을 지키는 면역 세포가 자신의 몸을 공격하는 질환)일 가능성이 있다고 생각했다(『네이처 메디신』, 2002년). 게다가 시간이 지나도 항체가 생긴 20명은 항체가 생기지 않은 10명보다 인지 기능이 떨어지지 않았다는 조사 결과도 보고했다(『뉴런』, 2003년).

이 두 사람은 아주 독특한 방법으로 독자적인 항체 약을 찾는 연구를 했다.

먼저 데니스 셀코가 아밀로이드 베타는 뇌 속에서만 생기는 것이 아니라, 인체의 여러 곳에서 아밀로이드 베타가 생성된다는 것과 이 아밀로이드 베타에 대항하는 항체도 자연발생적으로 생성된다는 것을 밝혀냈다. 2005년에는 하버드 대학의 로버트 모이어와 루돌프 탄지가 알츠하이머 환자에게 자연 발생 항체가 적다는 사실을 발견했고 이 결과를 발표했다.

두 사람은 바로 이러한 논문에 주목했다. 정답은 바로 '자연 발생 항체'였다. 인간의 몸에서는 자연적으로 APP에서 절단된 아밀로이드 베타가 나오는데, 이에 대응하여 자연 발생적으로 항체도 만들어진다.

일부러 PDAPP 쥐에서 항체를 추출해 이것을 '인간화'하지 않아도 인간의 몸에서 저절로 생긴 항체를 약으로 만들 수 있을지 모른다고 생각했다. 항체가 생성된 사람은 알츠하이머에 걸릴 확률이 낮았기 때문이다.

취리히 대학의 부속병원에서 환자를 오래 관찰했던 크리스토퍼 혹은 1,000개 이상의 검체를 가지고 있었다. 이 검체 중에서 알츠하이머 위험 인자risk factor가 높은데도 발병하지 않은 사람 또는 발병했어도 어느 정도 괜찮은 상태를 유지하고 있는 사람을 찾았다. 이러한 사람은 분명히 강한 항체를 가지고 있을 것이다.

쥐를 이용해 만드는 인공적인 항체는 '인간화'했을 때, 뇌의 아밀로이드 베타가 아닌 다른 곳에 들러붙는 경우가 있었다. 그는 이 현상이 효율을 떨어뜨린다고 생각했다.

게다가 항체를 만들 때, 아밀로이드 베타의 단일체monomer(고분자화합물 또는 화합체를 구성하는 단위가 되는 분자량이 작은 물질)에 대응하는 것이 좋은지, 삼합체trimer(중합하기 쉬운 성질이 있는 저분자량의 화합물이 3분자 결합한 생성물)가 좋은지, 아니면 소중합체가 좋은지, 베타시트 구조를 취한 아밀로이드 반(노인성 반점)에 대응하는 것이 좋은지, 시험을 직접 해 보지 않고서는 어떤 것이 효과가 있는지 전혀 알 수 없다.

그러나 자연 발생한 항체는 인간이 200만 년 동안 진화하며 만들어 낸 면역 시스템이 고른 항체이기 때문에 완벽하게 유해한 것

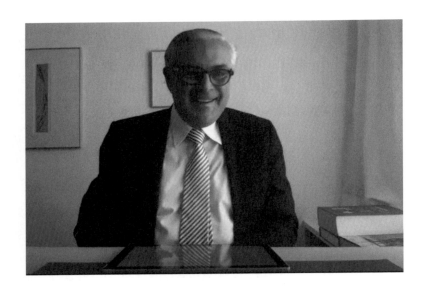

로저 니치, 스위스 취리히의 뉴리문 회사에서

에 들러붙어 무력화시킬 수 있을 거라 생각했다.

기억 B세포memory B cell에서 이에 대응하는 항체를 인코드했다. 100만 개의 기억 B세포에서 항체를 스크리닝하는 시스템에 RTMReverse Translational Medicine(역중개의학)이라는 이름을 붙였다. RTM을 사용해서 백혈구에서 얻은 유전정보를 이에 대응하는 항체로 번역할 수 있게 되었다. 또한 이 RTM을 사용해서 2006년 12월 항체 BIIB037을 발견했고 이것이 훗날 아두카누맙이 된다.

에자이의 주력 분야는 항체 약이 아니다

바이오젠의 알프레드 샌드록과 취리히 대학의 로저 니치는 하버드 의학전문대학원 시절에 지도교수가 같았다. 두 사람은 의학전문대학원의 의료 관련 기관인 매사추세츠 종합 병원 신경과에서 존 그로우든 교수 지도하에 임상 수련을 했다. 이렇게 해서 알프레드 샌드록은 1992년에 독일에서 온 로저 니치를 만나게 된다.

2003년 샌드록은 뉴론에 게재된 논문을 본 후, 곧바로 로저 니치에게 연락했고 보스턴에 있는 바이오젠에 초빙하여 강의를 부탁했다. 이를 계기로 두 사람의 인연은 다시 시작된다. 로저 니치와 크리스토퍼 혹은 RTM의 특허를 따고, 2006년 11월에 신약 벤처 기업 '뉴리문'을 설립했다. 두 사람이 새롭게 발견한 '자연 항체'의 공동개발권을 사기 위해 많은 제약 회사가 뉴리문의 문을 두드렸다.

에자이도 그중 하나였다. 런던에서 에자이의 관계자가 로저 니치와 만났지만, 로저는 공동 개발을 한다면 항체 약 경험과 생산 시설을 갖추고 있는 곳이 좋겠다고 생각했다. 항체 약은 배양을 포함해 특수한 시설이 필요했지만 에자이에는 이 시설과 노하우가 없었다.

반면 바이오젠은 이미 다른 분야에서 항체 약을 만든 경험이 있었고 생산 시설도 완벽했다. 시험 경험이 있는 만큼 도움이 되리라 생각했고, 알프레드 샌드록과의 인연도 있었다. 이렇게 해서 2007년 11월, 바이오젠은 이 '자연 항체'의 공동 개발권을 취득했다.

2상 임상 시험 개시

뉴리문과 바이오젠은 바피네주맙의 실패에서 여러 가지를 배웠다. 엘란의 임상 시험은 우선 환자 선정부터 잘못되어 있었다. PET(양전자 방출 단층촬영)이 아직 충분히 보급되지 않은 시기에 시작된 시험이었기 때문에 시험 참가 여부를 문진으로 정했다. 즉 진짜 알츠하이머 환자인지 아닌지 PET를 찍지 않아서 알 수 없었다. 그래서 20~30퍼센트는 알츠하이머가 아닌 환자가 등록되었다고 보았다(실제로 2015년에 발표된 바피네주맙의 시험 추적 조사를 보면 3분의 1의 연구 참가자가 PET 검사를 하지 않은 채 시험에 참여했다는 것을 알 수 있다. AN1792에서는 한 명도 PET를 찍지 않았다. 2019년 7월에 발표된 14년 후의 추적 조사에서 22명 중 5명의 치매 증상은 알츠하이머가 아닌 다른 병에서 기인했다는 사실이 밝혀졌다.).

또한 중등도moderate까지 증상이 진행된 환자를 대상으로 한 것이, 처음부터 잘못 설정되었다고 보았다. 대신에 가장 빠른 단계인 MCI(경도인지장애)나 경증mild환자를 선택해서 시험에 참여할 수 있게 해야 한다고 생각했다.

이러한 문제는 참가자가 시험에 참여할 때 PET 스캔으로 스크리닝해서 해결할 수 있다. 아밀로이드 베타가 막 쌓이기 시작한 단계인 MCI 또는 경증 환자가 등록할 수 있도록 시험을 설계하기로 했다.

여기에 투여량에 관해서도 대담한 판단을 내렸다. 알프레드 샌드록은 바피네주맙의 실패 원인은 너무 적은 투여량에 있다고 생각했다. 1밀리그램으로는 효과가 나타날 리가 없었다.

실제로 BIIB037은 최적의 투여량을 PET를 사용하면서 결정했다. 1상 임상 시험에서는 30밀리그램이나 60밀리그램, 100밀리그램까지 시험했다. 60밀리그램에서 ARIA가 생겼기 때문에 2상에서는 위약, 1밀리그램, 3밀리그램, 6밀리그램, 10밀리그램, 이렇게 다섯 단계로 진행하기로 했다.

10밀리그램은 바피네주맙 투여량의 열 배였지만, 이 정도 투여량에서는 ARIA가 아주 심각한 부작용이 아니라는 것을 확인했다. 이 경우에는 그냥 놔두면 자연적으로 치료되었다. 병의 증상이 나타나지 않아 알아차리지 못하는 환자도 있었다. 이렇게 해서 PET를 사용해 선정된 165명의 환자가 참여한 2상 임상 시험은 2012년

10월부터 미국의 33개 시설에서 실행되었다. 이것은 바피네주맙이 3상 임상 시험에서 실패하고 2개월 후의 일이었다.

아두카누맙aducanumab이라는 이름은 뉴리문의 로저 니치와 바이오젠에서 붙였다. 세 번째 글자인 U는 자신들이 있는 취리히Zurich의 U에서 따왔다. 네 번째 글자와 다섯 번째 글자인 CA는 바이오젠이 있는 케임브리지Cambridge에서, 맨 앞의 AD는 알츠하이머(AD)와 최초의 환자였던 아우구스테 데터(프롤로그 참고)에서 따왔다.

로저 니치는 100년 전에 이 병을 발견한 알로이스 알츠하이머 박사처럼 독일 출신이었다. 아두카누맙이야말로 아우구스테 데터의 뇌에서 처음 이 병을 발견했던 시절부터 오래 이어져 온 환자와 가족의 괴로움을 멈출 수 있을 것이라 믿었다.

19

벼랑에서 떨어지다

아리셉트의 특허가 끝나자 에자이의 매출은 급락한다. 이때 비즈니스 개발부
의 스즈키 라미는 시험 비용을 절반으로 줄이기 위해 공동 개발 파트너를 찾고
있었다.

에자이는 아리셉트 이후, 다른 신약을 시장에 내놓지 못했다. 그
리고 아리셉트와 파리에트의 특허가 끝나는 시기를 맞이했다. 에자
이는 아리셉트의 특허권으로 2009년에 3,228억 엔 정도의 매출을
올렸는데, 이 약의 특허권이 미국에서는 2010년 11월, 일본에서는
2011년 6월, 유럽에서는 2012년 2월에 끝날 예정이었다. 게다가 파
리에트도 일본에서는 2010년 1월, 유럽에서는 2012년 11월, 미국
에서는 2013년 11월에 특허권 소멸을 앞두고 있었다.

이 기회를 기다리고 있던 다른 제약 회사가 저렴한 제네릭 약품

을 출시해 재빠르게 시장에서 아리셉트의 자리를 빼앗았다. 미국에서는 다이이찌산쿄가 아리셉트의 제네릭제품을 출시하여 공격적으로 시장 점유율을 넓혔다.

2009년에는 8,032억 엔에 달했던 에자이의 매출이 급속도로 하강하기 시작했으며, 2010년에는 6,480억 엔, 2012년에는 5,737억 엔이 되었다. 겨우 3년 사이에 금액으로는 2,295억 엔, 전체 매출의 30퍼센트가 날아갔다.

결국 에자이는 모두가 두려워하는 '특허 절벽'으로 굴러떨어졌다. 사업과 제품을 매각할 수밖에 없는 상황이 이어졌다. 바피네주맙의 실패로 개발부를 닫은 엘란은 적대적 매수의 표적이 되었고, 2013년 7월 미국의 의약품 판매회사인 페리고Perrigo에 86억 달러로 매수되었다. 이렇게 해서 엘란의 역사는 끝났다. 하지만 에자이는 엘란의 선례를 그대로 밟을 수는 없었다.

BACE 억제제의 공동 개발 상대를 찾다

영국의 의약 벤처 캐피털에서 2004년 4월 에자이에 입사한 스즈키 라미는 사업개발부에서 일을 시작한 직후, '특허 절벽'에 관한 이야기를 들었다. 아리셉트와 파리에트의 특허는 2010년 초반에 끝날 예정이었다. 그래서 그 이후를 대비하기 위해 곧바로 시장에 내놓을 수 있는 약을 도입해야만 했다. 이것이 사업개발부의 사명이었다.

스즈키는 원래 암 연구자였다. 영국에서 석사 공부를 하던 시절에 친구 두 명이 암으로 쓰러진 적이 있었다. 이를 계기로 암 연구의 길을 걷다가 박사 학위를 취득한 후, 연구원으로 유방암 약 개발 연구를 하고 있었다. 그러나 대학 연구의 한계를 느끼고 좀 더 빨리 직접적으로 도움이 되는 일은 없을까 하던 찰나에 의료 벤처로 이직했고 그 후 에자이에 들어왔다. 에자이에서도 항암제를 들여오자는 말이 있었지만, 항암제는 인기가 많아서 도입이 쉽지 않았다.

스즈키가 2013년부터 착수했던 건 치매 분야의 약이었다. 에자이는 당시 치매약 임상 시험의 신약 후보 물질로 좋은 카드를 몇 장 가지고 있었다. 그중에서 E2609라는 물질은 훗날 엘렌베세스타트elenbecestat라는 이름이 붙은 저분자 BACE 억제제였다.

이것은 베타 세크레타아제에 의해 잘린 APP에서 산출되는 아밀로이드 베타를 막는 약리 작용을 하는데, 저분자라는 것이 큰 장점이었다. 그러나 항체 약을 만드는 데는 돈이 많이 들었다. 예를 들어 약이 승인되어도 한 달 치 약 가격이 어림잡아 1인당 100만 엔 정도 들었다. 그만큼 비용 면에서 어려움이 있었다.

이런 점에서 저분자 화합물은 제조가 쉽고 아리셉트처럼 적절한 가격으로 시장에 내놓을 수 있다. 보험 승인까지 생각하면 크게 기대해 볼 만했다.

이때 이미 1상 임상 시험을 통과한 상태였다. BACE 억제제는 에자이 말고도 다른 두 회사에서 개발이 진행 중이었다. 하지만 저분자 화합물일 경우에는 에자이 쪽이 승산이 있었다. 에자이는 아리셉트를 만든 경험이 있어 기대해 볼 만했다.

한편 에자이는 스웨덴 의료 벤처 기업에서 도입한 BAN2401이라는 항체 약도 가지고 있었다. 그러나 지금 회사가 '특허 절벽'이라는 어려운 상황이었기 때문에, 이 두 약 모두 단독으로 시험을 진행하는 것은 불가능했다.

방법은 공동 개발로 시험 비용 부담을 줄이는 것뿐이었다. 게다가 최근 알츠하이머 시험은 아리셉트 시절과는 양상이 달랐다. 예전보다 훨씬 많은 돈이 들었다. 아리셉트 시절에는 시험 기간이 기껏해야 반년 정도였다. 게다가 PET 스캔도 없던 시절이었다.

바피네주맙의 실패는 좀 더 빠른 단계의 환자를 시험 대상으로 삼는 계기가 되었다. MCI나 경증 환자의 인지기능 변화를 통계학적으로 의미 있는 숫자로 만들기 위해서는 기존의 시험과는 비교도 되지 않을 정도의 많은 연구 참가자가 필요했다. 기간도 1년 반에서 2년, 길게는 7년 정도 추이를 관찰해야 했다. 그리고 모든 연구 참가자를 PET 스크리닝할 경우, 탐색 연구에서부터 임상 시험까지 포함해 들어가는 비용은 한 종당 약 2천억~3천억 엔에 달했다. 탐색부터 임상까지 포함해서 150억 엔의 개발비가 들었던 아리셉트보다 약 20배 정도 더 든다고 보면 된다.

에자이의 회사 규모는 2013년 당시 세계 제약 회사 중 20위 정도였고, 매출 규모는 1위인 화이자의 10분의 1에 불과했다. 상황이 이렇다 보니 업계에서 살아남으려면 다른 회사와 연합하는 것은 당연한 일이었다.

이때 에자이의 비장의 카드는 BACE 억제제인 엘렌베세스타트였다. 10곳이 넘는 곳에서 엘렌베세스타트를 공동 개발하자는 연락이 왔다. 스즈키 라미는 그중에서 3곳의 회사를 추리고 뉴욕주의 변호사 자격을 가지고 있던 후임인 나가야마 카즈마사와 함께 교섭을 진행했다.

세 회사 중 하나가 바이오젠이었다. 바이오젠도 엘렌베세스타트에 관심을 보였다. 바이오젠의 신약 후보 물질 중에는 2상 임상 시험이 진행 중인 '자연항체' BIIB037이 있었다. 이것은 훗날 아두카누맙이 되는 약이었다.

교섭에 참여하는 회사는 시험 신약 후보 물질에 있는 모든 치매약을 테이블 위에 올려 놓고 보여 줘야 했다. 사업개발부의 스즈키와 나가야마, 이 둘의 판단만으로 교섭이 진행되는 것이 아니었다. 먼저 에자이의 집행임원회에 보고하고 방침을 확인한다. 특히 약의 장래성에 관해서는 뇌 신경 연구 분야의 최고 권위자인 기무라 테이지와 상담을 했다. 그리고 사장인 나이토 하루오도 교섭에 어느 정도 참여했다.

약 네 개를 계약하다

바이오젠 측에서는 '드럭 헌터'인 알프레드 샌드록이 이 교섭의 참모 역할을 했다. 그는 국제적인 학회인 AD/PD™International

에서 에자이의 BACE 억제제에 관해 이야기를 들었다. 이 학회에서는 머크나 일라이 릴리도 BACE 억제제에 관해 말했다. 그는 세 회사 중에서 에자이를 공략하겠다고 마음먹었다.

에자이는 아리셉트를 성공적으로 개발했기 때문에, 다른 회사보다도 알츠하이머 치료약에 특화된 회사라는 이미지가 있었다. 그리고 바이오젠의 신약후보 물질 중에 BACE 억제제가 없었기 때문에, 공동 개발권을 따 놓는다면 훗날 도움이 되리라 생각했다. 샌드록은 항체 약과 BACE 억제제, 이렇게 두 개가 알츠하이머 치료의 길을 열어 줄 것이라 믿었다.

에자이는 BAN2401이라는 항체 약도 가지고 있었다. 이 약은 아두카누맙과 겹치지만, 이 무렵에는 아직 아두카누맙의 2상 임상 시험 결과가 나오지 않은 상태였다. 그래서 리스크를 분산시킨다는 의미에서 이 약의 공동 개발권을 가지고 있는 편이 유리하리라 생각했다.

바이오젠은 CEO인 조지 스캉고스, 비즈니스 개발부의 스티브 홀츠먼, 리처드 브래드닉이 교섭을 진행했다. 마지막 교섭은 교토에서 진행했다. 에자이는 바이오젠으로 결정하기 바로 직전까지 다른 두 회사와의 교섭도 진행했다.

교토에서 진행된 교섭은 에자이의 비즈니스 개발부 수장으로 승진한 스즈키 라미의 아이디어였다. 낮에는 다양한 조건에 관해서 세부 사항을 조율했고, 밤에는 기쿠노이 본점에서 바이오젠 측 담당자들을 대접했다. 기쿠노이 본점은 히가시야마 산기슭에 있는데 다이쇼 시대大正時代, 1912~1926부터 영업을 한 가이세키 요리점으로 저녁이 1인당 3만 엔 정도 하는 고급 요리점이었다.

교토에서 진행된 이 교섭에서는 현재 임상에 들어가지 않은 탐색 연구 단계에 있는 약을 계약에 포함시킬지를 두고 치열한 토론이 이어졌다.

바이오젠 측은 에자이가 엘렌베세스타트 말고도 다른 BACE 억제제를 탐색 연구하고 있다면 그 교섭권도 가지고 싶었다. 왜냐하면 계약을 체결한 후, 엘렌베세스타트보다 뛰어난 약이 갑자기 임상 시험에 들어가면 바이오젠이 곤란해지기 때문이었다. 게다가 계약 분쟁이 생겼을 경우, 일본과 미국 둘 중 어느 재판소에서 결론을 내려야 하는지 법제 선택도 문제였다.

전자의 경우 에자이는 탐색 연구에 있는 것까지 바이오젠에 맡기지 않고 자유롭게 두고 싶다고 주장했다. 반면 바이오젠은 계약을 체결한 뒤 새로운 약이 다른 회사와 계약되면 매우 곤란하다고 주장했다. 후자의 경우, 바이오젠은 미국 법제로 에자이는 일본 법제로 계약 체결을 바랐다.

결국 에자이가 BACE 억제제를 가지고 있다는 점이 유리하게 작용해, 법제는 일본 쪽으로 계약했다. 그러나 일정 기간을 두고 만약 그 기간에 BACE 억제제 정도의 약이 임상에 들어가면, 바이오젠이 교섭의 우선권을 가지기로 했다.

2014년 3월 5일, 에자이와 바이오젠은 계약을 체결했다. 에자이에서는 BACE 억제제인 E2609(엘렌베세스타트)와 BAN2401을, 바이오젠에서는 항체 약인 BIIB037(아두카누맙)과 타우 항체 약을 냈다. 엘렌베세스타트와 BAN2401에 관해서는 공동 개발과 공동 판매를 하기로 계약했다. 즉 시험 비용도 절반씩 부담하고, 시장 출시로 얻은 이익도 반으로 나누게 되었다. 바이오젠의 아두카누맙과 타우 항체 약의 경우, 에자이는 권리 계약(옵션권)을 가지게 되었다. 앞으로 시험 결과에 따라 옵션을 행사한다면 공동 개발과 공동 판매로 교체된다.

아두카누맙의 2상 임상 시험 결과의 암호 해독 날이 눈앞으로 다가왔다.

20

안녕히, 데일 셴크

엘란이 무너진 후, 의료 벤처로 재출발한 천재 데일 셴크에게 병마가 찾아온다. 췌장암에 걸려 고통스러운 나날이 이어지던 어느 날, 그는 아두카누맙 임상 시험 성공 뉴스를 듣게 된다.

"이상하단 말이지."

데일은 아내와 코스타리카를 여행하고 있을 때, 갑자기 등의 통증을 느꼈다.

프로테나라는 회사를 세우고 2년이 지날 무렵이었다. 프로테나는 인원이 30명 정도 되는 작은 규모의 회사로, 그는 파킨슨병을 중점으로 둔 신약 개발에 힘썼다.

리즈는 "등은 나도 자주 아픈걸요."라며 대수롭지 않게 받아들였다.

"그렇긴 한데, 아무래도 이상해. 뭔가 다른 것 같아."

여행이 끝난 뒤 병원에 들러 혈액 등 여러 검사를 받았다.

의사는 "괜찮아, 아무 일도 없을 거야."라고 말했지만, 데일은 "아니야. 아무리 생각해도 이상해. 뭔가 달라."라며 결과를 납득하지 않았다.

그 후 내분비 전문의를 방문해 진찰을 받았지만, 결과는 마찬가지였다.

"이상 소견 없습니다."

하지만 그는 납득하지 않았다. 여기저기 다른 의사를 만난 끝에 췌장 조직검사를 받았다. 양성이었다. 그의 몸에 췌장암이 퍼져 있었다.

췌장암 소식을 알리다

하버드 대학의 데니스 셀코는 아테나 뉴로사이언스를 만든 학자였다. 1987년 샌프란시스코 국제공항 카페에서 데일을 면접한 후, 두 번째 직원으로 영입했던 사람도 그였다. 그 후 엘란 시절에도 동고동락했고, 이후 데일이 프로테나를 세우고 임원 자리를 제안했을 때 셀코는 이를 받아들였다.

셀코에게 데일의 전화가 걸려온 것은 그가 췌장암 진단을 받고 얼마 지나지 않아서였다. 의사인 셀코는 췌장암을 진단받고 그가 얼마나 마음이 무거울지 잘 알고 있기에 아무 말도 할 수 없었다.

데일은 우선 프로테나의 임원 회의에서 이 사실을 공유하기를 원했다.

"프로테나는 나스닥 상장 중입니다. 안타깝지만 CEO가 췌장암에 걸렸다는 사실을 직원들에게 전합니다."

데일은 종양 적출 수술에 들어간 뒤, 프로테나의 모든 직원에게 메일을 보냈다.

"암은 국소적입니다. 더욱 안전한 소견을 얻기 위해 검사를 계속하고 있습니다. 향후 저의 치료는 그 검사 소견에 달려 있습니다."

이 메일을 모든 직원에게 보낸 뒤 보도가 끊이지 않았고, 데일의 병은 2014년 12월 2일에 모든 사람이 알게 되었다. 도라 게임스나 피터 서버트, 리사 맥콘록 등 예전 아테나 뉴로사이언스 시절 함께 한 연구자들은 이 발표를 통해 그가 병에 걸렸다는 사실을 알게 되었다.

특히 리사 맥콘록은 2001년에 어머니가 췌장암으로 돌아가신 지 얼마 되지 않았기 때문에 이 병을 잘 알고 있었다. 췌장암은 발견이 어려웠다. 발견된 시점에는 다른 곳에 전이되어 있는 경우가 많았고, 진단을 받은 환자의 5년 생존율은 기껏해야 6퍼센트에 불과했다.

데일은 항암제 화학요법을 받은 뒤, 머리카락이 전부 빠졌다. 머리가 다 빠져 반들반들해진 모습으로 지역 신문과 인터뷰를 했다. 이 병의 사망률이 94퍼센트라는 점에 관해 질문을 받았다.

"저는 통계에는 흥미가 없습니다. 대신 어떤 것이 약효가 좋은지 관심 있지요."

CEO 업무도 계속했다. 프로테나 자체는 작은 회사였기 때문에 알츠하이머 치료약의 신약 개발은 불가능했다. 하지만 자신이 뿌린 백신 요법의 씨앗이 어떻게 피어나는지 관심을 두고 계속 살펴보았다.

AN1792의 시험 실패에서 탄생한 '자연 항체'인 BIIB037(아두카누맙)의 2상 임상 시험이 진행 중이었다.

아두카누맙은 효과가 있었다

바이오젠의 본사는 찰스강을 사이에 두고 보스턴의 건너편인 케임브리지에 있었다. 알프레드 샌드록은 바이오젠에서 나와 저녁 식사를 하려고 메인 스트리트를 달리고 있었다. 데일의 병이 사람들에게 알려지기 한 달 정도 전인 2014년 11월 무렵이었다. 갑자기 전화가 울렸다.

임상 시험의 책임자인 제프 세비니였다.

"알프레드 씨, 아두카누맙의 2상 임상 시험 결과가 일부 들어왔어요. 지금 통화 가능합니까?"

"잠깐만요. 차 좀 세우겠습니다."

그는 결과가 좋든 나쁘든 소식을 듣고 놀라 사고가 날까 봐 갓길에 차를 세웠다.

"오케이. 차 세웠으니까 말해도 괜찮아요."

"아밀로이드를 제거한 것 말고도 인지기능 면에서도 효과가 있습니다. MMSE(간이 정신 상태 검사)와 CDR(임상 치매 평가 척도)에서도 결과가 나왔어요!"

AN1792과 바피네주맙은 아밀로이드 반을 제거했다는 것을 확인했지만, 제일 중요한 인지기능 면에서 위약과 별 차이가 없었다. 즉 효과가 없었다. 그런데 드디어 항체 약 임상 시험을 통해 인지기능 면에서 처음 설정했던 MMSE와 CDR의 목표치를 달성했다.

알프레드는 제프의 이야기를 들으면서 짜릿한 흥분을 느꼈다. 2상 임상 시험의 데이터가 모두 들어오면 다음 해 3월 프랑스 니스에서 열리는 국제적인 학회인 AP/DP™회의에서 그 결과를 공표하기로 했다.

당연한 결과라네

2015년 3월의 니스에서 열리는 회의에는 데니스 셀코와 UCSF에서 교수로 일하고 있는 리사 맥콘록도 참가했다. 바이오젠의 세션은 인기가 많았다. 이때 바이오젠의 제프 세비니가 아두카누맙의 시험 결과를 발표하자 회장 안이 웅성거렸다. 위약, 1밀리그램, 3밀리그램, 6밀리그램, 10밀리그램을 4주간 1회, 총 52주에 걸쳐 30명에게 투여했다. 반년 만에 아밀로이드 축적이 줄어들었고, 1년이 되자 고용량을 투여한 환자는 MMSE나 CDR-SB 등의 인지 검사에서도 유의한 효과가 나왔다.

AN1792 이후, 계속 실패했던 백신 요법 시험에서 처음으로 인지기능 면에서 효과가 나왔다. 리사는 곧바로 니스에서 샌프란시스코에 있는 데일에게 전화를 걸어 자동응답기에 이 소식을 남겼다. 데니스 셀코는 직접 데일과 통화했다. 데일은 보고를 듣고 만족한 듯이 이렇게 이야기했다.

"그거 보게, 말한 대로지. 당연한 결과라네."

그는 이 뉴스를 아내인 리즈에게도 전했다. 그녀는 데일이 길을 연 백신 요법이 다른 회사에서 결실을 보게 되었다는 사실에 조금 복잡한 기분이 들었다. 게다가 불치병과 싸우고 있는 만큼 그 생각을 떨칠 수가 없었다. 그래서 얼결에 "분하지 않아요?"라고 물었다.

그는 빙긋 웃으면서 이렇게 대답했다.

"정말로 기쁜걸. 비록 다른 회사가 했지만 내가 믿고 있던 것이 증명되었다니 이 얼마나 기쁜 일인지 몰라. 무엇보다도 환자와 그 가족들에게는 가장 좋은 소식일 테지."

데일은 자신이 병에 걸렸어도 알츠하이머의 미래를 생각했다. 매일 프로테나에 출근했고 회사 업무를 지휘했다.

이 무렵에 도라 게임스와 피터 서버트는 베이 지역의 램프라는 가게에서 데일과 점심을 먹고 있었다. 이 가게는 샌프란시스코 항구와 가까운 곳으로 가게 이름은 '보트 수리장'에서 따왔다. UCSF

의 메디컬 센터에서 한 블록 떨어진 이곳에서 노동자들은 햄버거를 한 입 베어 문다. 가게의 분위기가 데일의 마음에 쏙 들었다.

데일은 프랑스 요리나 와인도 좋아했지만, 노동자들이 즐겨 먹는 정크 푸드를 가장 좋아했다. 이 분위기는 자신의 출신을 상기시켰다. 그는 항암제 때문에 머리카락이 다 빠져 대머리가 되었지만, 여전히 밝은 모습으로 프로테나의 업무에 대해 이야기했다. 그는 아테나 시절부터 멀리 떨어져 있어도 동료를 소중히 생각했다. 도라 게임스는 엘란에서 근무가 끝날 무렵, 파킨슨병 항체에 관해서 연구했다. 이 항체 시험에서 좋은 결과가 나오면 그녀가 회사를 떠날 가능성도 있었지만, 데일은 개의치 않고 결과를 알려 주었다.

2016년 1월에는 샌프란시스코에서 알츠하이머 학회가 있었다. 이 학회에는 취리히 대학에서 아두카누맙을 만든 뉴리문의 로저 니치가 참석했다. 데일은 인터콘티넨털 호텔에서 열린 이 학회에 참가해 로저 니치와 담소를 나누었다. 로저에 따르면 병은 계속 진행되고 있지만, 데일은 여전히 날렵하고 활력이 넘쳤고 바이오젠의 아두카누맙 결과에 매우 만족했다.

데일은 본인의 미래도 냉정하게 생각했다. 프로테나의 임원 회의에서 자신의 후계자와 그 승계 플랜을 책정하라고 지시를 내렸다. 생화학자인 진 키니가 다음 CEO로 지명되었다.

어느 고요한 아침에

아무도 데일이 죽을 거라고는 생각하지 않았다. 본인도 그랬을지 모른다. 고통이 심해지고 있는 데일에게 젊은 의사가 말했다.

"짧으면 이틀, 길게는 앞으로 두 달 정도 살 수 있습니다. 그 기간은 편안하게 지낼 수 있도록 준비하겠습니다."

"아니, 그럴 필요는 없습니다. 저는 괜찮아요. 여기에서 나갈 것입니다."

이렇게 말하고 정말로 병실을 나와 집으로 돌아왔다. 다음 날 임종 준비를 위해 호스피스 의사가 집에 찾아와서 복수를 빼고 모르핀 등으로 완화 케어를 시작했다. 마지막이 다가오고 있었다. 리즈는 데일이 전 아내와의 사이에서 낳은 두 딸도 불렀다. 그리고 여느 때와 마찬가지로 부부는 함께 침대에서 잠들었다. 완화 케어를 받은 데일은 편안히 잠들었다.

"좋은 꿈 꿔요, 데일."

이렇게 부부는 마지막 밤을 함께 보냈다.

다음 날, 리즈가 눈을 뜨자 데일의 몸은 차갑게 식어 있었다. 아침 일찍 그가 귀여워하던 개가 방에 들어왔다. 개는 그에게 코를 킁킁거리고는 차갑게 몸이 식은 것을 확인하자 눈물을 흘렸다. 리즈는 개도 눈물을 흘린다는 것을 그때 처음 알았다. 이어서 침실로 두 딸과 아들이 한 명씩 들어와 차가워진 데일과 마지막 인사를 나눴다. 2016년 9월 30일, 고요한 아침이었다. 그는 향년 59세였다.

데일 셍크의 사망 소식은 순식간에 전 세계 알츠하이머 연구자들 사이에 퍼졌다. 알츠하이머 연구자들이 방문하는 알츠하이머 연구포럼ALZFORUM이라는 웹사이트에 데일의 사망 소식이 올라오자, 게시판에 전 세계의 알츠하이머 연구자들의 글이 이어졌다.

피터 서버트는 게시판에 이러한 조사弔辭를 덧붙였다.

"저는 데일과 함께 일하는 것이 무척 행복했습니다. 우리는 아테나 시절부터 수십 년 동안 함께 일했습니다. 이동이 잦은 이 산업 과학 세계에서 찾아보기 힘든 소중한 동료였습니다."

실제로 샌프란시스코의 그레이스 대성당에서 열린 데일의 고별식은 아테나 뉴로사이언스의 동창회 같았다. 생전의 데일에게, 아테나 뉴로사이언스가 알츠하이머 연구의 새로운 지평을 어떻게 열었는지 물으면 이렇게 대답했다.

"우리는 진취적인 기질을 가지고 있습니다. 바로 도전 정신이지요."

도쿄 대학에서 이하라 야스오의 뒤를 이어 알츠하이머 연구소를 이끌고 있는 이와타츠보 타케시는 가족끼리 잘 알고 지낼 정도로 가까운 사이였던 그가 죽었다는 소식을 듣고 슬퍼했다. 항체 약이 승인되면 데일 셍크가 노벨상도 탈 수 있으리라 생각했기 때문에 더욱더 안타까웠다.

데일 셍크는 1990년의 어느 날, 유독 빛나는 체스 말을 본 적이 있었다. 그것은 아무도 생각한 적이 없는 독특한 한 수였고 이것이 알츠하이머 연구의 형세를 완전히 바꾸었다. 알프레드 샌드록은

2016년 8월 31일호 『네이처』에 아두카누맙의 2상 임상 시험 결과를 발표했다.

그는 논문 요지 마지막 부분에서 강한 어조로 다음과 같이 이야기했다.

"(아밀로이드의 제거, 인지기능의 쇠퇴를 막는다.) 이 결과를 토대로 아두카누맙은 앞으로도 계속 개발되어야 한다. 만약 현재 진행 중인 3상 임상 시험에서 인지기능의 쇠퇴를 막는 것이 임상적으로 증명된다면, 이것은 아밀로이드 가설 이론이 옳다는 강한 증거가 될 것이다."

바이오젠과 공동 개발 계약을 맺은 에자이는 연구 참가자의 수가 321명에 달할 기존과는 비교할 수 없는 대규모 시험 두 개를 동시에 진행했다. 과거 데일이 시작한 체스 경기는 아두카누맙의 3상 임상 시험인 'ENGAGE'와 'EMERGE'으로 알츠하이머를 몰아내고 체크 메이트로 끝낼 수 있을까?

21

유전성 알츠하이머의 임상 시험

유전성 알츠하이머의 가족력을 가진 사람들은 지금까지 임상 시험에 참여할 수 없었다. 관찰 연구인 DIAN를 발전시킨 DIAN-TU는 이들이 처음으로 임상 시험에 참여할 수 있는 길을 열었다.

이하라 료코는 공부로는 고생한 적이 없었다. 오인 고등학교에서 곧바로 도쿄 대학 이과 3류(의학부)에 들어갔고 어느새 아버지가 걸어간 길을 그대로 가고 있었다.

그녀의 아버지는 이 책의 첫 부분에 등장한 이하라 야스오이다 (1장 참고). 그는 셀코와 함께 하버드 대학에서 연구하고 신경 섬유 매듭의 성분이 타우라는 것을 증명했다. 그 후 셀코가 아밀로이드 연쇄반응 가설 이론의 첫 도미노인 아밀로이드 베타를 연구 대상으로 정했다. 하지만 이하라 야스오는 신경 섬유 매듭은 신경세포

내에 발생하는 변화이므로 이것을 신경세포의 죽음과 직접적으로 연관이 있다고 보고 연구 방향을 바꾸게 된다.

료코는 이 업계에서는 명문가 자녀로 통했다. 아버지의 연구소에 들어갈 수는 없으니 약학부 이와타츠보 타케시의 연구실에 들어가 알츠하이머 연구를 시작했다. 이하라 야스오는 2007년에 정년이 되어 도쿄대에서 도시샤 대학으로 옮겼다. 이와타츠보가 의학부의 이하라 연구실을 이은 것은 이보다 조금 뒤의 일이었다.

료코는 유학하면서 처음에는 아버지가 연구하고 있던 타우를 공부할 생각이었다. 펜실베이니아 대학에는 아버지의 라이벌인 신경 섬유 매듭, 즉 타우 전문가인 버지니아 리와 존 트로야노브스키가 있었다. 그녀는 꼬박 하루를 들여 펜실베이니아 대학에 가서 면접을 보고 채용되었다. 돌아오는 길에 세인트루이스에 있는 워싱턴 대학에 들렀는데, 2014년 1월 말의 일이었다.

워싱턴 대학에서는 가족성 알츠하이머 집안에 관한 조사의 일환으로 DIAN 연구가 진행 중이었고 올해로 7년째였다. 이곳에서 료코는 DIAN의 책임자였던 존 모리스를 만나 연구에 대한 그의 태도에 감명받았다. 우선 연구 참가자를 대하는 방법이 일본과는 완전히 달랐다. 일본은 조사할 때 조사하는 측의 사정을 우선시했지만, 워싱턴 대학은 달랐다.

5일간 그곳에 머무르면서 조사 방법을 자세히 볼 수 있었다. 예를 들면 참가자가 기다리는 대기실의 테이블에는 꽃이 장식되어 있었고 쿠키도 준비되어 있었다. 기다리면서 편안하게 마음대로 이용해도 좋다고 했다. 참가자의 안정을 1순위로 생각한다는 것이 잘 느껴졌다.

모리스는 DIAN에 참여하는 사람들을 절대로 '대상'subjects이라고 부르지 않았으며 대신에 '참가자'participants라고 불렀다. 그리고 DIAN에서는 조사 결과를 반드시 참가자에게 피드백해야 했다. 이 또한 다른 연구소에서는 찾아볼 수 없는 것이었다. 학자가 '피험자'를 '연구 대상'으로 보았던 기존의 연구 개념에서 학자와 참가자를 대등한 위치의 사람으로 보는 것이다. 학자와 제약 회사, 참가자가 연구를 함께한다는 발상의 전환이 숨어 있었다.

고작 5일이라는 짧은 체류 기간이었지만, 이하라 료코는 펜실베이니아 대학에 가는 것을 포기하고 워싱턴 대학의 모리스 연구실에서 공부하기로 했다. 그리고 일본에 돌아와 일본 DIAN를 설립하기 위해 구슬땀을 흘렸다.

꼭 유전자 변이를 알려야 할 필요가 있을까?

2014년은 DIAN 연구에서 파생된 획기적인 연구인 우세 유전 알츠하이머 네트워크 임상 시험단Dominantly Inherited Alzheimer Network Trials Unit, 이하 DIAN-TU이 본격적으로 시작된 해였다.

DIAN 연구는 가족성 알츠하이머 집안사람들의 발병 이전부터 PET 스캔 등으로 뇌 속 변화를 살펴볼 목적으로 시작되었다. 이것은 알츠하이머 진행의 타임머신 역할을 했다. 가족성 알츠하이머의 경우, 발병 나이는 집안마다 거의 같았다. 45세에 발병한 집안의 경우, 이 집안의 25세 참가자의 뇌 속 아밀로이드 베타를 살펴보면 발병하기 20년 전의 상태를 확인할 수 있다.

이 통계를 모두 대입해 하나의 그래프로 만든 것이 2012년 『뉴잉글랜드 저널 오브 메디신』에 투고한 논문이었다. 이 논문은 전 세계의 알츠하이머 연구에 충격을 주었다(17장 참고).

이 그래프를 통해 알 수 있는 건 2000년대 중반에 진행된 바피네주맙 등의 임상 시험은 개입 시기가 너무 늦었다는 것이다. 중기, 후기의 알츠하이머 환자는 이미 신경 세포가 죽기 시작한 상태이기 때문에 아밀로이드 베타의 항체를 주입해 아밀로이드 반(노인성 반점)을 제거해도 이미 늦었다. 그렇다면 이 시기보다 훨씬 이전인 발병 전에 약을 주입하면 어떨까? 이것은 가족성 알츠하이머 집안 사람들을 통해 확인할 수 있다.

그래서 2010년에는 DIAN에 시험을 도입한 DIAN-TU를 만들었다.

DIAN의 특징은 이하라 료코가 감명받았던 것처럼 연구자만 발안해서 시험을 진행하는 것이 아니다. DIAN의 방침을 정하는 위원회는 학자와 가족 대표로 구성되어 있다. 가족 대표는 위원회에 네 명이 있다. 학자 쪽에서 먼저 DIAN-TU의 구상안이 나왔다.

관찰 연구인 DIAN에 시험을 추가하겠다고 하자, 가족 대표들의 반응은 뜨거웠다. 지금까지 가족성 알츠하이머 집안사람들은 어떤 치료약의 임상 시험에도 참여할 수가 없었다. 시험의 대부분은 산발성 알츠하이머가 대상이었고, 가족성 알츠하이머 집안사람들은 배제되었다. 가족성 알츠하이머는 진행 면에서 일반적인 알츠하이머와 같다고 보았지만, 다른 병으로 구분되어 있었다. 제약 회사에도 이러한 연구 참가자는 교란 요인이 된다고 보았다.

이번에 처음으로 이 가족들도 임상 시험에 참여할 수 있게 되었다. 그러나 여기에는 한 가지 문제점이 있었다. 위원회에서 한 연구자가 이렇게 말했다.

"그런데 임상 시험을 하려면 참가자가 본인의 유전자 상태를 알아야 하지 않나요?"

"아내에게 유전자 변이가 있나요?"

관찰 연구 단계인 DIAN에서 참가자는 자동으로 채혈을 하고, 이를 토대로 유전자 변이 여부를 관찰한다. 그런데 이 결과는 본인에게 알리지 않는다. 만약 본인이 알고 싶을 경우, 유전자 카운슬링을 몇 회 정도 받으면 주치의가 알려 준다.

DIAN에 참가한 사람 중 80퍼센트는 검사 결과를 받지 않겠다고 선택했다. 먼 훗날 자신이 그 나이가 되었을 때, 알츠하이머에 걸릴 가능성이 있는지 굳이 지금 알고 싶지 않았다. 이 문제는 1990년대 초반에 알츠하이머 유전자가 밝혀진 이후, 가족성 알츠하이머가 있는 집안사람들이 가장 고민하는 부분이었다.

사실『뉴잉글랜드 저널 오브 메디신』에 2012년에 실린 기념비적인 논문에는 이러한 일화가 있다. 이 논문을 읽은 DIAN 참가자 남편이 존 모리스에게 전화를 걸어 자신의 아내가 유전자를 가졌는지 물어보았다.

"이 논문을 보면 아내가 유전자를 가지고 있다는 것 아닙니까?"

그 저널에 실린 논문 속에 아내가 있었다. 거기서 이미 44명은 어떤 증상이 시작되었으며, 그중 43명은 유전자 변이를 가지고 있다고 나와 있었다. 그 남편은 "제 아내는 이미 증상이 있습니다. 역시 유전자를 가지고 있는 건가요?"라고 물었다.

모리스와 연구 팀이 체크해 보니 그 그래프는 그 아내가 참여하기 전, 다른 44명을 토대로 만든 것이었다. 즉 그 여성은 이 그래프에 포함되어 있지 않았다. 이 일화로 연구 팀은 두 가지를 배울 수 있었다.

우선 가족성 알츠하이머 집안사람들에게 유전자의 유무는 매우 민감한 문제라는 점이다. 그만큼 데이터를 다루는 일은 다른 어떤 것보다 신중히 처리해야 한다. 과학 논문이라도 참가자의 유전자 상태를 유추할 수 있는 데이터 산출 방식은 피해야 한다.

DIAN-TU를 시작하기에 앞서 유전자 검사 결과를 알려야 하는지는 큰 문제였다. 약의 부작용을 생각한다면 유전자 변이가 없는 사람이 시험에 참여해 봤자 전혀 득이 없기 때문이다. 그래서 이런 일을 방지하려면, 참가자 본인이 알츠하이머 유전자를 가졌는지 확실히 알고 있어야 한다.

이 문제는 참가자나 연구자에게 모든 것을 가린 다음, 그 유전자를 갖고 있지 않은 사람에게는 위약을 주는 것으로 해결했다. 제약회사 10곳에서 시험약 후보를 냈고, 그중에서 일라이릴리의 솔라네주맙과 로슈의 간테네루맙, 이렇게 두 개의 항체 약을 2012년 10월에 선정했다. 두 약을 선정한 이유는 시험 자체가 매우 장기간 진행될 예정이라서 동시에 두 가지 약제를 시험해 보는 것이 윤리상 중요하다고 보았기 때문이었다(즉 한 개보다는 가능성이 있다고 보았다).

DIAN에 참여한 일본

2013년 6월 10~12일, 워싱턴 대학에 일본에서 알츠하이머 연구자 네 명이 방문하여 DIAN-TU 참가자에게 최초로 시험약을 투여하는 자리를 함께했다. 그 네 명의 연구자는 니가타 대학의 이케우치 타케시, 오사카 시립 대학의 모리 히로시, 히로사키 대학의 쇼지 미키오, 군마 대학의 이케다 마사키였다.

니가타 대학의 이케우치 타케시는 1991년에 니가타 대학 의학부를 졸업했고, 대학원에서 유전자학을 공부하고 박사 학위를 취득했다. 그 후 2000년부터 2001년까지 시카고 대학의 신경 생물학 센터에서 APP에서 아밀로이드 베타가 산출되는 것과 프레세닐린의 유전자 이상과의 연관 관계를 연구했다. 이곳에서 기초 연구를 한 뒤, 니가타 대학의 의치학 종합병원의 신경과에서 '치매 전문 외래'

를 개설하고 이곳에서 환자를 진찰했다.

마침 니가타 대학이 유전자학의 메카로 유명했기 때문에 그는 자연스럽게 유전성 알츠하이머에 관심을 가졌다. 그중에서도 가족성 알츠하이머 환자가 있는 열한 개 집안을 진찰했다. 그러나 가족성 알츠하이머 환자나 집안사람들을 진찰하는 일은 쉽지 않았다. 아무리 노력해도 치료법이 없는 병이었기 때문이다. 환자의 가족에게는 "나중에 우리 아이도 똑같은 병에 걸릴까 봐 걱정이에요."라는 이야기를 들었다.

그러면 "2분의 1의 확률로 유전됩니다. 유전되면 100퍼센트로 병에 걸립니다."라고 설명해야 했다.

이렇게 설명하면 그 가족들은 "그러면 그 유전자를 가지고 있는지 검사하는 건가요?"라고 물었다.

"현시점에서는 양성이라는 사실을 알아도 치료법이 없기 때문에 권하고 있지는 않습니다." 해 줄 수 있는 말은 이것뿐이었다.

이케우치는 내심 가족성 알츠하이머 집안사람들이 피험자로 시험에 참여하는 것에 거부감이 있었다. 그들이 '실험 대상'처럼 느끼지 않을까 하는 생각 때문이었다.

그런데 실제로 워싱턴 대학에 가서 참가자와 그곳에서 일하는 연구자를 만난 뒤 생각이 완전히 바뀌었다. 가장 다른 점은 미래를 긍정적으로 생각하고 있다는 것이었다. 참가자와 연구자 모두 마찬가지였다. 치료법을 반드시 찾겠다는 열정이 전해졌다. 이 열정의 원천은 참가자도 이 연구 설계에 직접 참여한다는 데 있다는 것을 깨달았다.

　DIAN 연구가 드디어 시작되었고, 가족성 알츠하이머를 앓고 있는 집안사람들의 입에서 처음으로 '희망'이라는 말을 들은 것 같았다. 그는 일본에서 가족성 알츠하이머를 앓고 있는 가족들도 이렇게 희망을 가졌으면 좋겠다고 진심으로 생각했다.

　이 관찰을 토대로 일본에서도 후생노동성에 예산을 신청해 과학 연구비를 승낙받았고 연간 5,000만 엔의 예산이 책정되었다. 2014년부터 일본도 이 국제 연구에 참여하기 위한 준비를 시작했다. 이하라 료코도 도쿄대에서 DIAN를 설립하기 위해 애썼다.

　히로사키 대학의 쇼지 미키오는 1970년대에 와타나베 슌조가 발견하고, 1980년대에 다사키 히로이치가 조사했던 아오모리의 가족성 알츠하이머의 집안 연구를 이어서 하고 있었다. 이렇게 일본에서도 가족성 알츠하이머로 고통받는 가족들이 DIAN 연구에 참여하게 되었고 그것에 희망을 걸었다.

　2017년부터 관찰 연구인 DIAN−JDominantly Inherited Alzheimer Network-Japan가 시작되었다. 최종적으로 스무 명이 참여했는데, 참가자들이 매우 젊었다. 그중에 아직 병에 걸리지 않은 사람은 열세 명 정도였다. 평균 37세로 20대가 여섯 명, 30대가 여덟 명, 40대가 다섯 명, 50대가 한 명이었다. 이 책의 서두에서 언급한 아오모리 집안에서도 여섯 명이나 참여했다.

　그들이 바란 것은 그저 하나, 집안사람들을 오랫동안 괴롭힌 알츠하이머의 치료법을 발견하는 것이었다.

22

도와드릴까요?

과학자로서 타인을 도와주고 싶다며 AN1792 개발에도 참여한 래 린 버크. 알츠
하이머에 걸린 후, 진짜 그녀는 사라졌을까? 그녀의 기억은 없어졌지만 온화한
성품은 그대로 남았다.

사람의 인격은 기억으로 만들어진다고 주장하는 사람이 있다.
우리가 그 사람답다고 느끼는 것은 그가 가지고 있는 많은 기억을
통해 가능한 것이다. 과연 이 말이 사실일까?

래 린 버크는 점점 할 수 있는 일이 줄어들었다. 본인이 AN1792
개발에 참여했던 것도, 제2세대 약인 바피네주맙의 시험에 참여한
것도 까맣게 잊어버렸다. UCSF 시절부터 그녀와 친구였던 리사 맥
콘록은 그녀가 기억을 잃어버렸어도 여전히 그녀답다고 느꼈다.

그녀는 과학이 사람을 구할 수 있다는 열정을 원동력으로 일하

던 사람이었다. 이 열정은 지금도 그녀의 입버릇으로 남아 있었다.

"도와드릴까요?"

헤어짐의 시기가 멀지 않았다. 그녀와 이렇게 샌프란시스코의 길을 산책하는 것도 앞으로 몇 번이나 남았을까? 2017년 할로윈에 리사는 그녀를 데리고 샌프란시스코의 거리를 걸었다. 친구 집에서 열리는 큰 파티가 있어 가기 전에 함께 의상을 사러 왔다. 가는 길에 있는 하이트 스트리트는 부에나 비스타 파크에서 이어진 긴 언덕길이었다.

두 사람은 서점에 들어가 보았다. 래 린 버크는 책을 신기한 듯 살펴보았다. 산책을 하면서 두 사람은 자주 서점에 들러 과학책을 손에 들고 수다를 떨었다. 서점을 나와 조금 걸으면 목적지인 'Decades of Fashion'이 보이기 시작했다. 이 가게는 1880년대부터 1980년대까지의 패션을 시대별로 팔았다. 두 사람은 자석에 끌리듯이 1980년대 코너로 다가갔다.

"1980년대는 우리의 시대야."

두 사람은 UCSF의 유명한 우등생들 사이에 섞여 유전공학의 최전선에 있었다. 그 시절에는 둘 다 젊고 아름다웠으며 자신감에 넘쳐 불가능한 일은 없다고 믿었다. 래 린 버크는 반짝거리는 광택 소재의 파란색 원피스를 집었다. 리사가 탈의실로 그녀를 안내했다. 그녀는 아주 천천히 걸었다. 이제 혼자서는 옷을 벗고 입는 것도 할 수 없었지만, 아름다운 드레스를 입고 미소 짓는 여성은 틀림없이 래 린 버크였다.

그리고 2018년 여름 어느 날, 골든게이트 공원에 함께 갔다. 이날
은 그녀와 함께 밖에서 데이트하는 마지막 날이 되었다. 이날은 자
원봉사자와 함께 갔는데 그녀의 상태가 좋지 않았다. 공원에서는 야
외 콘서트가 열렸고 그곳에서 동료 과학자와 만났다. 리사는 그녀를
소개했다. 그러나 이제 그녀는 이전처럼 본인을 소개하는 것조차 힘
겨워했다.

시설에 들어가다

집에서는 수면 시간이 짧아지고 한밤중에는 잠에서 자주 깼고
침실을 찾아 헤맸다. 남편 레지스 켈리는 일주일 내내 24시간 붙어
돌봐주는 자원봉사자를 불렀다. 그런데 그 비용이 만만치 않았다.

래 린 버크는 이제 더는 남편과 대화하는 일이 없었다. 특히 밤
이 힘들었다. 와인을 마시면 그녀는 한밤중에 깨어나서 "여기는 내
침대가 아니야."라며 침대를 찾아 헤매면서 계속 걸어 다녔다.

레지스 켈리는 낮에는 대학에서 일했기 때문에 밤에 잠을 잘 수
없는 것이 괴로웠다. 휴일에는 말 한마디 없이 아내를 두세 시간 이
상 계속 보고 있어야 했다.

레지스 켈리는 아내를 시설에 보내야겠다고 결심했다. 그러나 좋
은 시설에 들어가려면 연간 12만 달러가 필요했다. 아니면 공공시설
을 이용해야 했는데, 그러한 시설은 환자를 잘 돌봐주지 않았다. 결

국 그는 집을 팔아 아내의 시설 비용을 냈다. 그래서 UCSF를 그만 둘 수 없었다.

아들의 집에서 차로 10분 거리에 윈드 차임Wind Chime이라는 시설이 있었다. 레지스 켈리는 자신의 집을 팔고 아들 집의 빛이 들지 않는 지하실에서 지냈다. 그리고 주말에는 윈드 차임에 있는 아내를 보러 갔다.

"잘 지냈어? 나는 당신 남편인 레지스 켈리야."

이렇게 말하면 얼굴이 순식간에 밝아지는 것이 보였다. 그러나 그것도 잠깐일 뿐, 원래대로 돌아와 그를 못 알아보는 듯했다. 그는 손녀를 데리고 가거나 오페라를 좋아했던 그녀를 위해 오페라 가수를 부르기도 했다. 때로는 학교에서 있던 일을 아내에게 이야기했다. 하지만 그저 혼잣말일 뿐이었다.

2018년 12월, 리사 맥콘록은 레지스 켈리와 함께 래 린 버크를 보러 시설을 방문했다. 이렇게 셋이 자주 외출했었다. 그도 그럴 것이 레지스 켈리와 래 린 버크가 처음 만난 것은 리사의 결혼식이었다. 그러나 시설에서 두 사람이 말을 걸어도 전혀 알아보지 못했다. 그녀를 데리고 드라이브를 나가 아이스크림을 사먹기도 했다. 그녀는 예전부터 아이스크림을 좋아했기에 아주 맛있게 먹었다.

이날이 리사가 그녀를 만난 마지막 날이 되었다. 리사의 집은 윈드 차임까지 차로 왕복 다섯 시간이나 걸릴 정도로 멀었기 때문이다. 리사는 시설과 레지스 켈리가 래 린 버크를 잘 돌봐줄 거라 믿었다.

"도와드릴 일 없나요?"

그 초로의 여성은 시설에서 만나는 사람마다 이렇게 물었다. 과학의 힘으로 사람을 구하고 싶었던 래 린 버크. AN1792의 힘으로 알츠하이머에 걸린 사람을 돕고자 했던 그녀는 분명 아직 그곳에 있었다.

23

중간 분석

'중간 분석'Interim Analysis은 임상 시험 비용을 절약하기 위해 만든 방법으로 실험 중간 데이터를 토대로 치료를 계속할 것인지 결정하는 것이다. 그리고 기다리던 아두카누맙의 '중간 분석' 결과가 나왔다.

알츠하이머 치료약 개발의 성공률은 다른 약보다 현저히 낮았다. 2015년 7월, 미국제약협회PhRMA는 다음과 같은 보고서를 발표했다. 1998~2014년, 임상 시험을 진행한 알츠하이머 치료약 127개 중 123개가 개발이 중지되었다. 그중 승인 취득까지 간 약은 단 네 종으로 성공률은 약 3.1퍼센트에 불과했다.

임상 시험에 들어간 의약품 중 미국 FDA의 승인을 받는 비율은 12퍼센트에 불과할 정도로 성공률이 매우 낮았다. 2008~2018년을 살펴보면 훨씬 심각했다. 총 86개 약이 시험에 들어갔지만, 승인된 약은 제로였다(IQVIA Institute 조사). 연이은 항체 약 임상 시험의 실패로 알츠하이머의 근본 치료제 개발 사업 분야에서 철수하는 회사도 나왔다. 업계 2위였던 화이자는 2018년 1상 임상 시험 단계에 있던 네 종의 의약품 개발을 포기하고 신경 과학 신약 개발 부문에서 철수하겠다고 밝혔다.

나이토 하루오는 포기하지 않았다

그러나 나이토 하루오는 포기하지 않았다. 다른 제약 회사의 경영자가 보면 엄청나게 놀라운 결정이었다. 그는 반대로 '종합제약'이라는 간판을 내리고 치매와 암, 두 분야에 집중하기로 했다. 이두 분야의 신약 개발에 집중하고 다른 분야에서 개발 중인 품목은 모두 매각했다. 임상 시험 중인 약뿐만이 아니었다. 이 두 분야와 관련이 없는 것은 계속 매각해서 규모를 줄였다. 2015년 11월에는 검사 약 자회사인 에디아를 세키스이 화학 공업에, 식품 자회사인 에자이 푸드 케미컬을 미쓰비시 화학 푸드에 매각하겠다고 발표했다.

2016년 3월 결산에서 '아리셉트'의 매출은 가장 잘나갔던 2010년 3월 결산의 5분의 1이었고, '파리에트'도 2009년 3월 결산의 3분의 1로 축소되었다. 2009년 4,428명에 달했던 사원도 2016년 3월 3,508명까지 줄었다.

이 때문에 2014년에 바이오젠과 공동 개발 계약을 맺은 아두카누맙과 엘렌베세스타트의 임상 시험은 에자이라는 회사의 운명을 결정하는 중요한 시험이었다. 원래부터 독자 개발을 하고 있어서 아두카누맙의 임상 시험은 바이오젠이, 엘렌베세스타트 임상 시험은 에자이가 진행했다.

이 무렵에는 알츠하이머 시험에 상당한 비용이 들었기 때문에 '중간 분석'을 하게 되었다. 중간 분석은 임상 시험이 완전히 종료되기 전 단계에서 데이터를 집계한 후, 이 데이터를 토대로 시험을 계속 진행해도 통계학적으로 초기 설정한 목표를 달성하지 못한다고 해석할 경우에 시험을 중지하는 것이다. 그러면 조금이라도 시험 비용을 경감시킬 수 있다.

아두카누맙의 '중간 분석'

2019년 3월, 알프레드 샌드록에게 한 통의 사내 메일이 도착했다. '빨리 만나야 할 것 같습니다'라는 부하 직원의 메시지가 담겨 있었다. 갑작스럽게 원거리 화상회의가 열렸다. 회의실에 도착해보니 생물통계학, 규제, 임상, 안정성 등 각 부문의 팀장들이 그를 기다리고 있었다.

샌드록은 그들의 얼굴색이 좋지 않은 것을 보고 동요했다. 아무래도 나쁜 소식인 듯했다. 어딘지 모르게 착잡한 표정이었다. 자료 안전성 모니터링 위원회가 아두카누맙의 3상 임상 시험 '중간 분석' 결과를 전달했다. 부작용은 없었지만 치료 효과도 없었다. 시험을 이대로 진행해도 초기 목표를 달성하지 못할 것이라고 했다. 슬라이드를 띄우고 자료를 받았다. 알프레드 샌드록은 그 슬라이드를 살펴보고 받은 자료를 유심히 보았다.

임상 시험을 중지할 것인가, 마지막 판단은 샌드록의 몫이었다. 결과는 나오지 않았다. 중지해야만 했다. 우선 CEO에게 이 회의에서 내린 결론을 보고했다. 그리고 시험을 운영하는 직원들을 소집해 "아두카누맙 개발은 중지해야 할 것 같습니다."라고 전달했다. 직원 중에는 눈물을 보이는 사람도 있었다.

에자이도 알게 되다

2019년 3월 20일 밤, 나이토 하루오는 마루노우치에 있는 도쿄회관 2층의 '야치요'라는 일식집에서 치매 분야의 최고 권위자이자 집행 위원인 기무라 데이지와 하버드 대학의 브리검 여성 병원의 레이사 스퍼링에게 음식을 대접하고 있었다.

이와타츠보 타케시가 만든 알츠하이머 관련 학회가 도쿄대에서 열렸다. 그 후 교토에서도 비슷한 국제학술대회가 있어 전 세계의 알츠하이머 연구자가 도쿄에 모여 있을 때였다. 이 식사 자리에서 나이토는 레이사 스퍼링이 구상한 알츠하이머의 증상발현전 시기의 참가자에게 시험약을 투여하는 프로젝트에 관해서 질문하던 참이었다.

레이사 스퍼링은 컨소시엄을 만들어서 발병하지 않은 사람들을 스크리닝해 산발성 알츠하이머가 발병하기 약 15년 전을 추적하는 A3 임상 시험, A3 스터디보다 발병 시기와 좀 더 가까운 시기를 조사하는 A45 임상 시험을 구상 중이었다(이에 관해서는 나중에 서술한다).

에자이는 이 연구에 스웨덴의 바이오아크틱BioArctic에서 2007년 12월에 도입한 또 하나의 항체 약 BAN2401과 BACE 억제제인 엘렌베세스타트를 시험 약으로 제공할 생각이었다. 일반적으로 CEO는 대략적인 연구 방침이 정해지면 이후 자세한 시험 설계 등에는 관심이 없지만 나이토는 세세한 부분까지 질문했다. 스퍼링은 그만큼 아리셉트 이후 알츠하이머의 치료약에 건 그의 열정이 대단하다고 느꼈다.

그러나 이 식사 자리에서는 보스턴에서 이미 결과가 나온 아두카누맙의 '시험 중지' 소식은 언급되지 않았다. 적어도 기무라 테이지는 그 사실을 몰랐다. 에자이는 2상 임상 시험 결과를 보고 아두카누맙의 옵션권을 행사했고, 3상 임상 시험 비용을 꽤 부담하고 있었다.

이 충격적인 소식은 다음 날 아침 에자이에도 퍼졌다. 3월 21일은 춘분春分으로 휴일이었지만, PR 부장인 미요시 요시타케는 아침 일찍 온 전화 때문에 잠에서 깼다. 아두카누맙 3상 임상 시험의 무용성평가futility analysis에서 기대했던 결과가 나오지 않았다는 소식이었다. 이에 임상 시험을 중지하게 되었으니 곧바로 보도 자료를 준비해 달라는 연락이었다.

미요시는 휴일이지만 출근해서 정보를 모으고 보도 자료 초안을
준비했다. 이 초안이 메일로 돌고 돌았다. 이 메일을 읽고 기무라
테이지는 아두카누맙의 임상 시험이 중지되었다는 소식을 접하고
충격을 받았다.

효과가 없었어요

3월 21일 정오가 막 되었을 무렵, 취리히에 있는 뉴리문의 로저
니치는 보스턴에 있는 알프레드 샌드록의 전화를 받았다. 그는 사
무실에서 전화를 받으며 불길한 예감이 들었다. 취리히가 정오라면
보스턴은 아직 아침 5시였다. 이런 이른 시간에 전화가 걸려올 정
도로 심상치 않은 일이 생겼다고 느꼈다.

"보스턴은 아직 아침 5시인데, 무슨 일인가요?"

수화기 너머 샌드록은 잠시 아무 말도 하지 못했다. 그리고 딱
한마디 이렇게 말했다.

"효과가 없었어요."

임상 시험은 중지되었다. 이 사실을 들었을 때, 로저 니치는 취
리히 대학 부속병원에서 시험에 참여했던 환자가 먼저 떠올랐다.
그리고 각지에서 이 약의 효과를 믿고 임상 시험에 참여한 의사들
이 생각났다. 얼마 지나지 않아 그들도 기사로 이 사실을 알게 될
것이다. 그는 세계가 무너지는 느낌이 들었다.

한편으로 그는 샌드록의 설명을 들으며 다른 생각을 하고 있었다. 2상 임상 시험에서 그 정도 효과가 나왔는데 왜 3상 임상 시험에서는 효과가 없었을까? 이것은 논리적으로 맞지 않았다. 그나마 유일한 위안은 시험적인 효과가 나오지 않았지만, 아밀로이드 베타가 축적되는 것을 제거하는 데 효과를 보았다는 점이었다. 이 점은 '중간 분석'에서도 인정되었다.

도쿄 시각으로 같은 날 20시, 보스턴은 아침 7시였다. 이날, 아두카누맙은 '무용성 분석' 결과, 시험을 중지하기로 했다고 발표되었다. 도쿄에 모여 있던 알츠하이머 연구자들도 이 뉴스를 듣고 충격을 받았다. 이후 그들은 교토에서 시마즈 제작소가 주최한 바이오마커bio-marker(대사 물질 등을 이용해 몸 안의 변화를 알아낼 수 있는 지표) 관련 국제학술대회에 참여한 뒤 리스본에서 진행된 AD/PD™ 학회로 이동했다.

로저 니치는 샌드록과 통화하고 3시간 후, 뉴리문의 사원 50명을 소집해 지금 막 발표된 '무용성 분석' 결과를 설명했다. 2006년 12월에 인간의 자연 항체인 '아두카누맙'을 발견한 이후, 치료약을 만들기 위해 한 노력이 전부 헛수고가 되었다. 회사는 곧바로 플랜 B인 코스트 삭감으로 전환해야 했다.

일주일 후, 로저 니치는 리스본의 AD/PD™ 회의에서 웰컴 스피치를 하게 되었다. 3월 27일 오후 5시가 넘어 리스본 회의장에서 진행된 오프닝 세레머니에서 로저 니치는 일주일 전에 있던 아두카누맙의 시험 중지 뉴스를 언급하며 이렇게 인사했다.

"알츠하이머로 고통받는 환자와 그 가족분들, 환자들을 돌봐 주시는 분들, 시험을 위해 열심히 일해 주신 수천 명의 기술자분들과 스태프 여러분들, 연구에 종사하는 많은 동료들···."

잠시 동안 말을 잇지 못하고 숨을 고른 후 이어서 말했다.

"죄송합니다. 이렇게 안타까운 결과를 알려드리게 되어서···."

회장에는 눈물을 흘리는 사람도 있었다.

이 AD/PD™ 기간 중, 도쿄대의 이와타츠보 타케시는 혼자 우두커니 회장에 남아 있던 로저 니치에게 도쿄 회의 뒤풀이 겸 식사를 권유했다. 로저 니치는 다시 기운을 차린 듯이 이렇게 말을 했다.

"고맙습니다. 하지만 항체 요법 심포지엄이 아직 남아 있어서요. 다시 처음부터 공부해야겠어요."

같은 해 9월에는 3상 임상 시험까지 진행된 엘렌베세스타트에 대한 자료 안정성 데이터 모니터링 위원회의 권고가 있었다. 여기에서도 중간 데이터 집계를 토대로 '본 시험을 계속 진행해도 최종적으로 유용성benefit이 리스크를 상회하지 않을 것으로 예측된다'며 시험 중지 권고가 내려졌다.

에자이는 에자이 본사 사장실에서 밤늦게까지 이 보고를 기다렸다. 머크나 일라이릴리의 BACE 억제제는 부작용이 심해서 이미 중지되었다. 그래서 엘렌베세스타트는 값이 비교적 저렴한 BACE 억제제의 마지막 희망이었다. 그러나 그 희망도 깨졌다.

결국 에자이와 바이오젠이 공동 개발을 제휴한 약 네 가지 중 두 개가 탈락했다. 그런데 갑자기 생각지도 못한 전개가 펼쳐졌다.

대 역전

아두카누맙의 '중간 분석'은 2018년 12월 26일까지 18개월 동안 임상 시험을 마친 1,748명의 데이터로 진행되었다. 시험 중지가 발표된 것은 2019년 3월 21일이었다. 인터넷상에서는 이 중지 발표를 두고 '드럭 헌터의 전설이 드디어 끝나는가?'라며 알프레드 샌드록에 관한 이야기가 나돌았다. 하지만 12월 26일부터 시험 중지가 발표된 3월 21일까지 시험은 계속 진행되었다. 그리고 중지 발표 후 총 2,066명의 데이터는 바이오젠의 손에 들어갔다.

실패한 임상 시험이라도 수집된 모든 데이터를 토대로 최종 결과를 발표해야 하므로 바이오젠 연구 팀은 데이터 분석을 계속했다. 그런데 갑자기 생각지도 못한 역전극이 펼쳐졌다.

나중에 들어 온 데이터를 전부 대입해 합계 3,285명의 데이터를 계산해서 다시 검토해 보았더니, 시험 그룹 두 개 중 EMERGE에서는 시험상 목표를 모두 달성했다는 결과가 나왔다. ENGAGE도 나중에 들어온 데이터를 추가해 10밀리그램 이상 투여한 그룹에서 다시 계산해 보니 역시 유의차가 나왔다.

도대체 어떻게 된 것일까? 6월에는 FDA와 바이오젠 사이에 회담이 예정되어 있었다. 이 회담은 알프레드 샌드록이 주도했다. 이 결과를 보여 주자 FDA는 크게 흥미를 보였다. 샌드록은 좀 더 자세히 데이터를 분석하라고 지시했다.

그리고 다음과 같은 사실을 알 수 있었다. 시험 프로토콜상 초기 단계에서 투여량을 올리지 말라고 되어 있었다. 즉 10밀리그램 투여는 계획에 없었다. 그런데 1밀리그램, 3밀리그램, 5밀리그램을 투여했을 때 큰 문제가 없다는 것이 확인되자 10밀리그램을 투여하는 그룹이 추가되었다. 중간 분석 마감 날인 2018년 12월 26일의 데이터에는 고용량 그룹이 포함되어 있지 않았다.

그래서 나중에 고용량 그룹을 집어넣어 보았더니 기억, 지남력(자신의 시간적, 공간적, 사회적 위치를 인지하는 능력), 언어 등의 인지기능 면에서는 뚜렷한 효과가 있었다. 게다가 금전 관리나 집안일(청소, 장보기, 세탁 등), 혼자서 외출하는 등의 일상생활 동작 면에서도 효과가 있었다. 이것은 EMERGE 그룹이 통계적으로 주요 평가 항목을 모두 달성했다는 의미였다.

ENGAGE 그룹에서도 고용량 그룹만을 살펴보면 역시나 주요 평가 항목을 모두 달성했다.

처음으로 나온 의미 있는 데이터

뉴리문의 로저 니치는 이 시기에 보스턴에 들러 그 데이터를 보고 있었다. 그는 CEO인 미셸 보나토스가 참석한 회의 자리에서 직접 받은 데이터를 열심히 분석했다.

회의가 끝난 뒤, 로저 니치는 힘이 다 빠진 듯 바이오젠의 1층 로비 의자에 앉아 있었다. 한 시간 정도 그곳에 앉아 입구를 왔다

갔다 하는 사람들을 바라보며 조금 전 회의에서 제시된 데이터의 의미를 생각했다.

그는 결과를 다시 곱씹어 보았다. 확실히 시험 프로토콜상에서는 고용량 그룹이라도 먼저 저용량으로 익숙해진 다음에 최대 용량을 투여했다. 그래서 남은 3개월의 데이터가 들어온 시점에서 비로소 2상 임상 시험과 같은 결과가 나온 것이다.

절망감에 빠져 있던 3월 이후, 그는 비로소 임상 시험의 결과를 납득했다. 드디어 처음으로 의미 있는 데이터가 나왔다. 이 소식은 엘렌베세스타트 임상 시험이 중지되기 전에 에자이에 전해졌다.

2019년 10월 22일 두 회사는 전 세계를 깜짝 놀라게 한 기자회견을 발표한다. 아두카누맙 3상 임상 시험에서 얻은 대규모 데이터 세트dataset(컴퓨터가 처리하거나 분석할 수 있는 형태로 존재하는 관련 정보의 집합체)의 새로운 해석 결과를 토대로 알츠하이머를 대상으로 한 신약 개발 승인 신청을 할 예정이라는 내용이었다.

'중간 분석'으로 한 번 중지되었던 아두카누맙의 부활에 관해 다양한 의론이 펼쳐졌다. 바이오젠의 CEO인 미셸 보나토스는 뉴스에 출연해서 그 의미에 관해 설명하기도 했다.

공식 발표에서는 빠르면 2020년에 FDA에 승인 신청을 하겠다고 밝혔다. 게다가 위약을 투여한 연구 참가자에게는 아두카누맙을 제공할 예정이라고도 이야기했다.

에자이의 나이토 하루오는 이 발표 후에 신청과 심사에 영향이 갈 수도 있다는 이유로 아두카누맙에 관한 질문은 기자회견 등에서도 일절 받지 않았다.

　그 후 2020년에는 코로나 사태가 발생하는 등의 이유로 일사분기의 신청은 늦었지만 2020년 7월 8일 바이오젠은 FDA에 아두카누맙의 승인 신청을 완료했다고 발표했다.

　FDA는 60일 심사 기간을 거쳐 이 신청을 우선 심사할 것인지, 아니면 보통 심사를 할 것인지 결정한다. 우선 심사 과정을 거치게 되면 2021년 1월에는 승인 결론이 나온다. 보통 심사 과정을 처쳐도 2021년 5월에는 결과가 나올 예정이다.

　이 아두카누맙의 3상 임상 시험 결과를 발표하는 알츠하이머 협회 국제학술대회Alzheimer's Association International Conference(이하 AAIC)의 프레젠테이션에서 바이오젠은 위약과 10밀리그램 투여 그룹의 다양한 인지기능 검사의 차이에 관해 몇 번이나 '기적적인 차이'라는 말을 사용하며 그 유효성을 강조했다.

24

용기 있는 연설

일본의 DIAN은 안타깝게도 DIAN-TU의 항체 약 임상 시험에 참여하지 못했다.
한편 2017년 런던에서 열린 DIAN의 국제학술대회에 아오모리의 한 여성이 참
여해 연설한다.

가족성 알츠하이머 가족들에게는 임상 시험에 참여할 수 있다는
것이 가장 희망적인 소식이었다.

이들이 워싱턴 대학에 참가자로 처음 등록한 날은 2012년 12월 31일
이었다. 그리고 2013년 이후 등록자는 꾸준히 늘고 있다.

DIAN가 관찰 연구뿐이던 시기에는 관심이 없던 가족도 이 임상
시험에 참여했다. 일본의 경우 후생노동성 예산이 3년마다 책정되
는데, 2014년부터 연간 5,000만 엔의 거액이 이 연구에 투입되었다.

하지만 일본에서는 좀처럼 연구 준비에 진척이 없었다. 3년간

1억 5,000만 엔의 예산을 소비했지만, 관찰 연구조차 시작하지 못했다. 게다가 임상 시험도 진행하는 DIAN-TU는 아직 아무런 형태도 없는 상태였다. 그리고 2015년 말에 로슈와 일라이릴라의 간타네루맙Gantanerumab, 솔라네주맙의 임상 시험의 최종 등록이 끝났다.

소득 없이 순식간에 3년이 지났다. 결국, 다음 예산 신청 시 후생노동성 측의 지적을 받았고, 이에 2017년부터 3년간 예산은 연간 1,000만 엔까지 줄어들었다. 그리고 2017년 일본도 겨우 체제를 정비하여 관찰 연구를 시작했다.

DIAN에 참여한 아오모리 가족

국립 병원 기구 소속으로 이와테의 병원에 있던 히로하타 미에는 히로사키 대학 의학부의 교수였던 쇼지 미키오에게 "DIAN을 설립하는 것을 도와주지 않겠나?"라는 권유를 받았다. 마침 제2기 DIAN 예산이 시작된 2017년 4월 무렵이었다.

그런데 이 계획에 참여하기에 앞서 전제 조건이 있었다.

"이 일은 꽤 힘들지만 자네의 업적으로 발표할 수 없다네. DIAN 그룹의 일원으로 이름을 남길 수 있지만, 자신의 이름으로는 논문을 작성할 수 없네."

이 이야기를 듣고 아쉬웠지만, 영어도 가능하고 신경과와 정신과 두 과를 진찰할 수 있는 본인의 특성을 살릴 기회라고 생각해 참여하기로 했다. 이렇게 해서 그는 히로사키 대학의 의학부에서 연구원으로 아오모리의 가족성 알츠하이머 환자를 진찰하게 되었다.

1970년대에 와타나베 슌조가 발견하고, 1980년대에 다사키 히로이치가 조사했던 아오모리의 가족성 알츠하이머 집안에 관한 연구는 쇼지 미키오가 이어서 하고 있었다. 히로하타는 집안의 신뢰를 얻기 위해 의사의 영역 밖에서도 그들과 교류했다. 가족 중에 건강이 나빠진 사람이 있으면 병문안을 간다거나 밭일을 도와주거나 사과 수확 시기가 되면 일손을 돕기도 했다.

이렇게 신뢰를 얻어 이야기를 나누는 사이에 여러 가지 사실을 알게 되었다. 가족 중에는 본인이 사춘기 시절에 부모님이 병에 걸리는 것을 본 사람도 있었다. 한참 민감한 시기에 망가져 가는 부모의 모습을 보고 자란 것이다. 그 후 사회인이 되어서도 이 기억 때문에 스트레스를 받는 사람도 있었다. 히로하타는 이런 점에서 이병은 신경과에서 진찰할 것이 아니라고 생각했다. 대신에 심적 고통에 좀 더 주목해서 정신과적 접근이 필요하다고 보았다.

그 집안사람들은 모두 본인이 어떻게 될 것인지 항상 불안을 안고 살았다. 이 불안이 스트레스가 되어 발병한 환자도 있었다. 히로하타는 이 환자를 진료할 때 '세심한 관리와 주의를 기울일 것'을 강조했다.

이 환자가 안정적으로 지낼 수 있으면 다른 가족의 신뢰도 얻을 수 있다고 생각했다. 다사키 히로이치가 이 가족을 관찰했던 1990년대와 2000년대에는 아오모리에서 가족 모임을 만드는 것조차 어려웠다. 가족성 알츠하이머라는 주제로 모여서 다함께 활동한다는 생각 자체가 가족들에게 받아들여지지 않았다.

워싱턴 대학에서 시작된, 가족들이 직접 참여하는 DIAN은 멀리 떨어진 아오모리 지역에서도 서서히 관심을 모으기 시작했다. 히로하타 미에가 DIAN에 참여하기 2년 전인 2015년 10월의 어느 날, 랜달 베이트만이 아오모리 지역을 방문했다.

그는 쇼지 미키오가 초대해 아오모리에서 열린 일본 치매학회 학술대회에서 연설했다. 이날 베이트만은 아오모리의 가족성 알츠하이머 가족들과 만났고 함께 하루를 보냈다. 이때 만난 활발한 여성이 인상적이어서 그의 기억에 남았다. 그녀는 영어로 말한 것은 아니지만, DIAN에 희망을 품고 적극적으로 참여하고자 했다. 베이트만은 그 모습이 꽤 인상적이었다. 그녀는 2017년 7월에 런던에서 열린 DIAN의 국제학술대회에서 연설하게 된다.

BACE 억제제 임상 시험에는 참여하지 못했다

일본의 예산 제2기는 2017년부터 2019년까지였다. 이때 DIAN - TU에서 아밀로이드 베타 항체 약(간타네루맙과 솔라네주맙)을 임상 시험한 뒤에 진행하는 다른 약의 시험에 참여할 예정이었다.

간타네루맙, 솔라네주맙 다음에는 얀센Janssen의 BACE 억제제가 예정되어 있었다. 하지만 이 BACE 억제제는 간 장애라는 부작용 때문에 메인 시험 자체가 3상 임상 시험 도중에 중단되었다. 일본에서도 퀸타일즈Quintiles라는 임상 시험 수탁기관을 투입해 준비를 거의 끝마쳤지만, DIAN-TU의 임상 시험은 무산되었다.

DIAN에 참여할 참가자를 모집할 때 임상 시험에 들어갈 수 있다는 점을 강조했던 만큼, 시험 중지 소식은 DIAN-J 입장에서는 매우 아쉬운 일이었다. 게다가 후생노동성은 DIAN-J의 운영에 관해 깐깐하게 검토했다. 이 당시 프로젝트 자금은 일본 의료 연구 개발 기구Japan Agency for Medical Research and Development(이하 AMED)를 통해서 교부되었다. AMED는 DIAN-J의 보고를 받아 일본에서 DIAN의 성과가 없다는 점을 지적했다.

연구 대표를 맡고 있던 모리 히로시는 DIAN이 시작될 무렵인 2014년 이미 오사카 시립 대학에서 정년퇴직을 앞두고 있었다. 그는 퇴직 후 니가타 병원에서 지도하고 있었는데, 당시 다른 DIAN의 멤버들에게 운영 보고를 제대로 전달하지 않는 등의 여러 가지 문제가 있었다. 이에 모리 히로시는 2020년부터 시작하는 새로운 3년간의 예산 신청 건과 관련해 연구 대표직에서 물러났다.

한편 오랫동안 아오모리 집안의 가족성 알츠하이머를 살펴보았던 히로사키 대학 의학부에도 이변이 있었다.

쇼지 미키오가 2019년 3월 말에 히로사키 대학 의학부를 퇴직하면서 후임 교수가 DIAN를 이어받지 않았다. 결국 히로사키 대학 의학부는 DIAN에서 빠지게 되었고, 히로하타도 히로사키 대학 의학부의 연구직에서 물러났다.

이미 전국에서 20명에 가까운 가족성 알츠하이머의 가족이 DIAN에 참여하고 있었다. 이 가족들을 위해서라도 2020년 이후에 도 DIAN은 반드시 계속되어야 했다.

도쿄 대학의 이와타츠보 타케시는 자신의 연구실에 소속되어 있 는 이하라 료코를 다음 연구 대표직에 강력히 추천했다. 이하라는 워싱턴 대학에서 유학했고 존 모리스, 랜달 베이트만 등 DIAN의 초창기 중심 멤버들과도 잘 아는 사이였다. 이와타츠보는 이하라 료코에게 "이대로 가다가는 DIAN-J는 끝일지 모른다네. 그러니 자네가 이어서 해 주게."라고 이야기했다.

결국 2019년 12월 그는 일단 그녀에게 대표직을 맡기고, DIAN 의 예산을 신청했다.

DIAN의 국제학술대회

DIAN의 국제학술대회는 2015년에 처음으로 열렸다. AAIC(알 츠하이머 협회 국제학술대회) 참석 목적으로 전 세계 가족성 알츠하이 머 가족 99명이 워싱턴으로 모였다. 미국뿐만 아니라 아르헨티나, 독일, 영국, 호주 등에서 가족성 알츠하이머 가족이 모였다. 가족성 알츠하이머는 30대부터 40~50대 정도로 비교적 젊은 시기에 발병 했는데, 병은 유전자에 의해 대대로 유전되었다. 여기에 모인 가족 들은 부모 세대, 조부모 세대, 증조부 세대, 그보다 훨씬 이전 세대부터 이 병으로 인한 고통을 그저 가족 내부에 꽁꽁 묶어두고, 외부와 단절된 채 고립되어 지냈다.

그랬던 그들이 이 자리에서 서로 이야기를 나누고 고민을 공유했다. 그리고 의사나 간호사, 제약 회사도 참여해 함께 교류했다. 이미 이 무렵에는 솔라네주맙, 간타네루맙의 임상 시험 중이어서 가족들 사이에는 커다란 '희망'이 움텄다.

DIAN의 이 국제학술대회는 AAIC의 개최에 맞춰 앞으로도 매년 1회 정도 정기적으로 열기로 했다. 2015년 일본도 DIAN에 참여했지만, 앞서 언급했듯이 일본 가족들은 아쉽게도 2017년이 되어서야 처음으로 이 국제학술대회에 참여할 수 있었다.

DIAN-TU 참가자에 대한 솔라네주맙, 간타네루맙의 임상 시험은 7년 정도로 길게 진행될 예정이었다. DIAN의 참가자가 이 시험에 참여하기 위해서는 CDR(임상 치매 평가 척도)이 0.5점 이하여야 했다. CDR은 3점이 가장 진행된 상태로 인지기능 저하 정도가 가장 중증인 경우를 말한다. 정상은 CDR 0점에 해당한다. 즉 알츠하이머 중에서도 MCI(경도인지장애)라고 불리는 단계거나 경증mild 정도의 증상이 있는 사람은 참여할 수 있다. 또한 DIAN의 특징을 살려서 발병 전인 사람들도 참여할 수 있으며, 발병 나이보다 15세 정도 젊은 나이까지 참여할 수 있도록 기준을 만들었다.

시험 기간이 7년이나 되는 것은 경증 혹은 MCI의 경우, 장기간 관찰해야만 병의 진행 정도를 알 수 있기 때문이다. 데이터의 암호가 해제되는 날은 2020년 2월 3일이었다.

그러면 이제 약은 못 받는 건가요?

2020년 2월 3일, 미국 세인트루이스의 워싱턴 대학에 솔라네주맙을 제공한 일라이릴리, 간타네루맙을 제공한 로슈, 랜달 베이트만과 존 모리스가 모여서 암호가 해제된 데이터를 보고 있었다. 이데이터는 임상 시험 시 설정된 인지 지표로는 그 어떤 약도 목표를 달성하지 못했다고 나와 있었다. 결과는 유럽 주식 시장이 닫힌 후, 세인트루이스 시각으로 오전 1시 30분에 공식 발표되었다.

"임상 시험 목표를 달성하지 못했기에 두 회사 모두 임상 시험을 중지한다."

이 뉴스는 DIAN에서 시험에 참여한 194명과 그 가족에게 큰 충격을 주었다. DIAN의 참가 가족과 연락을 하고 있던 엘렌 지게마이어나 베이트만에게 DIAN에 참여한 가족들의 문의가 쇄도했다.

"그러면 이제 약은 못 받는 건가요?"

"이 시험은 하나도 소용없는 일이었나요?"

슬픔에 잠겨 호소하는 시험 참가자와 그 가족에게 베이트만은 이렇게 설명했다.

"기다려 주세요. 시험을 계속 진행해도 되는지 그 여부를 결정하는 인지기능 목표는 달성하지 못했지만, 축적된 아밀로이드 베타제거 등 바이오 마커에서는 유의미한 결과가 나왔습니다. 앞으로 개방 표지 실험open label trial을 통해 약을 계속 제공해도 좋은지 좀 더 데이터를 자세히 살펴볼 필요가 있습니다."

실제로 7년간 임상 시험을 진행하면서 처음에는 바피네주맙과 마찬가지로 ARIA 부작용을 우려하여 투여량을 줄였다. 아두카누맙이 2상 임상 시험에서 10밀리그램을 투여해 인지 면에서 시험 목표를 달성했다는 보고가 있던 2016년 이후에야 투여량을 늘렸다.

그래서 아직 최적 투여량의 결과가 나오지 않았다고 생각했다. 이 부분을 확인하기 위해서 개방 표지 시험 형태로 계속 진행해야 하지 않을까? 개방 표지 시험은 어떤 약을 투여하는지 모르게 하거나 위약을 투여하는 임상 시험과는 달리, 약을 공개하여 진행한다.

분석을 계속했더니 솔라네주맙은 바이오 마커에서도 진척된 결과가 나오지 않았지만, 간타네루맙은 뚜렷한 결과가 있다는 것을 확인할 수 있었다. 아밀로이드 베타의 축적뿐만 아니라 뇌척수액 안의 타우도 감소했다. 그리고 신경 변성 면에서도 위약보다 유의한 결과가 있었다.

이 결과를 토대로 로슈와 대응을 협의했다. DIAN – TU의 결론은 2020년 5월 27일에 발표되었다.

임상 시험에 4~7년 정도 참여한 참가자는(솔라네주맙을 받은 사람, 위약을 받은 사람도 포함) 간타네루맙을 계속 투여받을 수 있게 되었다. 그리고 아밀로이드, 타우, 신경의 변화를 살펴보고 이 변화가 어떻게 인지기능에 영향을 미치는지도 계속 관찰한다.

단, 개방 표지 시험은 모두 실제 약을 투여하는 것이기에 임상 시험 때처럼 참여자나 의사에게 유전자의 상태를 블라인드할 수는 없었다. 유전자를 가지고 있지 않은 건강한 사람이 참여하면 그 사람은 부작용만 얻을 수 있기 때문이다.

그래서 이 개방 표지 시험에 참여하기 위해서는 유전자 상담을 받아 본인이 이 유전자를 가졌는지 확인해야 했다. 그 결과 양성, 즉 알츠하이머 유전자를 유전적으로 가지고 있는 사람만이 개방 표지 시험에서 실제 약을 투여받는다.

앞서 언급했지만, DIAN 참가자들의 80퍼센트는 자신의 유전자 확인을 거부했다. 랜달 베이트만은 본인이 가지고 있는 정보를 모두 공유한 다음 참여자가 직접 선택하도록 했다. DIAN의 의미는 의사가 결정권을 가지고 있는 것이 아니라 가족성 알츠하이머를 앓고 있는 가족과 함께 설계해 나가는 데 있었다. 베이트만은 이 발표 직후, 줌Zoom을 통해 온라인 설명회를 열었다.

개방 표지 시험

2020년 5월 말, 코로나가 전 세계를 덮쳐 오던 시기에 온라인 설명회가 열렸다. 참가자들의 질문에 답변하는 형태로 웹세미나가 진행되었다.

"약에 어떤 효과가 있는가?"

"왜 개방 표지 시험으로 진행하는가?"

"이 약이 참가자들에게 좋은 영향을 줄 거라 믿는 근거는?"

여러 질문들 중에서도 이 개방 표지 시험에 참여 가능한 사람의 조건에 관한 질문이 많았다.

"시험 도중에 그만둔 사람도 참여할 수 있습니까?"

"그건 불가능합니다. 시험을 끝까지 마친 사람만 참여할 수 있습니다."

"저는 시험을 끝까지 마쳤는데요, 제 가족이나 DIAN에 참여하지 않은 집안의 사람도 참여할 수 있나요?"

"계속 말씀드립니다만, 시험을 전부 마친 사람만 가능합니다. 왜냐하면 이 연구는 지속적으로 투여한 결과를 관찰하기 위해 진행하는 것입니다. 따라서 개방 표지 시험은 지금처럼 코로나 사태에서도 바로 시작할 예정입니다."

"개방 표지 시험 기간은 어느 정도입니까?"

"앞으로 3년 진행한 다음 어떤 변화가 일어나는지 살펴볼 예정입니다."

개방 표지 시험을 계속하기 위해 유전자 검사 결과를 알아야 한다는 이야기로 자연스럽게 이어졌다. 대부분의 사람은 자신의 유전자 상태를 군이 알고자 하지 않은 채, 병에 걸리지 않을 약 50퍼센트의 확률을 믿고 지냈다. 그런데 이 연구에 참여하려면 반드시 검사 결과를 알아야 했다.

이 웹세미나는 예정 시간을 훌쩍 넘겨 두 시간 정도 진행되었다. 열띤 참여와 토론이 바로 DIAN 정신이다. 의사가 정보를 독점하는 것이 아니라 참여자와 공유하고 참여자 스스로 선택한다. 이렇게 해서 최초의 개방 표지 시험 형태로 간타네루맙 투여가 7월에 시작되었다.

용기 있는 연설

이 책의 프롤로그에 등장했던 아오모리 집안의 여성은 2015년에 아오모리를 방문한 랜달 베이트만과 처음 만났다. 그리고 2017년에 일본에서도 DIAN 준비가 다 되어갈 무렵, 같은 해 4월 교토에서 열린 전국 가족회의에 참여했다. 그녀는 비록 영어를 할 수 없고 일본 외에 다른 곳은 가본 적도 없지만, 7월에 런던에서 열리는 AAIC에 맞춰 진행되는 DIAN의 국제학술대회에 참석하기로 했다.

매년 7월에 열리는 이 국제학술대회에는 미국, 호주, 독일, 스페인, 영국, 아르헨티나 등 여러 나라의 가족성 알츠하이머 가족들이 참여했다. 행사 첫날 오전에는 가족 프레젠테이션 행사가 있다. 가족성 알츠하이머에 걸린 당사자가 본인과 본인의 가족이 겪고 있는 괴로움, 고민, 기쁨에 관해 이야기한다.

중요한 점은 가족 외에도 연구자, 의사, 제약 회사 등 DIAN와 관련 있는 모든 사람이 프레젠테이션에 참여해서 그 이야기에 귀를 기울인다는 것이다.

이 프레젠테이션은 매스컴 등 외부에 공개되는 것은 아니었다. 런던의 블룸즈버리에 위치한 유니버시티 칼리지 런던University College London, UCL에 모여 5분 정도의 스피치를 한 명씩 이어나갔다.

일본의 아오모리에서 온 30대 여성이 단상에 오르자 박수 소리가 퍼졌다. 그리고 부드러운 아오모리 지방의 말투로 이야기를 시작했다. 그녀의 말을 히로사키 대학에서 함께 온 스태프가 통역했다.

"안녕하세요. 오늘 이처럼 좋은 기회를 주셔서 감사합니다. 일본 환자와 가족을 대표해서 전 세계 사람들 앞에서 이야기할 수 있다니 정말로 기쁩니다. 긴장 때문에 머리속이 새하얘질 수 있어서 써 둔 것을 보면서 이야기하겠습니다.

우선 제가 일본의 어느 지역에서 왔는지에서부터 시작하려고 합니다. 저는 아오모리라는 곳에서 왔습니다. 아오모리는 일본의 북부 지역으로 도쿄에서 비행기로 한 시간 정도 걸리는 곳입니다. 특히 사과가 맛있고 봄에는 벚꽃, 겨울에는 눈이 많이 내리기로 유명한 곳입니다.

이 사진은 아오모리에 위치한 히로사키 대학병원입니다.

저는 이곳에서 2016년부터 DIAN 연구에 참여하고 있습니다. PET 검사는 도쿄에서 하지만, 히로사키 대학에서 검사를 받을 때는 응접 테이블이나 샤워실, 미니 주방이 딸린 이러한 병실에서 하루 묵습니다. 사진에는 보이지 않지만 침대도 있습니다. 이런 기회가 아니면 이렇게 좋은 병실에 묵는 일은 없을 테지요.

앞서 언급되었던 요추 천자에 관해 이야기해 보자면, 저도 하기 전에 젊은 여성일수록 일어나기도 힘들 정도의 두통이 있을 거라고 들었습니다. 제 사촌은 두통이 전혀 없었지만, 저는 그렇지 않았습니다. 결국 두통 당첨이었어요. 그런데 솔직히 말하면 사실 허리에 바늘을 찌를 때는 그다지 아프지 않았습니다. (웃음) 두통도 약을 먹으면 괜찮아졌지요. 지금 생각해 보니 꽤 괜찮은 추억이네요.

이것은 선생님이 조사한 저희 집안 가계도입니다. 저는 여기에 있어요. DIAN에 참여한 덕분에 저에게 이러한 친척이 있다는 것을 알게 되었습니다. 고향에서 가계도 속 친척 분들과 처음 만나 이야기를 나눌 기회도 있었습니다. 가족 중에는 어디에도 말하지 못한 채 홀로 지내는 분도 있다고 했습니다.

올 4월에 교토에서 제1회 DIAN Japan 가족회의가 있었습니다. 그곳에서 같은 병을 가진 일본의 많은 가족들을 만났습니다. 저에게는 정말로 좋은 경험이었습니다. 간호하는 일, 아이나 손주들에게 발병을 알리는 일, 결혼이나 취직 등 모두 같으면서도 다른 형태의 고민을 하고 있다는 사실을 알게 되었습니다. 처음 만난 분들이지만 공감대가 생겨 스스럼없이 병에 관한 이야기를 할 수 있었습니다.

일본에도 여러분과 같은 병을 가진 많은 사람들과 그 가족이 있습니다. 저희는 이번에 직장에서 휴가를 신청해서 런던까지 찾아왔습니다. 전 세계에 있는 여러분과 교류하기 위해서입니다. 여러분과 어젯밤 처음 만난 이후, 엄청난 용기를 얻었습니다. 이후에 여러분과 이야기를 나눌 수 있다는 것이 매우 기대가 됩니다.

이 사진은 제 가족과 친척 분들이에요. 어머니가 이곳에 계시고 이게 저입니다. 그리고 이쪽이 제 형제입니다. 어머니는 45세에 조발성 알츠하이머 진단을 받았습니다. 그런데 이 나이가 되기 수년 전부터 증상이 있었던 것 같습니다. 이 분은 저희 삼촌인데 아까 이야기한 사촌의 아버지입니다. 삼촌 또한 병에 걸리셨고 57세에 돌아가셨습니다.

이 사진은 어머니가 병에 걸린 이후부터 촬영한 것입니다. 어머니가 안고 있는 아기는 조카입니다. 저는 이렇게 온화한 표정을 하고 계신 어머니의 사진을 매우 좋아합니다. 어머니는 평소에 무척 상냥하셨는데, 병에 걸린 이후에도 비교적 온화하신 편이었어요.

하지만 이 무렵부터 여러 면에서 이상해지기 시작했습니다. 운전을 위험하게 하신다거나 몇 번이나 이야기했는데도 저와의 약속을 잊어버리는 일도 있었고 음식을 옷장에 감춰 두셨어요. 이러한 일들이 잦아지고 실수도 점점 늘어났습니다. 결국 어머니는 42세에 일을 그만두셨고 올해 65세가 되셨어요. 전반적인 것을 다 돌봐주는 곳에 입원해 계십니다. 병에 걸리신 지 이제 20년 가까이 되셨습니다. 지금은 저희를 몰라보시고 온종일 거의 주무세요.

이것은 43년 전 저의 부모님 결혼식 사진입니다. 저는 일이 바빠서 최근 어머니가 계신 곳에 갈 수 없었습니다. 그런데 아버지는 매일 어머니를 보러 가세요. 편찮으시기 전에 어머니는 곧잘 아버지 같은 사람과 결혼하라고 말씀하시곤 했는데, 어머니가 왜 그렇게 말씀하셨는지 지금은 잘 알고 있습니다.

어머니에 관한 이야기 하나를 여러분과 공유하고 싶습니다. 어느 날 저희 어머니는 갑자기 당신이 자고 나란 집 쪽을 향해 걷기 시작하셨어요. 결코 걸어서 갈 수 있는 거리가 아니었습니다. 하지만 어머니는 한 걸음 한 걸음 흔들림 없이 웃으며 걸었습니다. 물론 저희가 도중에 찾으러 나갔지만, 지금 생각해 보면 어머니는 그저 집이 그리웠던 것이 아닐까 생각합니다. 그때 어머니 모습은 무척이나 행복해 보이셨어요. 저는 그날 보았던 어머니의 미소를 지금도 기억하고 있습니다.

마지막으로 저의 외숙모에 관한 이야기를 하겠습니다. 외숙모는 저에게 '네가 좋아하는 사람과 결혼해서 아이를 꼭 낳았으면 좋겠어.'라고 말씀하셨습니다.

저는 저보다 젊은 세대가 본인의 미래나 결혼, 출산 때 유전 같은 건 신경 쓰지 않고 선택할 수 있도록, 꼭 그런 날이 올 수 있도록 노력해 달라고 DIAN와 DIAN‐TU의 여러분에게 부탁합니다. 감사합니다.'

그녀의 연설에 몇몇 가족이 눈물을 훔치고 있었다. DIAN에서 참가자 모집을 담당하고 있는 엘렌 지게마이어도 울고 있었다. 랜달 베이트만과 존 모리슨, 이하라 료코도 크게 감동했다.

한여름 해수욕장에서 가족이 모여 촬영한 기념사진.

이미 증상이 시작된 어머니가 넓은 공원 잔디밭에 앉아서 아기였던 조카를 상냥한 눈길로 꼭 안고 있는 사진.

어머니의 결혼식 사진.

사진 속 그녀의 어머니는 윤기 나는 머리칼을 일본 전통식으로 묶고 있었고, 녹색과 금색이 어우러진 기모노를 입고 붉은색 띠를 두르고 있었다. 그리고 환한 미소를 지으며 누구보다 행복하게 축복의 날을 만끽하고 있었다. 신랑과 나란히 앉아 있는 키가 큰 여성은 눈부시게 빛났고 아름다웠다.

사진 한 장 한 장에 담긴 어머니의 인생을 듣고 회장 안의 모든 사람이 감동했다. 모두 한마음이었다. 앞으로 젊은 세대는 이 병에 구애받지 않고 자신의 장래나 결혼, 출산 등을 자유롭게 선택할 수 있는 날이 올 것이라 믿으며 이곳에 모였다.

연구자들도 그녀의 연설을 듣고 자신이 왜 이 일을 하고 있는지 다시 깨달았다. 연구자 중에는 치열한 연구 경쟁으로 초심을 잃어 버린 사람도 있었다. 초심을 잃지 않기 위해 연구실의 화이트보드에 '이 연구를 하고 있는 이유를 잊지 말아야 한다'고 써 놓은 연구자도 있다.

그녀 같은 사람들이 자신의 장래나 결혼, 출산을 결정할 때 병을 신경 쓰지 않고 자유롭게 선택할 수 있는 미래, 그 미래를 위해 모두가 이 병과 싸우고 있었다.

지금은 희망이 있다

"지금은 희망이 있습니다." 1990년대에 가족성 알츠하이머를 조사한 다사키 히로이치는 이렇게 말했다. 최근 급속도로 발전한 연구 배경에는 환자의 정보 공유와 환자 본인의 결정이라는 숨은 노력이 있었다.

1980년대와 1990년대에 아오모리의 가족성 알츠하이머 집안의 사람들을 진찰한 다사키 히로이치는 지금도 그 지역의 정신과 전문 병원에서 가족성 알츠하이머와 계속 인연을 이어 가고 있다.

나는 2020년 9월에 그 병원을 다시 방문했다. 다사키와는 2005년 11월에 만나고 오랜만이었다. 히로사키 대학 의학부의 조교수, 아오모리 현립 보건 대학의 부학장 등을 거쳐 그 병원의 원장으로 막 자리를 옮겼을 때였다. 어두컴컴하고 환자의 모습도 거의 찾아볼 수 없었던 과거와는 비교도 되지 않을 정도로 지금의 병원은 활기가 넘쳤다.

"2005년에 당시만 해도, 이 병을 치료할 수 있으리라 생각하지 못 했지요. 그래서 유전자 변이가 있다는 것을 알아도 그걸 알려줄

수가 없다고 이야기했던 기억납니다. 그런데 지금은 '희망'이 있습니다."

다사키가 이야기하는 희망이란 DIAN 연구의 진전, 아두카누맙의 승인 심사를 말한다. 미국 FDA는 2020년 8월 바이오젠의 아두카누맙을 우선 심사하기로 했다고 통지했다. 바이오젠은 다른 약을 위해 취득했던 우선 심사권priority review voucher을 아두카누맙 심사에 사용하지 않았다. 그럼에도 불구하고 FDA는 아두카누맙을 FDA는 신속히 심사하기로 했다. 따라서 빠르면 2021년 1월, 늦어도 FDA가 바이오젠에 보낸 레터에 따르면 2021년 3월 7일까지는 결과가 나오게 된다.

이는 약의 승인이 가까워지고 있다는 신호로 해석되어, 이에 바이오젠과 에자이의 주가는 급등했다. 단, 승인된다고 해도 어떠한 형태로 승인되는지 의심스러운 시선도 있다. 이미 앞서 몇 차례 언급했듯이 항체 약은 생물 제제이기 때문에 비용이 든다. 약의 가격을 현재 시점에서 한 달에 100만 엔 정도가 될 것이라고 계산하는 미디어도 있다.

게다가 예방을 위해 발병 이전부터 주사를 계속 맞을 경우, 이것을 건강보험으로 얼마나 보장받을 수 있을지가 문제다. 2020년 3월 에자이의 인포메이션 미팅에서 나이토 하루오는 투자자와 미디어에게 치매는 의료비만이 아니라 간병에 드는 돈이 훨씬 많다고 강조했다. 사회적인 케어와 가족을 보살피는 데 드는 비용도 포함할 경우, 치매에 드는 돈은 2015년 국제 기준으로 90조 엔, 2030년에는

220조 엔이 된다는 계산이 나왔다. 따라서 PET 등을 사용하여 발병 위험이 있는 사람이 발병 이전부터 약을 먹을 경우, 여기에 보험을 적용하는 것은 절대 비싸지 않다는 쪽으로 이야기를 유도했다.

산발성 알츠하이머가 발병하기 약 15년 전을 살펴보는 A3 임상 시험, 이보다는 발병 시기와 가까운 시기를 조사하는 A4나 A45 임상 시험은 하버드 대학에 있는 브리검 여성 병원 레이사 스퍼링과 도쿄 대학의 이와타츠보 타케시에 의해 이미 시작되었다. 이 연구에서도 항체 약을 3상 임상 시험에서 사용했다. 만약 이것이 효과가 있다고 밝혀지면, 발병한 환자만이 아니라 발병 이전에도 아두카누맙 등의 사용을 허가하는 길이 열리게 된다.

아오모리에 있는 다사키 히로이치는 가족성 알츠하이머를 앓고 있는 집안에는 보험 혜택이 필요하다고 생각했다. 가족성 알츠하이머는 그 유전자를 가지고 있으면 100퍼센트 걸리기 때문이다. 이러한 사람들이야말로 먼저 보험 적용을 해서 발병 이전부터 항체 약을 투여하는 것을 허락해야 한다고 보았다.

자문위원회

FDA는 아두카누맙의 심사를 위해 외부 위원으로 구성된 자문위원회를 열기로 했다. 자문위원회는 신약 승인을 할 때 반드시 열리는 건 아니다. 이 책의 앞 부분에서 타크린이라는 부작용이 강한 약을 신청했을 때 자문 위원회가 열렸다고 이야기했었다. 그때는 '현재 알츠하이머 약은 없다'는 이유로 FDA가 자문위원회를 개최했고, 이에 관한 의견을 들은 다음 승인했다.

자문위원회는 외부 전문가에게 FDA와 바이오젠 양측의 프레젠테이션과 데이터를 보여 주고, 그 데이터에 관한 의견을 구한다. 또한 자문위원회가 열리기 전에 폭넓게 일반 의견을 모집한다.

사전에 일반 의견은 도켓Docket이라고 불리는 곳에 투고되어 일반인에게 공개된다. 그리고 회의가 열리기 48시간 전에는 바이오젠 측의 자료와 FDA 측의 자료가 업로드된다.

2020년 11월 4일에 업로드된 자료에는 두 곳의 데이터가 하나로 합쳐져 있다. 먼저 각 논점에 관한 바이오젠의 데이터와 주장을 게재하고 이에 관한 FDA의 견해를 옆에 게시한다. 이 데이터에 따르면 FDA는 바이오젠의 시험 결과가 '확실하며 설득력이 있다'며 알츠하이머 증상을 개선한다고 기술했다.

바이오젠과 에자이의 주가는 폭등했다. 바이오젠의 주가는 발표 당일 하루 만에 45퍼센트 상승했고 355달러를 찍었다. 다음 날 도쿄 시장에서 에자이의 주가는 상한가에는 미치지 못했고, 이틀 후 시가는 발표일 종가 시점보다 2,000엔 이상 오른 10,540엔이었다.

FDA 임상 분석관인 카일 쿠르디스는 사전에 업로드된 비디오 프레젠테이션에서 유의한 결과를 내지 못한 ENGAGE 시험 결과는 나머지 유의한 시험 결과에 영향을 끼치지 않는다며 이렇게 이야기했다.

"바이오젠은 승인 조건을 충분히 갖추고 있다고 결론 내렸다."

그러나 같은 FDA 통계 해석관인 트리스탄 마시는 증거도 충분하지 않고 시험의 한쪽 데이터를 제거하는 것에 관해 "비과학적이며 통계학적으로 부적절하다. 이건 잘못 읽는 것이다."라며 비디오 프레젠테이션에서 전혀 다른 의견을 말했다.

관계자들의 큰 기대를 받고 열린 자문위원회의 위원은 총 열한 명이었다. 알츠하이머 전문이 아닌 다른 분야에서 온 사람도 있었다. 바이오젠과 에자이와 관계 있는 일을 하는 의사와 연구자는 제외되었다.

2020년 11월 6일 아침 10시부터 열린 자문위원회는 시간을 초과해서 오후 5시 이후까지 이어졌다. 회의 시작부터 아두카누맙에 아주 긍정적이었다. FDA의 뇌 신경 신약 부문의 책임자인 빌리 던은 FDA의 아두카누맙에 관한 의견을 다음과 같이 요약했다. "알츠하이머는 미국인의 큰 사망 원인 중 여섯 번째로, 우리는 알츠하이머의 신약을 향한 많은 이들의 갈망을 잘 알고 있다. 아두카누맙은 승인 조건을 위한 증거를 충분히 갖추고 있다."

그러나 위원들의 반응은 격렬했다. 대부분은 FDA 전체 의견이 아닌 통계 해석관인 트리스탄 마시의 의견에 손을 들었다. 무엇보다 한쪽 시험 결과를 무시하고 승인을 추천할 수는 없었다. FDA는 임상 시험의 주요 항목을 달성한 EMERGE를 단독으로 보는 것은 불가능한지 문의했지만, 이러한 문의조차 처음부터 유도성이 느껴진다며 위원들은 일제히 반발했다. 위원 중 한 사람은 FDA가 아두카누맙이 효과가 있을 거라고 설정한 다음, 실패한 시험이 왜 실패했는지에 고심하는 것처럼 꾸미고 있다며 '화가 난다'는 말까지 했다.

"EMERGE 임상 시험은 알츠하이머에 대한 아두카누맙의 유효성을 나타내는가?" 이러한 질문에 '찬성'한 사람은 위원장 한 사람뿐이었다. 그리고 '반대'가 여덟 명, '보류'가 두 명이었다. 아밀로이드 베타나 타우, 신경 변성 등의 바이오 마커에 관해 바이오젠의 시험이 충분한 증거를 가졌는지에 관한 평결은 간신히 '찬성'이 다섯 명, '보류'가 여섯 명이었다. 하지만 전체적으로 보면 FDA의 시나리오를 외부 자문위원회가 지지하지 않는 결과였다.

FDA는 자문위원회의 결론을 승낙의 지렛대로 이용하려 했으나 결과는 기대와 달랐다. FDA는 자문위원회의 결론에 휘둘릴 필요는 없지만, 그만큼 꼼꼼하게 판단해야 한다. 시험 데이터가 완벽하지 않은 것은 명백했다. 모순되는 두 개의 임상 시험 결과가 있다. 그러면 이 시험을 한 번 더 권고할 것인가? 다시 할 경우, 앞으로 4년은 걸릴 것이다. 게다가 시험을 다시 할 수 있는 힘이 바이오젠과 에자이에 있는지가 문제였다.

큰 영향력을 가진 연구자, 간호사 단체, 알츠하이머협회가 미리 도켓에 보낸 의견서에는 알츠하이머 환자들의 절박한 현재 상황이 적혀 있었다. 그리고 만약 시험의 증거가 충분하지 않다면 실제로 시판한 후, 환자에게 투여한 데이터를 '4상 임상 시험으로'로 간주해야 한다는 의견이었다.

이렇게 일단 승인한 다음, 실제로 사용한 환자의 데이터를 수집하여 시험 데이터 대신 사용하는 '시판 후 임상 시험'은 최근 세계적으로 강화되는 추세이다. 신약이 정말로 유효한지 또는 범위를 확대해서 다른 적용 질환이 있는지 등을 판단하는 데 매우 중요한 역할을 한다.

"이 병은 결국 사망합니다. 이 병으로 고통받는 사람들에게 4년은 너무나 긴 시간입니다. 데이터가 불완전하다는 과학 커뮤니티의 의견은 알고 있습니다. 그러나 현재 치료법도 없는데 그나마 가능성이 있는 치료법을 중단한다면 수백만 명에 달하는 환자, 환자의 배우자, 부모와 자녀 등 가족들에게는 절망적인 일일 것입니다. 이에 우리는 이 약의 '승인'을 신청합니다."

어쨌든 FDA는 2021년 3월 7일까지 결론을 내야 했다. 유럽에서는 이미 바이오젠이 승인 신청을 끝냈고 일본에서는 신청을 대비해 사전 회의에 들어갔다. 에자이는 '승인 후'의 준비 비용인 74억 엔을 이미 투자했다. 일본과 유럽의 결론도 FDA의 결론에 영향을 받을 것이다.

유전자 치료약을 시험하다

워싱턴 대학의 랜달 베이트만은 개방 표지 시험 형태로 간테네루맙의 투여를 계속하면서 DIAN–TU에서 끊임없이 새로운 시도를 했다. 다음에는 아밀로이드 연쇄반응 가설 이론에서 마지막 도미노인 타우에 관한 약 시험에 들어간다. 타우의 항체를 시험하면서 유전자 치료도 시험한다.

이 유전자 치료약을 중추 신경계에 보내서 타우와 연관 있는 유전자를 변경해, 타우의 산출을 억제하고 신경 섬유 매듭이 생기는 것을 막는 구조이다. 타우 항체 약의 임상 시험은 2021년 8월까지 미국의 DIAN에서 먼저 실시한다. 유전자 치료약도 2022년 8월에는 시작할 예정으로 이미 예산 획득도 끝냈다.

일본은 AMED에서 2020년 4월부터 2022년 3월까지 제3기 DIAN의 예산을 신청했는데 후생노동성 측에서 6년 동안 성과 보고가 없다는 비판을 받고, 지금까지 연구 대표였던 모리 히로시를 대신해 도쿄 대학의 이하라 료코와 니가타 대학의 이케우치 타케시를 내세워 그 일을 진행했다. 또한 일본의 관찰 연구 결과도 포함해 신청서를 정리했다.

한때 DIAN - J는 후생노동성 측에서 중지해야 한다는 의견도 많았지만, 연구를 계속하기로 결정했다. 이에 새로운 예산은 조금 늘어 1,150만 엔이 되었다. 2019년 12월 당시 이하라 료코가 연구 대표를 이을 예정이었지만, 이하라가 도쿄대를 나와 도쿄도 건강 장수 의료센터로 옮긴다는 이유로 대표직을 고사했다. 이에 어렵게 니가타 대학의 이케우치 타케시를 연구 대표로 신청해 승낙을 받았다.

이하라가 사퇴한 것을 두고 이와타츠보 타케시와 이케우치 타케시는 아쉬워했다. 그녀는 워싱턴 대학에서 존 모리스 밑에서 연구한 경험이 있으며, 환자와 정보를 공유하면서 진행하는 DIAN의 정신을 잘 알고 있었다. 그래서 이하라가 대표직을 맡아 준다면 일본도 비슷하게 운영할 수 있을 거라 기대했다.

한편 어쩔 수 없이 대표직을 맡게 된 이케우치는 DIAN-J 연구를 재정비하고자 했다. 이제까지 DIAN의 참가자들에게 '임상 시험에 참여할 수 있다'고 권유했는데, 이참에 그는 타우 항체 약 시험은 미국과 같은 시기에 들어가고 싶다고 이야기했다.

한편 2019년 3월에 쇼지 미키오의 퇴직으로 히로사키 대학 의학부는 DIAN의 일본 임상 시험 시설에서 빠졌는데, 여전히 그 상태였다. 심지어 가족성 알츠하이머의 집안을 일본 내 기관에 소개하는 협력 시설(전국 8곳)에도 포함되지 않는다. DIAN에 참여했던 가족성 알츠하이머의 가족 중 일부는 오사카 시립 대학이나 도쿄대에 재등록했지만, 대부분은 누락된 상태다.

런던에서 연설한 여성의 가족을 2015년에 아오모리에서 만났던 랜달 베이트만은 이 일을 누구보다도 안타까워했다. 이 소식을 그에게 처음 알렸을 때 "아오모리의 그 가족은 DIAN-J에서 매우 중요한 사람들입니다. 제가 도울 수 있는 일이 있다면 돕겠습니다."라고 약속하고 이케우치에게 '제가 할 수 있는 일이 있다면 말해 주세요.'라는 내용의 메일을 보냈다.

가족성 알츠하이머를 앓는 가족들은 알츠하이머 전체의 원인이나 치료법을 해명하는 데 크게 기여했다. 아오모리의 그 집안도 1990년대부터 알츠하이머 유전자를 밝히는 데 도움을 주었다는 사실을 3장에서 밝힌 바 있다.

일본에서 새롭게 연구 대표가 된 이케우치 타케시는 직접 히로사키까지 가서 히로사키 대학의 새로운 교수와 인사하고 이 연구에 관해 설명했다. 그리고 "다시 DIAN 사이트가 될 수 있도록 부탁할 생각입니다."라고 말했다. 그 교수는 DIAN에 관해서 전임자에게 인수인계를 전혀 받지 못해 상황을 알지 못했지만 아직 가능성이 있다고 믿었다.

착상 전 유전자 진단의 가능성

유전공학 발전의 배경에는 2012년, 캘리포니아 대학의 교수 제니퍼 다우드나가 발견한 혁명적인 유전자 편집 기술인 CRISPR–Cas9가 있다. 이것은 인간의 30억 유전자의 문자 속에 잘못된 한 글자를 찾아서 수정하는 기술이다. 이 기술은 방법을 배우면 고등학생 정도는 몇 시간 만에 편집할 수 있다.

나는 제니퍼 다우드나의 저서인 『크리스퍼가 온다』(프시케의숲, 2018)의 일본 번역서를 이전에 근무했던 출판사에서 편집한 적이 있다. 이 책을 편집할 때, 이 CRISPR–Cas9를 유전성 알츠하이머에도 적용할 수 있지 않을까 생각했다. 한쪽이 알츠하이머 유전자를 가진 커플의 수정란이 있다고 생각해 보자. 이 수정란을 살펴보고 유전자가 유전되었다는 것을 발견하면, 그 유전자를 정상으로 바꾸면 되는 것이다.

그러나 아직 인정된 방법이 아니었다. 인간 배아를 유전자 편집 기술로 만지는 것은 대부분의 나라에서는 금지된 일이다. 이 이야기를 랜달 베이트만과 했더니, 그는 미국에 다음 세대에 유전자를 물려주지 않는 '착상 전 유전자 진단'Preimplantation Genetic Diagnosis, PGD이라는 방법이 있다는 것을 알려 주었다.

"마침 이 이야기가 작년 가을 가족회의에서 한 번 나왔어요. 이 병을 다음 세대에 남기고 싶지 않은 부부에게는 두 가지 선택지가 있습니다. 하나는 아이를 낳지 않는 것, 또 하나는 '착상 전 유전자 진단'입니다. 체외 수정한 난자의 유전자를 조사해서 만약 유전자가 유전되었다는 것이 확인되면 그 배아는 흘려보냅니다. 반대로 유전되지 않았다면 자궁에 착상시켜서 유전자를 받지 않은 아이를 낳는 방법입니다. 미국에서는 이 '착상 전 유전자 진단'을 이용해서 아이를 낳은 부부가 몇 쌍 있습니다."

이 이야기를 들은 뒤, 일본에서는 어떤지 찾아보았다. 일본에서는 성인까지 생존할 수 없을 정도로 생명을 위협하는 유전병의 유전자를 부모 중 한쪽이라도 가지고 있을 때만 '착상 전 유전자 진단'을 인정했다.

1998년에 일본 산부인과 학회가 '착상 전 유전자 진단'에 관한 견해를 발표한 후, 그 기준은 바뀌지 않았다. 이 기준에 따르면 어느 한쪽이 알츠하이머 유전자를 가지고 있는 부부는 착상 전 유전자 진단 기준에 부합하지 않는다. 실제로 일본에서는 가족성 알츠하이머 집안의 부부가 '착상 전 유전자 검사'를 한 경우가 없다.

그런데 2020년에 이 규제를 22년 만에 완화하려는 움직임이 있었다. 망막모세포종retinoblastoma이라는 유전성 안구 암으로 고통받는 한 여성의 호소가 계기가 되었다. 이 병은 가족성 알츠하이머처럼 우성 유전자로 다음 세대로 유전된다. 이 여성은 안구암으로 오른쪽 눈을 적출한 상태였고, 둘째 아들에게 이 병이 유전되었다. 생후 3주에 양쪽 눈 모두 망막모세포종이라는 진단을 받았다. 아이는 양쪽 눈에서 암이 발견되었고 실명의 우려가 있었다. 셋째 아이를 기대했지만, 더는 병으로 아이들을 고통스럽게 하고 싶지 않다며 '착상 전 유전자 검사'를 요청했다. 하지만 일본 산부인과 학회에서 기각되었다. 그러나 포기하지 않고 2019년 4월에 재신청했다.

이 여성은 양쪽 눈의 시력을 잃고 있는 둘째 아들과 함께 얼굴을 드러내고 실명으로 미디어의 취재에 응했다. 그리고 '착상 전 유전자 검사를 인정해 달라'며 호소하고 의견서도 제출했다. 이것이 힘이 되어 일본 산부인과 학회에서 윤리심의회가 열렸다. 의사뿐만 아니라 환자 단체나 다양한 분야 전문가의 의견을 모아 규제 완화를 주제로 토의했다.

제1회 회의는 2020년 1월 15일에 열렸는데, 이 회의에는 망막모세포종뿐만 아니라 헌팅턴병Huntington's disease, 부신백질 형성장애 Adrenoleukodystrophy, 척수 근위축증spinal muscular atrophy 등의 다양한 유전병의 환자 모임과 가족 모임이 참여했다.

그런데 가족성 알츠하이머 환자는 아무도 참석하지 않았다. 애초에 DIAN –J는 이런 모임이 열린다는 것 자체를 파악하지 못했다. 그래서 가족성 알츠하이머를 앓는 가족들은 회의의 존재 자체를 알 수 없었던 것이다.

일본 산부인과 학회에 취재하러 갔을 때, 지금까지 '착상 전 유전자 검사'를 신청한 뒤 학회 쪽으로 다양한 환자 단체의 문의가 있었다는 이야기를 들었다. 그리고 가족성 알츠하이머의 가족 모임도 당연히 참석해도 좋다며 의견을 폭넓게 듣는 것이 윤리위원회의 취지라고 이야기했다.

제2회 회의가 2020년 11월, 최종 회의는 2021년 2월에 열릴 예정이었다. 이에 나는 DIAN –J의 연구 대표인 니가타 대학의 이케우치 타케시에게 제1회 회의 자료와 윤리위원회의 정보를 공유했다. DIAN를 통해 가족성 알츠하이머 가족 모임도 이 회의에 관해서 알아야 한다고 생각했기 때문이다.

이번 규제 완화는 특정 병만 해당하는 것이 아니지만, 다른 환자 모임과 마찬가지로 토론에 참여해서 스스로 결정할 수 있도록 적극적으로 도움을 주는 것이 DIAN의 정신일 것이다. 나는 이케우치에게 이러한 취지를 이야기했다.

이제까지 일본의 DIAN는 워싱턴 대학처럼 가족 모임과 정보를 많이 공유하지 않았다. 이케우치는 다른 DIAN 멤버와 여러 방면으로 이야기를 나누면서 DIAN –J가 워싱턴 대학이 지향하는 '가족이 스스로 결정을 할 수 있도록 정보를 공유한다'는 본래 취지에 더 가까워지기를 바란다고 했다.

알 권리

다사키 히로이치는 런던에서 연설한 여성의 어머니 쪽 주치의였다. 히로사키 대학 의학부 부속병원에 모친을 데리고 왔던 때, 아직 학생이었던 그녀를 또렷이 기억하고 있었다.

다사키 히로이치와 2005년 11월에 만나 취재를 했을 당시만 해도 알츠하이머로는 가족 모임을 만들기 어렵다고 말했다. 그러나 지금은 일본 전국 각지에 가족성 알츠하이머의 가족 모임이 만들어졌고 아오모리에도 있었다. 그는 시대가 변한 것을 누구보다도 기뻐했다.

다사키 히로이치는 원장으로 일했던 이 병원에 사직서를 제출하고 나오는 길에 '환자의 권리와 책무'라는 타이틀이 적힌 간판이 걸려 있는 것을 발견했다.

'의료의 중심은 어디까지나 환자와 그 가족에게 있다는 것을 반드시 인식하고' 이렇게 시작하는 간판에는 '알 권리'와 '자기 결정 권리'가 쓰여 있었다.

"충분한 설명과 정보를 얻은 후, 치료 방법 등을 본인들의 의사로 선택하거나 거부할 권리가 있습니다."

일찍이 알츠하이머에는 치료 방법이 없었다. 그러나 최근의 연구 방향을 보면 가족성 알츠하이머의 경우, DIAN-TU에 참여하거나 '착상 전 유전자 검사'의 적용 범위를 확대하는 논의에 참여하는 등 '치료'와 '선택'을 가족이나 환자가 스스로 하는 쪽으로 바꿔고 있다.

　이러한 인식을 토대로 다사키가 병원 직원과 이야기해서 2018년
이 내용이 담긴 표어를 병원 입구에 걸어 두었다고 한다.

후기

알츠하이머를 주제로 하는 글을 써야겠다고 생각한 것은 2002년입니다. 당시 저는 출판사 편집자로 일하면서 미디어에 관한 논픽션을 두 권 냈습니다.

다음 주제는 무엇으로 하면 좋을까 고심하고 있을 때, 논픽션 작가인 야나기다 쿠니오 씨가 회사에서 강연할 때 보았던 삽화가 갑자기 생각났습니다. 야나기다 씨는 NHK에 재직할 때, 일본 항공기 사고를 그린 『마하의 공포』를 발표했습니다. 이때 신초사의 출판 부장은 "앞으로는 비행기 이야기는 쓰시면 안 됩니다. 만약 또 비행기를 소재로 쓰면 항공 평론가라는 별명이 붙을 것입니다. 당신은 논픽션 작가가 되고 싶은 것이 아닙니까?"라고 말했습니다. 이후 야나기다 씨가 NHK를 그만두기로 결심하고 쓴 작품이 『공백의 일기도』인데, 히로시마 원폭 투하 이후 발생한 거대한 태풍으로 인한 자연재해를 묘사한 작품입니다.

그래서 저도 주제를 바꾸어 이 병을 취재했습니다. 당시 데일 셍크가 천재적 감각으로 기존의 알츠하이머 접근법과는 완전히 다른 백신 요법을 발견해, 당장 내일이라도 이 병을 완치할 수 있을 거라는 기대로 연구 현장이 달아오른 상황이었습니다. 그러나 그때는 이 이야기를 책에 잘 담을 수 없었습니다.

이런 이유를 포함해 편집자였던 저는 2006년 출판사 관리직이 되었습니다. 어쩌면 알츠하이머 치료법을 개발하는 것이 생각보다 어렵다는 사실을 알게 된 것이 가장 큰 이유였을 겁니다. 당시의 저는 셍크가 시작한 백신 요법이 항체 약으로 바뀌는 것조차 전혀 예측할 수 없었기 때문입니다.

그러다가 2018년쯤 조금씩 이해하기 시작했습니다. 큰 임상 시험 몇 가지가 실패하면서 AN1792에서 시작된 항체 약에 대해 알게 되었고, 가족성 알츠하이머의 국제적인 네트워크 연구인 DIAN을 통해, 발병하기 10년 전부터 다양한 변화가 나타나기 때문에 임상 시험에서 시기 설정이 중요하다는 것도 알게 되었습니다. 그렇다면 이쯤 해서 급속도로 발전한 연구를 한 권의 책으로 정리할 수 있지 않을까 생각했습니다.

먼저 예전에 취재하며 주제별로 정리해 두었던 파일을 하나씩 열어 다시 읽어 보았습니다. 그리고 그 자료를 읽으면서 15년 동안의 시간을 되짚었습니다. 꽤 멀리 돌아온 셈입니다. 보스턴이나 샌프란시스코, 오사카, 니가타, 아오모리 등을 직접 방문해서 들었던 다양한 사람의 이야기가 이제야 하나의 거대한 흐름으로 정리된 것 같았습니다. 이 중에는 아직 풀지 못한 이야기도 있습니다.

예를 들면 산발성 알츠하이머나 조발성 알츠하이머의 환자 가족의 이야기가 그러합니다. 그들의 이야기는 개별적으로 다룰 수 없지만 이 책의 중요한 밑거름이 되었습니다.

이제까지 제가 낸 책과는 다른 새로운 세계를 담아야 하기에 어려웠습니다. 먼저 1차 자료로 과학 논문을 꽤 열심히 읽었는데, 전문가의 도움 없이는 이해하기 어려웠습니다. 그 가운데 2000년대 이 연구의 길잡이로 데일 솅크나 데니스 셀코를 소개해 준 이하라 야스오 선생님, 2018년 이후에는 리사 맥콜록이나 랜달 베이트만을 소개해 준 이와타츠보 타케시 선생님에게 감사의 인사를 드리고 싶습니다.

이와타츠보 선생님은 완성된 원고를 읽고 전문가의 관점에서 사실 확인과 조언도 해 주셨습니다. 또한 변호사인 기타무라 요이치 선생님이 원고를 읽고 저널리즘과 법 측면에서 중요한 조언을 해 주셨습니다. 감사합니다.

'KADOKAWA'가 아직 '가도카와 서점'角河書店이라는 이름이었을 때, 현재는 퇴사한 사사키 나오야 씨가 이 책의 기획을 허락해 주셨습니다. 또한 스가와라 테츠야 씨와 오가와 카즈히사 씨는 마지막에 함께해 주신 고마운 분입니다. 그중에서도 편집자 동료였던 스가와라 씨가 "서양 논픽션 서적 같다."라고 이야기해주신 것이 큰 위안이 되었습니다. 오가와 씨도 세세한 부분을 포함해서 많이 도와주셨습니다. 국장이었던 군지 사토시 씨(현재 제너럴 매니저)에게도 신세를 졌습니다. 이 자리를 통해 다시 한번 감사의 말씀을 드리고 싶습니다.

그리고 이 기획을 실현하기 위해 슬로우 뉴스SlowNews 주식회사 대표인 세오 마사루 씨에게도 여러 가지 도움을 받았습니다. 감사합니다.

이 책에서 언급한 것처럼 일본의 알츠하이머 연구자들은 서구와 견줄 만큼 어느 정도의 연구 성과를 이뤘습니다. 그러나 연구를 뒷받침하는 자금 면에서 일본의 상황은 그다지 넉넉한 편이 아닙니다.

DIAN–J의 연구 대표를 새롭게 이어받은 이케우치 타케시 선생님은 비교적 규모가 큰 두 개의 프로젝트에 참여하고 DIAN–J도 담당하게 되었습니다. 연간 1,150만 엔의 예산으로는 사람을 고용할 수도 없어 난항이 예상됩니다. 한편 미국에서는 DIAN 관련하여 2020년에만 30억 엔 규모의 연구비를 확보했습니다.

이 책을 통해 가족성 알츠하이머를 앓고 있는 가족이 알츠하이머 연구에서 얼마나 중요한 역할을 알려지고, 지금보다 많은 사람들이 알츠하이머에 대해 관심을 가지게 되어 그러한 관심들이 연구비에도 긍정적인 영향을 미칠 수 있다면, 저자로서 정말 기쁠 겁니다. 참고로 이 책에 등장하는 가족성 알츠하이머 환자들의 이름은 가명을 사용했습니다.

알츠하이머의 진행은 느리지만 악화되는 과정은 선명합니다. 래린 버크처럼 오랫동안 진찰했던 환자가 더는 대화를 나눌 수 없게 된 모습을 본 날은 퇴근하고 집에 돌아와 큰 소리로 운다는 의사도 있습니다. 의사와 환자의 관계를 뛰어넘는 그 무언가가 오랜 세월 함께해 왔을 겁니다. 이러한 경험이 쌓이고 다음 세대의 연구자에게로 이 병에 관한 정보와 지식이 이어지고 공유되었습니다. 많은 사람들이 노력한 덕분에 제대로 이 병을 밝혀낼 수 있었습니다.

15년 전 처음 이 병을 취재할 때 만난 분 중 돌아가신 분이 있습니다. 또한 연구의 최전선에서 일하다가 병환으로 일을 그만둔 이들도 있습니다. 그러나 그들이 이루어 낸 성과는 연구와 논문으로 남아 새로운 해석의 주춧돌이 되었습니다.

지금도 알츠하이머의 치료를 위해 힘쓰고 계시는 환자와 그 가족, 연구자, 의사, 제약 회사 관계자들에게 바칩니다.

언젠가 이 병으로 인해 괴로웠던 모든 순간들이 과거에만 남기를 바라며.

2020년 12월
시모야마 스스무

레카네맙 개발의 비밀

아두카누맙이 실패로 돌아간 뒤, 집념의 레카네맙 승인까지.
이들의 운명은 2012년에 시작한 2상 임상 시험 설계로 갈렸
다. 그 당사자들의 증언을 담은 마지막 이야기*.

* 2021년 이 책의 초판이 일본에서 출간된 후, 한국어판을 작업
하던 2023년에 개정판이 출간되었습니다. 초판과 개정판의 집
필 시기가 달라 내용을 구분하여 수록하였습니다.

25

오로라의 거리에서

이야기는 다시 1990년대 후반으로 돌아간다. 북극권의 어느 마을에는 아오모리에 사는 가족들과 똑같이 대대로 알츠하이머로 고통 받는 가족이 있었다. 이 이야기는 그곳을 방문한 스웨덴의 유전학자로부터 시작한다.

2005년 늦가을, 아오모리의 아이세이카이 병원의 다사키 히로이치를 찾아갔다. 그는 원장실에서 두툼한 원고지를 탕탕 소리 내며 펼치고 있었다. 종이의 정체는 그가 90년대에 만들었던 가족성 알츠하이머를 앓는 아오모리에 거주하는 가족의 가계도였다. 연필로 이름과 생년월일이 기록되어 있었다.

그 가계도의 시초인 고헤이·하나 부부는 여섯 명의 아이를 낳았다. 그 자녀들이 각각 결혼한 후 일족은 번영했다. 가계도의 가장 윗부분은 게이오 시대1865~1868 이전까지 거슬러 올라갔다. 1980년 이후 조사 대상이 6세대에 이르게 되자, 가계도를 펼치면 가로가 1미터를 넘어섰다.

다사키는 1990년대 동사무소에서 오래된 호적을 받아 에도시대의 과거장(절에서 죽은 사람들의 속명이나 법명, 죽은 날짜를 기록한 장부)까지 살펴보았다. 이렇게 히로사키 대학 의학부 부속병원에 있는 환자 중, 가족성 알츠하이머로 의심되는 사람들의 뿌리를 확인했다. 집마다 방문하여 문진하고 직접 듣고 조사했는데 이 중 환자로 밝혀진 사람은 남성은 □를 ■로 여성은 ○를 ●로 칠했다.

방문한 가정의 도움으로 혈액 샘플을 얻었다. 그리고 이 샘플을 국립 무사시 요양병원 신경센터에 있는 다비라 다케시에게 보내 유전자별로 돌연변이 유무를 확인하였다. 이 돌연변이는 아밀로이드 베타의 생성을 유발하는 프레세닐린 1 단백질 돌연변이를 말한다.

50퍼센트의 확률로 유전되는 유전성 알츠하이머의 돌연변이는 프레세닐린 1만이 아니다. 이후에도 아밀로이드 베타를 자른 부분에서 다양한 돌연변이가 발견되었다. 그중, 북극권과 가까운 거리에서 발견한 돌연변이는 이후 알츠하이머 치료의 역사를 바꾸었다.

기록서

북극권에서 위도 3도까지 내려간 곳에 있는 그 마을의 오로라는 무척 아름다웠다. 라스 란펠트는 비행기를 타고 스톡홀름에서 북

쪽으로 약 500킬로미터 들어간 우메오 마을의 교회를 방문하고 그 일족의 기록을 살펴보았다.

스톡홀름의 웁살라 대학의 연구원 라스 란펠트는 1980년대에 급성간헐성 포르피린증acute intermittent porphyria이라는 우성 유전자로 이어지는 혈액 유전병을 연구했다. 그는 유전자 돌연변이가 병을 일으키는 메커니즘에 흥미가 있었는데, 1992년 1월 카롤린스카 연구소로 소속을 옮기면서 연구 분야를 알츠하이머로 바꾸었다. 전년도에 존 하디가 최초로 알츠하이머 유전자APP를 발견한 직후, 아직 찾지 못한 알츠하이머 유전자를 발견하겠다고 전 세계의 연구실이 떠들썩했던 시기이기도 했다. 바로 이때, 유전자 전문이었던 란펠트는 알츠하이머 연구의 길로 들어섰다.

그해 여름, 스웨덴의 두 집안에 공통으로 있는 새로운 알츠하이머 유발 유전자를 특정하여 '스웨덴 돌연변이'라는 이름을 붙였고, 이듬해 네이처 제네틱스Nature Genetics에 발표했다. 이 스웨덴 돌연변이는 아밀로이드 베타를 특별히 증식하게 만드는 변이였다. 앞서 제7장에 언급한 알츠하이머 병증을 보이는 형질전환 마우스 중 카렌 샤오가 만든 쥐가 바로 이 돌연변이를 유전자로 삽입한 쥐였다.

스웨덴 돌연변이 발견으로 이름을 알린 란펠트에게 우메오의 의사들이 보낸 편지가 도착한 것은 1997년이었다. 그는 이 무렵에 웁살라 대학의 교수로 부임했다.

"이 마을에도 대대로 알츠하이머 병세를 보이는 가계의 사람들이 있습니다. 우리 병원에서 계속 살펴보고 있습니다. 이 가족을 조사해보지 않겠습니까?"

스웨덴에도 호적과 비슷한 '기록서church book'가 있다. 스웨덴 국교회 목사는 교구의 주민 한 사람 한 사람을 이 기록서에 남긴다. 예를 들어, 출생과 사망 일자를 비롯해 누구와 결혼하고 자녀가 누구인지, 심지어 병이나 사망 원인까지 기록되어 있다. 가장 오래된 것은 400년 이상 거슬러 올라간 것도 있다.

란펠트가 조수와 교회를 방문해 허름한 기록서를 살펴보았다. 그러자 아오모리 가계와 마찬가지로 대대로 절반 이상의 사람들이 알츠하이머를 앓고 있었다. 그러나 그는 다사키처럼 고생하지는 않았다. 스웨덴의 우메오 마을 사람들은 폐쇄적이지 않았고 란펠트가 병의 원인을 밝히기 위해 이 마을에 왔다는 사실을 잘 알고 있었다. 그 일족의 사람과 결혼한 여성이 안내를 도왔는데, 그녀 덕분에 일족을 한곳에 모이게 하여 혈액을 채취할 수 있었다.

유전자 분석 결과 우메오 일족의 혈액에서 새로운 돌연변이가 보였다. APP와 연관 있는 유전자 중, 어떤 부분이 아데닌adenine에서 구아닌guanine으로 바뀌었다. 그 결과, 아밀로이드 베타의 22번째 아미노산이 글루탐산glutamic acid에서 글리신glycine이 되었다. 이 돌연변이는 북극 돌연변이Arctic Mutation라는 이름이 붙었다. 이 일족의 알츠하이머는 독특했다. 사망한 환자의 뇌를 부검해도 아밀로이드 반점이 뚜렷하지 않았고 그 반점의 경계도 뚜렷하지 않았다.

아밀로이드 베타 단일체monomer는 서로 이어져 이합체dimer, 삼합체trimer를 만든다. 이처럼 점차 연쇄적으로 길게 연결되어 섬유

화 상태로 딱딱하게 굳기 전 수용성 상태인 원섬유proto fibril가 윤곽선이 없는 아밀로이드 반점이다.

그렇다면 독성이 제일 많은 것은 원섬유 상태가 아닐까? 란펠트는 1999년 무렵에 이러한 의문을 가지고 원섬유를 타깃으로 2000년에 알츠하이머 치료법 특허를 신청했다. 당시는 천재 과학자 데일 셍크가 아밀로이드 베타를 마우스에 주입하여 아밀로이드 반점을 깨끗하게 제거한 백신 요법으로, 이제 알츠하이머를 정복할 수 있다는 기대감에 전 세계의 연구 현장이 떠들썩했을 무렵이었다.

2003년 1월, 란펠트는 특허를 신청한 원섬유를 표적으로 한 치료법의 상용화를 위해 화학 박사인 패어 겔러포스와 함께 바이오아크틱을 세웠다. 그러나 이 회사는 대학 연구자들이 만든 벤처 기업이어서 돈이 없었다. 그는 '아리셉트'라는 최초의 항 알츠하이머

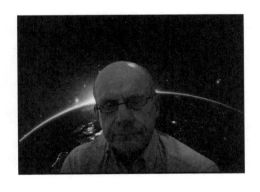

저자와 인터뷰 중인 라스 란펠트, 2022년 8월

약을 만든 일본 제약회사를 떠올렸다.

　그리하여 회사를 설립하고 5개월 뒤인 2003년 6월, 에자이의 런던 연구소와 인연을 맺는다. 그리고 2023년 7월에 질병의 원인을 근본적으로 치료하는 최초의 약으로 미국에서 '이의 없음'이라는 본승인을 받은 '레카네맙'이 등장했다. 알츠하이머의 비밀을 푸는 열쇠를 찾기까지, 아주 길고 긴 여정의 첫걸음이었다.

26

아두카누맙의 붕괴

2021년 6월, 아두카누맙은 '신속 승인' 절차를 통해 FDA에서 승인받는다. 그러나 승인 직후 비판이 거세지고 의회 조사가 시작되면서 붕괴의 서막이 열렸다.

　이 책의 초판 작업이 일단락된 것은 2020년 11월 말이었다. 미국 현지 시각으로 2020년 11월 6일에 열리는 FDA의 외부 자문위원회의 엄격한 투표 결과까지 수록한 후 2021년 6월에 열린 FDA의 '승인 심사' 발표에서 모두의 예상과 달리 아두카누맙은 조건부로 승인받았다. 승인 전 바이오젠의 주가는 286달러였지만, 승인 후 거의 두 배 가까이 뛰어올랐다. 그만큼 새로운 치료 약의 탄생에 전 세계가 열광했다는 증거였다.
　하지만 이 기쁨은 오래 가지 않았고 3주가 지나자 상황은 나빠졌다. 그해 12월, 유럽과 일본 당국은 아두카누맙에 대해서 비승인 또는 승인을 미루었다. 그리고 이듬해인 2022년 4월에는 미국의 고령자 공적 보험 메디케어는 아두카누맙을 보험 대상으로 하지 않겠다고 결정했다.

이에 바이오젠은 아두카누맙에 관한 영업 활동을 중단해야 했다. 세상을 떠들썩하게 만든 약도 지금까지 반복되어 온 아밀로이드 베타 항체 약 실패의 역사에 남았다. '아두카누맙의 붕괴'라고 불리는 이 대붕괴는 왜 발생한 것일까?

이에 대해 바이오젠을 그만둔 알프레드 샌드록과의 대면 인터뷰와 아두카누맙의 승인 조사 회의보고서, FDA와 바이오젠과의 기록 외 미팅을 최초로 보도한 과학 뉴스 전문 사이트 'STAT'의 리포트 등을 토대로 살펴본다.

CEO의 실언

2021년 6월 7일은 알프레드 샌드록에게 바이오젠 근무 생활 최고의 날이었다. 오전 11시에 FDA에서 바이오젠으로 보낸 메일이 도착했다. 메일에는 아두카누맙이 '신속 승인'을 받았다는 내용이 적혀 있었다. 자택에서 오전 11시 무렵 그 소식을 받은 샌드록은 눈물이 멈추지 않았다. 회사로 달려가니 동료들 또한 울고 있었다.

'신속 승인accelerated approval'은 FDA가 만든 이른바 승인을 위한 특별한 절차로 치료법을 발견하지 못한 병을 위해 1992년에 생긴 제도였다. 이 제도를 통해 시험의 주요 평가항목을 달성하지 않아도 대리 평가항목으로 승인할 수 있다.

1,500명 규모의 아두카누맙 임상 시험 두 가지 중 하나는, 인지기능 면에서 유의미한 개선 효과가 없었다. 그러나 아밀로이드 베타 양을 보면 두 시험 모두 유의미하게 아밀로이드 베타의 양은 줄어들었다. 이러한 실험 결과를 토대로 FDA는 '조건부'로 승인했다. 시판 후, 4상 임상 시험을 진행하고 2030년까지 인지기능 면에서도 유의미한 결과를 내어야 하는 조건이었다.

눈물로 서로를 부둥켜안은 바이오젠 직원들의 아름다운 순간은 얼마 가지 못했다. FDA의 승인 결정에 대해 반대 의견이 속출했다. 2020년 11월 자문위원회에서 승인 '불가'에 투표했던 의원 세 명이 항의하며 자문위원회를 사임했다. 그들의 항의 취지는 다음과 같다.

2020년 11월 당시 자문위원회는 FDA로부터 신속 승인 경로를 사용한다는 사실을 전달받지 못했다. 따라서 인지기능 개선이라는 주요 평가항목을 달성하지 못해 승인 불가 평가를 받는 것은 당연하다. 아밀로이드 베타 양의 감소와 인지기능 개선이 어떤 상관관계가 있는지 증명되지 않았다.

사임한 위원 중 한 사람은 'FDA 사상 최악의 결정'이라는 말과 함께 자문위원회를 떠났다.

'신속 승인' 당일인 6월 7일, 바이오젠의 CEO 미셸 부나토스는 CNBC 뉴스 방송에 원격으로 출연하여 앵커 메그 티렐의 질문에 대답했다. 앵커는 날카롭게 질문했다.

"만약, 4상 임상 시험 결과, 인지기능 개선이 보이지 않는다면 FDA의 말대로 상품을 회수하는 것에 동의하십니까?"

훗날, 이 질문에 대한 부나토스의 대답은 바이오젠 사내에서 최악의 실언으로 남았다.

"제가 이해한 바로는 아직, 최종 결과를 내기까지 9년 이상의 시간이 있습니다."

분명 FDA가 낸 조건상 4상 임상의 최종 기한은 2030년이었다. 그러나 CEO의 입으로 이런 말을 한다는 건 결국, 9년이나 인지기능의 개선에 효과가 없는 약을 판다는 이야기이다. 샌드록은 부나토스의 이 발언을 오랜 친구 메그 티렐의 전화로 알게 되었다. 샌드록은 부나토스가 왜 그러한 발언을 했는지 생각했다. 자신 있게 '약효가 있습니다'라고 단언하면 좋았을 것이다.

외부 컨설턴트의 경고

바이오젠은 미국에서 아두카누맙 가격을 5만 6,000달러로 발표했다. 이 또한 비판의 대상이었다. 미국의 의약 전문지 『앤드 포인트 뉴스ENDPOINTS NEWS』는 이 가격을 타당하다고 생각하는 비율은 7퍼센트에 불과하다는 독자의 목소리를 소개했다.

'사탕 과자 정도의 효과밖에 없는 약에 5만 6,000달러를 책정하는 것은 환자나 공적 보험에 대한 모독이며 무자비하다.'

가격이 비싸면 65세 이상인 고령자 공적 보험인 메디케어 재정도 어려워지고, 자비로 이 금액을 낼 수 있는 사람은 극소수의 부유층에 불과할 것이라고도 지적했다. 5만 6,000달러는 샌드록이 생각해도 터무니없이 비싼 가격이었다. 그러나 그는 집행만 할 뿐 이사가 아니었으므로 이 가격을 책정하는 일에 관여하지 않았다.

사실 바이오젠은 사전에 외부 컨설턴트로부터 아두카누맙의 가격을 제안받았다. 외부 컨설턴트는 연간 아두카누맙의 가격이 4만 달러 이상이면 회사의 매출은 오르겠지만, 이를 살 수 있는 환자 수는 정해져 있으므로 사회적으로 비판받을 것이라 경고했다. 또한 약을 사는 환자 수를 극대화하려면 연간 1만 5,000달러에서 2만 달러가 적절하다고 제안했다.

이 제안을 토대로 바이오젠 내부 팀에서 진행한 2020년 9월 프레젠테이션에서도 연간 가격이 3만 달러에서 4만 달러 이상이면 주주의 비판이 심해지고 여러 방면에서 엄격한 조사를 받게 될 것이라고 지적했다.

그런데 2020년 11월 이사 회의에서 진행한 프레젠테이션에서는 '아두카누맙의 가격을 빨리 결정해서 가격에 대한 비판을 회피하는 것이 중요하다'라며 태도를 180도 바꾸었다.

그렇게 '신속 승인' 직후 발표한 가격은 연간 5만 6,000달러였다. 가격을 발표하자마자 비판으로 떠들썩했다. 곧바로 비영리단체 '임상경제리뷰연구소ICER'는 임상적 효과를 계산했을 때 '연간 3,000달러에서 8,400달러의 가치가 적정하다'라는 계산 결과를 발표했다. 그리고 환자를 위해서 '이렇게 위험한 가격은 지양해야 한다'라는 견해를 내놓았다.

FDA와 몰래 교섭하다

'신속 승인'으로 약을 팔 수는 있다. 그러나 보험 회사나 공적 보험에서 아두카누맙을 인정하는 것이 제약 회사에는 매우 중요한 일이었다. 연이어 민간 보험 회사에서도 아두카누맙의 보험 적용을 보류했다.

그중 6월 29일에 과학 유료 전문 뉴스 사이트인 'STAT'가 낸 기사가 결정적이었다. '바이오젠이 FDA와 어떤 부정한 수단으로 8만 달러에 달하는 알츠하이머 치료 약의 승인을 따냈는가?'라는 내용이 실렸다.

이 기사는 12명 이상의 뉴스 소스를 취재하여 FDA와 바이오젠 사이에 기록된 것 이외의 비공식 교섭이 2019년 3월의 '중간 분석(무용성 분석)'으로 인한 치료 중지 이후에 얼마나 겹치는가를 폭로했다.

바이오젠은 무용성 분석 결과 더 이상 임상 시험을 진행해도 평가항목을 달성하지 못했다고 판단하여 시험을 중지했다. 그런데 중지한 이후에 들어온 데이터를 계산했더니 인지기능에서도 22퍼센트 정도 진행이 억제되는 효과가 있었다(23장 참고).

이에 알프레드 샌드록은 5월에 이 데이터 분석 결과를, 오래 알고 지낸 FDA 신경 분야의 권위자 빌리 던에게 보여주었다. 그런데 이 만남이 공식적으로 기록되어 있지 않은 것이 문제가 되었다. STAT가 입수한 메모에 의하면 빌리 던이 샌드록과 상담을 마치고 '신속 승인' 절차를 적용하겠다고 한 시점은 그로부터 겨우 한 달 정도 뒤인 2019년 6월이었다.

STAT의 보도는 대기업 미디어에서도 인용되었고 이번에는 의회에서 큰 소동이 발생했다. 이번 승인이 불투명한 교섭으로 성사된 것은 아닌지, 의원들은 의회에서 FDA를 추궁했고 조사위원회가 구성되었다.

알프레드 샌드록은 코로나 백신도 FDA와 제약회사 사이의 밀접한 연대가 있어 빨리 승인되었고 덕분에 사람들을 구할 수 있다고 믿었다. 그리고 이번 경우도 비슷한 상황이라고 생각했다.

그러나 샌드록은 과학자이지 정치가도 사업가도 아니었다. 과학적인 부분은 얼마든지 설명하고 적절하게 개입할 수 있지만, 사태는 이미 그의 손을 떠났다. 바이오젠 내부에서 그를 내보내려는 움직임이 있었다.

배척 당한 샌드록

알프레드 샌드록은 1998년 바이오젠에 입사했다. 신경과 전문가로서 다양한 약을 도입하고 시장에서도 성공했다. 실제로 2021년 시점 바이오젠의 매출 중 3분의 2는 샌드록이 '드럭 헌터'로서 권리를 취득해 이를 키우고 승인받아 시장에 내놓은 약이다.

바이오젠의 전설이라 불린 샌드록과 달리 CEO인 미셸 보나토스는 취임 당시, 존재감이 약한 CEO라는 이미지가 있었다. 2016년 12월에 이사 회의에서 새로운 CEO로 선출되었을 때, 투자 은행 코엔의 애널리스트는 '이사회가 회사의 방향성을 쉽게 통제할 수 있도록 존재감이 약한 CEO를 선출했다'라고 했다. 바이오젠의 11퍼센트 주가를 가진 최대 주주이자 기관 투자가인 프라임캡 매니지먼트 컴퍼니의 회장은 곧바로 이사회에 다음과 같은 편지를 보냈다.

애초에 보나토스를 CEO 선출 리스트에 넣었다는 것 자체가 엄밀히 말하면 시기상조다. 이사 11명 중 3명이 그리스계, 상급 관리직 11명 중 4명이 그리스계, 이사회 회장이 그리스계, 전 CEO가 그리스계, 새로운 CEO가 그리스계이다. 그리스계는 전 세계의 1퍼센트 정도에 불과하다. 그런데도 경영진과 이사회의 30퍼센트 이상이 그리스 국적이다. 그렇다면 국적이 출세와 관련이 없다고 말할 수 있는가?

바이오젠 사내에서 '그리스 마피아'라고 불리는 파벌에서 선출된 보나토스는 샌드록에게 처음에는 호의적이었다. 투자가들의 반응이 좋았을 뿐 아니라 그가 손댄 것은 모두 돈이 되는 미다스의 손이었기 때문이다.

그러나 아두카누맙이 비판을 받기 시작하자 보나토스는 샌드록과 정보를 공유하지 않았다. 임상 분야를 이끌었던 사만다 버드 해벌린은 회사 구조상 CMOChief Medical Officer인 샌드록에게 보고해야 했지만, 샌드록은 가끔 해벌린이 자신을 건너뛰고 보나토스에게 직접 보고하고 있다고 느꼈다.

해벌린은 샌드록의 부하로 2015년에 채용한 사람이었다. 총명해서 곧바로 출세 단계를 밟았다. 하지만 임상 분야의 권위자가 되자 팀원이 모두 보는 앞에서 부하직원을 깎아내리는 행위를 하는 등 팀 분위기에 좋지 않은 영향을 미쳤다. 그는 MD, 즉 의사 자격이 없었다. PhD였지만 임상 의사를 대하는 태도가 건방지다는 비판도 있었다. 그러나 FDA의 빌리 던이나 CEO 보나토스와는 원만했고 특히 보나토스의 신임이 두터웠다.

데이터를 섞다

알프레드 샌드록이 가장 후회하는 것은 2019년 3월에 '중간 분석(무용성 분석)'을 한 것이다. 당시 CEO인 보나토스는 아두카누맙에 관해 설명할 때마다 애널리스트나 투자가들에게 '중간 분석' 계획에 관한 질문을 받았다.

연초부터 바이오젠의 주가는 내림세였다. 이 때문에 그는 '중간 분석'이 좋은 기폭제가 되리라 생각했다. 샌드록도 2상 임상 시험의 결과를 보고 중간 분석을 해도 '무익' 판정은 받지 않으리라 예상했다.

그런데 바이오젠의 우수한 통계학자인 토마스 플레밍이 해벌린과 충돌하여 그만두는 일이 발생했다. 샌드록에 의하면 해벌린이 유효성과 안정성 데이터를 공개하지 않았기 때문이었다고 한다.

게다가 통계팀은 아두카누맙의 두 가지 임상 시험을 각각 분석하지 않고 두 데이터를 합쳐서 분석했다. 이 사실을 임상 시험 담당인 해벌린과 그의 연구팀은 인지하고 있었지만 샌드록과 당시 개발부의 수장이었던 마이클 엘러스는 전혀 알지 못했다. 두 사람은 데이터를 따로따로 분석했다고 믿었기에 '중간 분석'을 승낙했던 것이다.

샌드록이 '중간 분석' 당시 두 임상 시험 데이터를 합쳐 해석한 사실을 알게 된 것은 임상 시험을 중지한 뒤였다. FDA 관계자에게 '왜 두 데이터를 섞어서 분석하는 어리석은 짓을 했나요?'라는 말을 듣고 나서야 알게 된 것이다.

두 임상 시험은 환자 그룹을 모집한 시기 또한 달랐다. 그런데 두 데이터를 합친 탓에, 잘 되어가던 시험의 수치가 그렇지 않은 수치와 뒤섞여, 결과적으로는 좋지 않은 수치가 나타났다.

각각 분석했다면, 중간 분석 당시 적어도 둘 중 하나는 '무익' 판정은 받지 않았을 것이다. 그랬다면 임상 시험을 중지하지 않고 환자 전원이 18개월이라는 투여 기간을 완수할 수 있었다. 그러나 임상 시험을 중지한 탓에 18개월 동안 약을 지속 투여한 환자 수는 전체의 약 절반으로 줄었다.

아두카누맙의 3상 임상은 위약, 3~6밀리그램 투여, 10밀리그램 투여로 환자 그룹을 나누고 유전자 형태로 훨씬 세밀하게 나누었다. 그런데 전체의 절반 정도가 18개월의 투여 기간을 완수하지 못했다.

이는 고용량 군에서 효과가 있다고 주장해도 환자 수가 적으므로 설득력이 없다는 것을 의미했다. 이에 2020년 11월에 열린 외부 자문위원회 때 '추가 분석'이라는 오명이 붙었다. 그리고 그 꼬리표는 계속 따라다녔다.

'마지막은 과학이 이긴다'

샌드록이 아두카누맙의 끝을 확실히 깨달은 건 2021년 9월 29일이었다. 기존에도 클리블랜드 클리닉과 마운트 사이나이 병원에서는 아두카누맙을 병원 내에서 처방하지 않는다는 방침이 있었다. 그러나 그날, 보스턴의 매사추세추 종합병원에서도 아두카누맙을 처방하지 않겠다고 결정했다. 병원은 '이 결정은 아두카누맙의 약

효와 부작용에 관한 최초의 데이터를 근거로 정한 것입니다'라고
발표했다.

매사추세추 종합병원은 샌드록이 예전에 의사로 근무했던 곳이
다. 그곳에는 많은 지인과 전 동료가 일하고 있었다. 병원이 처방하
지 않는다면 끝이었다. 원래도 은퇴를 생각하고 있었지만 자신을
따돌리는 보나토스를 보니 화가 났다.

"저는 바이오젠 때문에 피를 흘렸습니다."

샌드록은 동료들에게 의미심장한 메일을 보내고 2021년 12월
말에 바이오젠을 떠났다. 이때, 샌드록은 나에게 다음과 같은 메일
을 보냈다.

지금은 힘든 시기를 견뎌야만 합니다. 이제까지 그러했듯이 마지막에
이기는 것은 과학입니다. (…) 아밀로이드 베타를 표적으로 한 항체 치
료제는 언젠가 알츠하이머의 표준 요법이 될 것입니다.

바이오젠은 12월 20일, 아두카누맙의 가격을 절반인 2만 8,200
달러까지 내렸다. 하지만 사람들은 바이오젠이 약값을 두고 초기에
어떻게 행동했는지 떠올렸고, 애초에 이 가격으로 제공할 수 있던
것이 아니냐며 싸늘하게 반응했다.

나이토 하루오의 '일도양단'

2018년 2월은 화이자가 신경 분야의 약을 만드는 일에 손을 뗀다는 의사를 표명하고, 알츠하이머는 제약회사가 담당하기에는 꽤 큰 리스크라는 생각이 지배하던 시기였다. 바이오젠과 제휴한 아두카누맙은 개발 비용을 절반으로 줄였다. 만약, 승인받으면 이익도 절반으로 하겠다고 계약했다.

2021년 6월 아두카누맙의 '신속 승인'으로 기쁜 것도 잠시, 바다 건너편에서 일어난 비판과 회의는 일본과 유럽으로도 이어졌다. 실제로 연말에는 유럽과 일본에서도 승인이 늦춰졌다.

나이토 하루오는 그 좋아하던 술을 끊었다. 술을 끊자 원래부터 날카롭고 예민한 얼굴이 시간이 지날수록 더 신경질적으로 보였다. 그는 여전히 미국 시장이라는 희망의 끈을 놓지 않았지만 65세 이상의 공적 보험 메디케어의 대상에 포함되지 못했다.

결국, 나이토는 2022년 1월 12일 아침 아두카누맙을 포기했다. 컴퓨터를 켜자 메디케어를 운영하는 CMSCenters for Medicare & Medicaid Services의 의견이 제일 먼저 눈에 들어왔다. CMS는 아밀로이드를 표적으로 한 항체약에 관해 제안했다. 그 뒤 30일 동안 여러 단체와 개인으로부터 이 제안에 관한 퍼블릭 코멘트를 들었다.

요약하자면 아밀로이드를 표적으로 한 항체약에 대한 보험 적용은 '임상 시험이 가능할 것'이 조건이었다. 일반 진료 시 메디케어는 아두카누맙을 보험으로 커버하지 않는다는 말이다.

이 말에 눈앞이 캄캄해졌다. 아두카누맙은 이제 끝이었다.

그러나 나이토는 묘안이 생각났다. 스즈키 라미가 교섭하여 정리한 바이오젠과의 2014년 계약(19장 참고)을 교섭하여 개정하는 것이다. 그 계약에 따르면 에자이는 아두카누맙으로 얻은 이익의 절반을 받을 수 있지만, 개발·상업화·제조 등의 경비도 약 절반 부담하기로 되어 있었다. FDA의 조건부 승인의 내용상 2030년까지 4상 임상의 결과를 내야 했다. 이 말은 그때까지 계속 임상 시험 비용을 부담해야 한다는 의미로 영업 비용도 계속해서 부담해야 했다.

그런데 만약 2030년 사이에 일라이 릴리가 개발 중인 도나네맙Donanemab이 승인받으면 에자이는 어떻게 될까? 굳이 무리해서 비싼 아두카누맙을 유지할 필요가 없다. 나이토는 곧바로 계약 수정 교섭에 착수했다. 비즈니스팀이 보스턴까지 가서 교섭의 세부 내용을 작성했지만 큰 틀은 그가 보나토스에게 직접 전화하여 결정했다.

"미셸, 이 계약을 맺은 2014년과는 상황도 환경도 다르지 않습니까? 게다가 손실은 계산하지 않았지만 현재도 꽤 부담입니다. 아두카누맙은 바이오젠이 원하는 대로 해도 상관없습니다."

나이토는 아두카누맙에서 발생하는 이익은 모두 바이오젠에게 넘기겠다고 제안했다. 그 대신 비용 부담 기한을 2022년 말까지로 하기로 했다. 나이토에게 희소식은 보나토스가 아직 아두카누맙을 포기하지 않았다는 것이다. CMS의 제안도 30일간의 퍼블릭 코멘트의 결과로 바뀔지 모른다는 희미한 기대를 품었다.

보나토스는 나이토의 제안을 받아들였다. 3월 15일에 계약 변경을 발표했다. 아두카누맙에 관한 이익의 절반은 없어졌다. 그러나 에자이는 매출의 2~8퍼센트라는 아주 적은 로열티를 얻게 되었고 2023년 이후 에자이는 어떤 비용 부담도 하지 않아도 되었다. 4월 7일, CMS는 아두카누맙의 최종 보험 적용 방침을 발표했다. 발표에 따르면 역시 일반 진료 시 보험 적용은 미뤄졌다.

이렇게 아두카누맙의 운명은 결정되었다. 2007년 뉴리문에서 개발권을 산 이후, 2021년 6월 신속 승인이 떨어지는 날까지 13.2억 달러를 쏟아 부은 바이오젠의 아두카누맙은 사라졌다. 2022년 5월 바이오젠은 미셸 보나토스의 퇴임과 함께 아두카누맙의 상업화 노력을 중지하겠다고 발표했다.

2022년 12월에 공표된 회의 조사보고서에서는 FDA와 바이오젠의 관계를 '적절하다'라고 최종 결론지었다. 위법행위는 발견되지 않았다. 그러나 자문위원회에서 제출한 서류를 FDA와 바이오젠이 공동으로 썼다는 점, 그리고 그 안에서 FDA 내부의 의심파의 의견을 적절히 반영하지 않았다는 점에 대해서 '이상한 상황'이라고 지적했다.

임상 분야의 최고 권위자인 사만다 버드 해벌린도 2023년 3월에 바이오젠을 떠났고, 같은 달에 FDA 신경 분야의 권위자인 빌리 던도 FDA를 그만두었다. 이렇게 모든 사람이 떠났다.

27

2상 임상 시험에 달린 운명

2012년부터 시작된 아두카누맙과 레카네맙의 2상 임상 시험은 사실 큰 차이가 있었다. 같은 해 에자이에 인도 출신의 통계학자가 영입되었다.

아두카누맙의 붕괴를 계기로 저널리즘은 '처음부터 아밀로이드 연쇄반응 이론 가설 자체가 틀렸다'라는 의견으로 들끓었다. 여러 의견들이 난무했다.

"이제까지 아밀로이드 베타를 표적으로 한 항체약인 바피네주맙, 솔라네주맙, 간테네루맙은 완벽하게 실패했다"

"아밀로이드는 원인이 아니라 결과였다."

에자이가 개발을 진행한 '최후의 희망'인 레카네맙의 3상 임상 시험 결과가 2022년 9월 마지막 주에 나올 예정이었지만 미디어는 조용했다. 레카네맙도 실패라는 생각이 지배적이었기 때문이다.

나는 '레카네맙' 3상 임상 시험의 결과를 초조하게 기다리고 있었다. 당시 저널리즘은 애초에 항체약이 유전성 알츠하이머 연구에서 비롯되었다는 사실을 잊고 있었다. 유전자 돌연변이는 아밀로이드 베타가 잘린 부분에서 발견되었다. 그리고 알츠하이머가 될 확률이 5분의 1에서 7분의 1이라는 사실이 알려진 '아이슬란드 변이'도 발견되었는데(16장 참고) 이는 아밀로이드 산출이 적은 변이었다. 정리하면, 아밀로이드 베타가 원인으로 작용했다는 점은 분명했다. 따라서 이를 표적으로 하는 것은 틀리지 않았다.

한편, 후생노동성 담당이더라도 담당 기자는 2~3년 주기로 바뀌므로 이 문제를 계속 다루는 사람이 없었다. 이 일을 누군가 계속 담당했다면, 아밀로이드 PET의 개발로 아두카누맙의 2상 임상 시험 이후, 진짜 알츠하이머 환자가 임상 시험에 참여할 수 있다는 사실을 알아챘을 것이다. 초기 임상 시험은 중등도 이상의 환자가 참여했다. 그러나 2010년대 이후, 훨씬 이른 개입을 노리고 조기 환자만 임상 시험에 참여했다는 사실도 인지했을 것이다.

이제까지 실패한 원인은 임상 시험 설계가 잘못되었기 때문이다. 과거의 임상 시험을 타산지석으로 조금씩 개선한 '레카네맙'의 3상 임상 시험은 그 결과가 어떻게 나오더라도 변명은 불가능한 설계였다.

아두카누맙의 3상 임상 시험은 위약, 3~6밀리그램, 10밀리그램의 피험자 군으로 나눈 후, 유전자 형태로 다시 세분화하는 복잡한 설계였다. 그러나 도중에 무용성 분석을 진행하고 임상 시험을 중단했다. 따라서 그 수치를 '추가' 분석해도 애초에 피험자 수가 적어서 설득력이 없었다.

그런데 레카네맙의 3상 임상 시험은 달랐다. 10밀리그램 격주 투여군과 위약 군을 일대일로 비교하는 매우 단순한 구조였다. 아밀로이드 PET상으로 아밀로이드 베타의 축적이 뚜렷하게 보여 알츠하이머로 진단받은 1,795명의 환자 중에서 절반에게 실제 약을 투여하고 나머지 절반에게 위약을 투여하고 인지면에서 효과를 살펴보았다.

어떤 환자에게 실약을 투여했는지는 제3기관이 진행하는 눈가림 해제 전까지 알 수 없었다. 나는 3상 임상 시험의 결과가 나오기 직전, 9월 27일에 발행한 주간 아사히 칼럼에 '레카네맙'의 3상 결과가 이번 주 중으로 나올 것이라는 글을 썼다.

레카네맙의 임상 시험 설계는 결과가 어떻게 나오든 변명할 수 없는 심플함이 특징이다. 주요 평가항목을 달성하지 못하면, 아밀로이드 베타를 표적으로 한 신약 개발, 그리고 20년간 주류였던 아밀로이드 연쇄반응 가설을 처음부터 재고해야 하는 상황이 된다. 반면 주요 평가항목을 달성한다면 병의 원인을 치료하는 근본적인 약이 탄생하고 알츠하이머 치료는 큰 변화를 맞이할 것이다.

아주 단순한 설계로 된 3상 임상 시험은 독창적인 2상의 설계 결과 덕분에 탄생했다. 2012년에 시작한 2상 임상 시험은 베이즈 통계학을 대입했다.

2012년이라는 분기점

돌이켜 생각해보니, 2012년은 제약회사 입장에서 큰 분기점이었다. 그해 8월, 바피네주맙의 개발을 단념하고 개발사였던 엘렌이 사라졌다. 그리고 같은 달에는 일라이 릴리가 솔라네주맙의 3상 임상 시험 중지를 발표했다.

알츠하이머의 신약 개발은 리스크가 크다는 분위기에다 성과가 있는지조차 의심하는 시기였다. 그런데 2012년에 아밀로이드 베타를 표적으로 한 항체약의 2상 임상 시험에 착수한 회사가 두 곳 있었다. '아두카누맙'의 바이오젠과 당시에는 'BAN2401'이라는 개발 번호가 붙은 '레카네맙'의 에자이였다. 두 회사가 제휴를 맺은 것은 2014년이었으므로 착수했던 무렵에는 인연이 없었다.

북극권에 위치한 스웨덴 우메오의 가족성 알츠하이머의 돌연변이 '북극권 변이'. 이 독특한 병리에서 힌트를 얻은 웁살라 대학의 라스 란펠트가 에자이와 연락하여 공동 연구 계약을 맺은 것은 2005년 8월 24일이었다.

그 뒤, 2년이나 걸려 쥐로 만든 항체 mAb158을 사람에게 투여할 수 있게 인간화한 항체를 완성한 시점은 2007년 1월 24일이었다. 이 항체는 'BAN2401'라는 이름이 붙었으며 훗날의 레카네맙이다.

쇼바 다다가 에자이에 입사한 2012년 6월은 이 'BAN2401'의 1상 임상 시험이 끝나고 사내에서 2상 임상 시험의 방법에 대한 의논이 시작되던 시기였다.

인도에서 온 수학자

쇼바 다다는 수학의 신으로부터 가호를 받은 여성이었다. 그녀는 인도 북부의 바라나시에 있는 바나라스힌두 대학교의 교직원 주택에서 1968년 1월에 태어났다. 부친은 대학교수였다. 인도는 독특한 곱셈법을 아이들에게 가르치고 암기시키는 것으로 유명했는데, 그녀도 어린 시절부터 수를 가지고 놀곤 했다.

전공은 통계학이었지만 인도의 통계학은 엄밀히 말하면 순수수학에 가까웠고, 그녀가 배우던 80년대에는 통계학을 산업 분야에 적용하는 일은 거의 없었다. 그래서 산업 분야에 활발하게 적용하던 미국 대학에서 박사 과정을 밟기로 했다. 그렇게 1991년에 버지니아에 있는 올드 도미니언 대학의 박사 과정으로 진학하게 된다.

미국에서 통계학을 전공한 사람은 금융업부터 항공 산업까지 다양한 분야에서 취업 기회가 있었다. 그중 쇼바 다다는 제약 분야에 취직하기로 마음먹었다. 통계학이 직접 영향을 끼치는 산업이라 생각했다. 첫 직장은 1995년에 제약회사 G.D. 썰Searle이었고 이후에는 후지사와 제약(훗날 아스텔라스 제약)으로 이직했다. 그리고 2012년 6월, 통계 분야의 책임자로서 에자이에 입사했다.

쇼바 다다가 에자이를 선택한 이유는 라스 란펠트가 비즈니스 파트너로서 에자이를 선택한 것과 같았다. 그녀의 조부는 파킨슨병을 앓았다. 사춘기였지만 밝은 성격의 할아버지가 변한 이유를 잘 알고 있었다.

'아리셉트'의 성공은 그녀처럼 유능한 해외 재원을 끌어들이는 역할을 했다. 에자이에 입사했을 당시, 'BAN2401'의 2상 임상 시험에 베이즈 통계를 활용하는 것은 어떤지 논의가 한창이었다. 베이즈 통계는 기존의 기술적인 확률론과는 달랐다. 불확실해도 확률을 설정하고 새로운 정보가 들어오면 그 확률을 정정하는 방법이었다. 당시 에자이는 가능한 한 빨리 확실한 3상 임상 시험에 착수하고 싶었다. 그러려면 최적 용량을 조절해야만 했다.

2상 임상 시험에서 최적 용량을 어떻게 확인할 수 있을까? 환자를 한꺼번에 각 비교군에 투입하는 방법은 애매했다. 비교군마다 환자 수가 적은 탓에 통계학적인 관점으로도 18개월이 지난 시점에서 진짜 최적 용량인지 의심스러웠다.

반면, 쇼바 다다와 연구진이 생각한 베이즈 통계의 경우, 환자를 한꺼번에 위약, 2.5밀리그램 격주 투여, 5밀리그램 매월 투여, 5밀리그램 격주 투여, 10밀리그램 격주 투여, 10밀리그램 매월 투여라는 군으로 나누지 않는다.

우선 위약 56명, 투여량별로 28명의 환자로 나눠서 투여를 시작하고 중간 분석을 한다. 이 과정에서 가장 효과를 보이는 용량군에 나머지 50명의 환자를 집중적으로 배분하고 이후, 50명마다 중간 분석을 진행한다. 이렇게 하면 총 854명의 임상 시험 참가자들을 가장 효과가 있는 용량에 배분할 수 있다.

이것이 쇼바 다다가 생각한 베이즈 통계학을 활용한 2상 임상 시험 설계였다. 당시에는 암 임상 시험에서는 베이즈 통계학을 활용하여 임상 시험을 진행했지만, 신경 분야에서는 첫 시도였다.

따라서 사내의 동의를 얻는 일은 쉽지 않았다. 이 방법을 활용하면 50명마다 중간 분석을 해야 했다. 이렇게 빈번하게 중간 분석을 진행해도 괜찮은지 의견이 분분했다. 무엇보다도 회사의 중역들이 베이즈 통계학을 활용한 임상 시험이 무엇인지 잘 알지 못했다.

쇼바 다다는 도쿄에 두 번이나 찾아가 나이토를 포함한 에자이의 간부들에게 베이즈 통계학을 활용한 임상 시험의 유효성을 설명했다. 그녀는 유럽의 대형 제약회사에서는 이런 방식으로 일을 하지 않는다고 말했다. 유럽의 대형 제약회사의 경우 진행 중인 임상 시험이 수백 개에 달하기 때문에 CEO가 임상 시험 하나하나에 사사건건 관여하지 않는다.

그러나 나이토는 달랐다. 그는 알츠하이머의 신약 개발에 관해서는 전문가만큼 밝았기 때문에, 쇼바 다다의 이야기를 진지하게 들었다.

결국, 2012년 12월 시작한 BAN2401(훗날 레카네맙)의 2상 임상 시험은 베이즈 통계학을 대입한 설계로 진행되었다. 그러나 바이오

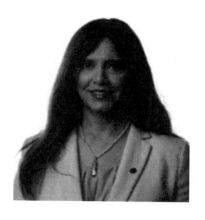

쇼바 다다

젠이 2개월 전에 시작한 아두카누맙 2상 임상 시험은 기존 임상 시험 설계를 따랐다.

시험 설계가 두 회사의 3상 임상 시험의 운명을 갈랐다.

2상 임상 시험으로 결과로 레카네맙의 최적 용량은 10밀리그램 격주 투여라는 것을 확인했다. 이에 3상 임상 시험에서 위약군과 일대일 비교가 가능했다. 그러나 아두카누맙은 최적 용량의 범위를 축소하지 않았다. 3상 임상 시험에서도 네 개의 투여군을 유전자 형태로 한 번 더 나누는 복잡한 설계 형태를 여전히 유지했다.

아포E4라는 난제

2상 임상 시험의 목적은 한시라도 빨리 최적 용량을 설정하여 3상 임상 시험을 진행하는 것이었다. 처음 의도대로 진행하는 건 어려웠다. 특히 중간 분석을 반복하고 환자군을 조정하느라 시간이 걸렸다.

결국, 최종적으로 중간 분석을 17회나 진행했다. 투입한 환자 수는 350명이었다. 그런데 유럽의약품청EMA에서 중간 분석 직전에 아포E4 유전자가 있는 환자의 경우, 10밀리그램 격주 투여군에 넣지 말라는 지침을 내렸다.

5장에서 아포E4 유전자에 대해 살펴봤듯이 이 유전자를 두 개 가지고 있는 사람은 알츠하이머에 걸릴 확률이 높았다. 유럽의약품청의 지침에 따르면 이 유전자를 하나라도 가진 사람은 10밀리그램 격주 투여군에 투입할 수 없다.

아포E4가 있는 그룹에서는 부작용인 ARIA의 발생률이 높았기 때문이다. 2상 임상 시험이 진행 중이었던 2010년대 초반에는 아직 ARIA라는 부작용이 잘 알려지지 않은 상태여서 유럽의약품청은 신중하게 지침을 내렸다.

이에 에자이는 임상 시험 프로토콜을 다시 만들어야 했다. 만약, 아포E4 유전자를 한 개라도 가진 사람들에게 10밀리그램 격주 투여를 하지 않는다면, 2상 임상 시험에 참여한 856명 환자의 70퍼센트 수준으로 시험자 수가 줄어든다. 이에 아포E4 유전자를 가진 환자는 이제까지 중간 분석에서 두 번째로 효과가 있던 10밀리그램 격월 투여군에 넣어야 했다.

2011년 12월에 시작한 임상 시험은 3년이 지나도 끝나지 않았다. 바이오젠은 서둘러 아두카누맙의 2상 임상 시험의 결과를 2015년 3월 프랑스 니스에서 열린 학회에서 발표하고(20장 참고), 곧바로 3상 임상 시험을 시작하겠다고 선언했다.

중간 분석은 하지 않는다

현대 통계학을 활용한 덕분에 시험 설계는 단순했지만 시간은 꽤 걸렸다. 나이토 하루오는 초조해하고 있었다. 급할수록 돌아가야 한다는 것을 알면서도 "왜 빨리 시작하지 않는 거지?"라는 생각을 떨쳐낼 수 없었다.

심지어 이 시기 에자이는 엘렌베세스타트라는 저분자약 3상 임상 시험을 2016년 말에 시작한 참이었다. 항체약이 아닌 저분자약인 이 약은 절제된 부위의 아밀로이드 베타를 차단하는 약리로 개발되었다. 저분자약은 아리셉트 이후 에자이의 강점 분야였다.

당시는 적은 원가로 만들 수 있는 저분자약에 관한 관심이 높은 시기였다. 앞서 바이오젠도 이 약을 목적으로 에자이와 제휴를 맺었다고 설명했다(19장 참고).

판매 실적으로 보면 에자이의 규모는 전 세계 20위에도 들지 못했고, 화이자의 10분의 1 정도에 불과했다. 따라서 자원 배분 문제 때문에 '레카네맙'과 '엘렌베세스타트'의 임상 시험을 동시에 한다는 것은 어려웠다. 엘렌베세스타트는 950명 규모의 임상 시험을 두 그룹으로 나누어 진행했다.

레카네맙의 2상 임상 시험의 마지막 환자 그룹 모집이 끝난 것은 2017년 11월이었다. 그리고 시험 결과는 2018년 7월 25일에 발표했다. 시카고에서 열린 알츠하이머 협회 국제학술대회에서 임상 분야의 최고 권위자인 린 크레이머가 2B 임상 시험의 결과를 발표했다. 그러나 이 시기에도 여전히 이미 3상 임상 시험을 시작한 아두카누맙이 주인공이었다. 레카네맙은 2019년 3월에야 겨우 3상 임상 시험을 시작했다.

에자이는 '레카네맙'의 2상 임상 시험을 진행할 시기부터 정한 것이 있었다.

첫째, 2상 임상 시험이 1년이 되었을 때 효과에 대한 '중간 분석'을 진행했는데 이때 주요 평가항목을 달성하지 못했다. 그러나 임상 시험 프로토콜에 따라, 투여 기간 18개월은 유지하기로 정했다. 바이오젠의 3상 임상 시험처럼 중지하지 않기로 했다. 그 결과, 18개월 후의 수치는 평가항목을 달성했다.

둘째, 3상 임상 시험에서는 어떤 중간 분석도 진행하지 않는다. 즉, 눈가림 해제 전까지 그 누구도 결과를 알 수 없었다. 참으로 에자이다운 결정이었다.

애널리스트나 투자가가 원하든 그렇지 않든 환자 1,795명이 이

18개월을 버텼다. 이 중에서 격주 투여로 위약을 투여한 사람은 897명, 10밀리그램 격주 투여인 '레카네맙'을 투여한 사람은 898명이었다.

당시 아두카누맙은 이미 무너진 상태였다. 에자이는 더 이상 물러설 수 없는 상황이었다. 에자이는 아리셉트의 특허가 끝난 뒤, 암 분야의 혈관 신생 억제제 '렌비마'의 연간 2,000억 엔에 달하는 판매액으로 회사를 지탱했다. 하지만 이 약의 특허도 2023년에 중국을 시작으로 그리고 2026년부터는 일본이나 유럽의 주요 시장에서도 끝날 예정이다.

운명의 카드가 열리는 마지막 결전의 날은 2022년 9월 말이다.

28

결전의 날

드디어 '알츠하이머 연구의 운명의 날'이다. '레카네맙' 3상 임상 시험 결과를 기다리며, 나이토 하루오는 머리맡에 휴대전화를 두고 잠이 들었다. 미국에서 소식이 언제쯤 올까?

쇼바 다다는 레카네맙의 3상 임상 시험을 진행하면서 통계 분야 외에 임상 분야도 총괄했다. 임상 시험의 눈가림 해제 키는 제3기관이 가지고 있다. 눈가림 해제는 키를 입력해서 나온 결과로 위약과 실제 약의 효과를 판정한다.

통계 전문가인 쇼바 다다는 분석 프로그램을 만들어 집에 있는 컴퓨터에 설치해 두었다. 개시일에 제3기관에서 키를 받기만 하면, 그녀가 만든 프로그램에 데이터를 넣어 분석할 수 있다.

2022년 9월 중순의 어느 날, 자신이 만든 프로그램에 제3기관에서 받은 키와 데이터를 입력했다. 에자이 미국 본사는 뉴저지주의 나트리로 이사했다. 그녀의 집도 그곳에 있었다.

그녀가 이 일을 한 지도 어느덧 10년이었다. 2005년에 라스 란 펠트의 바이오아크틱과 공동 연구를 시작한 이후이니 에자이에게 는 약 17년만이었다.

시험 결과를 기다리는 곳은 에자이뿐만이 아니었다. 아밀로이드 연쇄반응 이론 가설을 토대로 알츠하이머 치료를 연구하는 많은 연구자와 환자, 그리고 그 가족이 이 3상 임상 시험의 결과를 기다 렸다.

쇼바 다다는 두근거리는 마음으로 자신이 만든 프로그램에 데이 터와 키를 넣었다. 결과는 몇 시간이 지나야 확인할 수 있다.

"…!!!"

화면에 나온 수치는 반박의 여지가 없었다!

주요 평가항목 외에 모든 부차적 평가항목도 달성했다. 주요 평 가항목은 인지기능 악화 정도를 CDR-SB라는 수치로 측정한 것 을 말한다. 환자를 진찰하고 간호사의 이야기를 듣고 기억력, 지남 력, 판단력과 문제해결능력, 사회활동, 집안생활과 취미, 위생 및 몸 치장 등 총 여섯 가지 항목을 평가한다. 여섯 가지 항목의 점수 합 이 CDR-SB 점수가 된다. 알츠하이머의 조기 진행 여부를 판단하 는 중요한 수치이다.

위약군 환자의 경우, CDR-SB 수치가 평균 1.67점 나빠졌다. 그 러나 레카네맙을 투여받은 환자가 악화한 정도는 1.22점에 그쳤다.

즉 18개월 시점에서 병의 진행을 27퍼센트 억제했다는 의미였다.

게다가 통계의 유의성을 나타내는 유의 확률인 p값이 0.00005라는 처음 보는 수치였다. p값이 0.01 미만이면 통계학적으로 의미 있는 수치이다. 가사, 세탁 등의 집안일에 중점을 둔 다른 평가 수치를 측정했는데, ADCS-MCI-ADL에서도 37퍼센트나 진행을 억제했다.

다다는 곧바로 이 사실을 임상 분야의 권위자인 린 크레이머에게 전화와 메일로 알렸다. 그리고 이 정보는 신경 분야의 수장인 아이반 청의 귀에도 들어갔다.

미국에서의 전화

나이토의 집은 고이시가와에 있는 에자이 본사까지 도보 2분 정도의 거리에 있다. 그는 9월 중순부터 슬슬 전화가 올 때라는 생각에 휴대전화를 머리맡에 두고 자곤 했다. 오래된 폰이었다.

그는 아이반 청과 다양한 상황을 미리 시뮬레이션했다. 시나리오 1은 평가항목을 완벽하게 달성한 것이고, 시나리오 2는 애매한 결과, 시나리오 3은 유의차가 없는 것으로 정했다. 이는 둘만의 신호였다.

새벽 3시가 지날 무렵 핸드폰 벨소리가 요란하게 울려 눈을 떴다. 액정을 보니 아이반 청이었다.

"헬로"

목소리가 어두웠다. 실패인가…. 그런데 챙은 이어서 이렇게 말했다.

"It was scenario 1!"(1번 시나리오였어요!)

"Really?!"(정말이요?!)

나이토는 반사적으로 물었다. 챙은 p값이 소수점 아래 0이 네 개나 붙은 완벽한 수치라고 전했다. 주요항목 평가인 CDR-CB에서 27퍼센트나 차이가 났다. 이어서 청은 이렇게 설명했다.

"All other endpoints met with high statistical significance."(다른 모든 평가항목도 통계적 유의성이 있으며 모든 부분을 달성했습니다.)

아리셉트 이후 20년 남짓, 드디어 병의 원인을 치료하는 근본적 치료제Disease Modifying Drug의 탄생이었다!

주식시장 승인 관계상, 관련 집행 담당자가 이 결과를 알게 되는 것은 좀 더 나중의 일이다. 광고 담당인 사사키 사요코는 나이토의 호출로 사장실에 도착했다. 그리고 3상 임상 시험의 결과를 들었고 곧 발표 준비를 하라는 지시를 전달받았다.

사사키의 눈에서 눈물이 흘렀다. 이 눈물은 에자이의 직원들이 드디어 힘든 시기를 벗어날 수 있다는 희소식을 의미했다.

소식을 알리다

『주간 아사히』에 〈알츠하이머 신약 심판의 날 '레카네맙' 임상 시험 결과〉라는 제목으로 칼럼을 실은 다음 날 아침, 나는 신칸센을 타고 '레카네맙' 관련 강연을 위해 고베 신문사로 급히 떠나는 중이었다.

신칸센 와이파이에 컴퓨터를 연결했다.

〈에자이의 '레카네맙'에 대해서 1,795명의 조기 알츠하이머 환자를 대상으로 전 세계 대규모 3상 임상 CLARITY AD 검증 시험 결과, 임상 증상의 악화를 통계적으로 매우 유의하게 억제한 것을 확인, 주요 평가항목도 달성〉

이러한 내용의 이메일을 받은 시각은 오전 8시 35분. 에자이는 뉴욕의 증권 거래 시장이 문을 닫고 도쿄 증권 거래소가 문을 열기 직전의 타이밍에 맞춰 3상 임상 시험의 결과를 발표했다.

이어서 2분 후, '긴급 안내'라는 제목으로 메일이 도착했다. 오후 3시부터 나이토 하루오가 고이시가와 본사에서 기자회견을 하겠다는 메일이었다. 이날 회견에는 이제까지 시큰둥했던 회사들도 많이 참석할 예정이었다.

인생은 짧다

알프레드 샌드록은 바이오젠을 그만둔 후 데일 셴크처럼 작은 벤처의 CEO를 이어받았다. 그런 그에게 예일 대학교가 알츠하이머 신약 개발에 대한 강의를 제안했다. 샌드록은 학생들에게 아두카누맙이 탄생하기까지 고군분투한 이야기를 전하고 마지막으로 "레카네맙의 결과도 곧 알 수 있을 겁니다."라는 말로 강의를 마쳤다.

강의가 끝나고 예일 대학교 관계자와 저녁 식사를 하던 중 바이오젠의 전 동료로부터 레카네맙이 주요 평가항목을 달성했다는 소식을 들었다. 연이어 도착한 메일을 읽어나갔다. 그리고 그는 데일 셴크를 떠올렸다.

보스턴에서 열린 바이오젠 주최의 심포지엄에 췌장암 투병 중인 데일을 초대한 적 있다. 건강해 보여서 "치료가 잘 되기를 바랍니다."라고 하자 그는 이렇게 대답했다.

"약을 개발하는 데 많은 시간이 걸리지만, 인생은 그걸 지켜볼 수 있을 만큼 길지 않지요."

그의 말처럼 그는 이 순간을 함께 할 수 없었다. 우리는 실패에서 배우고 한 걸음 한 걸음 앞으로 나아간다. 아두카누맙은 바피네주맙과 솔라네주맙의 실패에서, 레카네맙은 아두카누맙의 실패에서 배웠다.

샌드록은 저녁 식사를 끝내고 차로 돌아와 에자이의 아이반 청에게 축하의 의미를 담은 짧은 메시지를 보냈다.

확실해진 약의 형태

레카네맙은 2022년 7월에 FDA의 '신속 승인' 심사 절차를 밟기로 했다. 3상 임상 시험 결과 발표 두 달 전이었다.

에자이는 이 '신속 승인'을 사용해 레카네맙의 2상 임상 시험까지의 데이터를 토대로 승인을 신청했다. 그런데 FDA는 3상 임상 시험의 결과가 나오면, 그 결과를 심사에 추가해야 한다는 의사를 에자이에게 전달했다.

레카네맙은 동시에 '우선 심사'를 지정받은 상태였다. 심사 결과는 미국 시간으로 2023년 1월 6일에, 즉 일본 시간으로는 1월 7일 토요일에 알 수 있었다. 미국에서의 소식은 결과가 좋든 나쁘든 주로 토요일에 도착했다. FDA는 주가에 미칠 영향을 고려해 승인 발표를 금요일에 하는 편이고 뉴욕의 증권거래소가 닫는 오후 4시 이후에 주로 발표했다.

그렇기에 일본에 소식이 도착하는 시간은 동절기에는 토요일 오전 6시 이후, 하절기에는 오전 5시 이후였다. 소식을 받으면 곧바로 지시를 내려야 하니 토요일에도 출근하는 습관이 생겼다. 술을 끊은 것도, 오후 9시에 잠드는 이유도 미국에서 새벽에 소식을 받으면 거기에 대응하기 위해서였다.

2022년 9월에 3상 임상 시험의 결과가 나왔다. 에자이는 그해 가을 학회에서 좀 더 자세한 데이터를 공표했다. 이어서 인용 지수가 가장 높은 과학 저널 『뉴잉글랜드 저널 오브 메디신』 11월 29일자에(전자판) 3상 임상 시험에 관한 외부 연구자와의 공동 논문을 실었다.

아두카누맙처럼 아밀로이드베타 양을 줄인 것만으로 '신속 승인'을 받는 일은 사회적으로 용인할 수 없다. 그러나 에자이는 3상 임상 시험에서 인지기능 면에서 확실한 효과가 있다는 것을 시험 결과로 보여주었다.

드디어 약의 형태가 보이기 시작했다. 나이토는 그날도 오후 9시 무렵에 잠들었다. 여전히 머리맡에는 오래된 휴대전화가 놓여 있었다.

"Congratulation!"(축하합니다!)

전화기 너머에서 아이반 청이 외쳤다. 오전 4시였다.

미국 FDA에서 소식을 들으면 빠르게 대응해야 했기에 술도 끊고, 맨정신을 유지하려고 노력해 왔지만 이날은 감정을 주체할 수 없었다. 이제까지 눈물을 흘린 적이 없었다. 그런데 정신을 차려보니 어느새 왼쪽 눈에서 나온 눈물이 볼을 타고 흐르고 있었다.

1988년 사장에 취임한 이후 흘린 첫 눈물이었다.

달콤쓸쓸한 순간

눈을 뜨자마자 곧바로 컴퓨터를 켜고 메일을 확인했다. 기쁜 소식과 나쁜 소식이 동시에 들어와 있었다.

하나는 오전 4시 36분에 에자이에서 온 언론 공개 메일이다.

〈레카네맙, 알츠하이머에 대한 치료약으로 미국 FDA 신속 승인 취득〉

다른 하나는 리사 맥콘록이 보낸 메일이다. 이 길고 긴 여정의 첫걸음이었던 백신 AN1792 아쥬반트를 만든 직후, 조발성 알츠하이머에 걸렸던 과학자 래 린 버크를 기억하는가? 에자이의 메일이 도착하고 두 시간도 지나지 않은 오전 6시 무렵에 도착한 메일이다.

〈매우 안타까운 소식입니다. 래 린 버크가 세상을 떠났습니다.〉

래 린 버크는 알츠하이머의 전형적인 증상을 보였다. 마지막은 침대에 웅크린 채 전혀 움직일 수 없었고 식사도 하지 못했다. 2주 동안 이러한 상태가 이어지고 점점 쇠약해져 세상을 떠났다.

〈당신의 책을 통해 많은 이들에게 그녀의 이야기를 전해 주셔서 감사합니다.〉

래 린 버크의 송별회는 그로부터 이틀 뒤인 일요일, 샌프란시스코만을 바라보는 'FIRE HOUSE'라는 소방서를 개조한 메모리얼홀에서 열렸다. 많은 지인과 과학자가 참석했고 그들을 대표해 리사가 조의문을 읽었다.

리사는 그녀가 아밀로이드 연쇄반응 가설을 토대로 만든 최초의 약인 'AN1792'로 백신 전문가로서 우리를 도왔지만 프로젝트가 끝나고 알츠하이머 진단을 받았던 이야기, 그리고 그녀가 스스로 개발에 참여한 'AN1792'의 후속 약 '바피네주맙'의 임상 시험에 참여하기를 바랐다는 이야기를 들려주었다.

"그러나 14년 전의 우리는 아밀로이드 베타를 표적으로 한 도전이 과연 성공할 수 있을지 몰랐습니다. 그때, 그녀가 제게 한 말을 기억하고 있습니다. '약은 효과가 없어. 검사 점수가 좋아진 이유는 내가 테스트 준비를 철저히 했기 때문이야.' 그녀는 항상 총명했으며 본인의 상태를 냉정하게 평가하고자 했습니다. 그녀가 개발에 참여한 약은 지난 금요일, FDA가 승인한 약의 밑거름이 되었습니다. 이 얼마나 달콤쌉쓸한bittersweet 순간인지 모르겠습니다."

여기까지 오는 데 수많은 과학자의 헌신과 노력이 있었다. 조의 문의 그 'bittersweet'라는 단어가 가슴에 박혀, 살이 에는 1월의 추위에도 난로를 켤 수 없었다.

29

다시 아오모리에서

대대로 이어진 유전성 알츠하이머로 인한 고통. DIAN에서 제외된 아오모리 가계의 사람들을 위해 히로사키 대학의 다사키 히로이치는 이케우치 다케시와 함께 도미야마 마사히코 교수와 만난다.

2019년 3월, 쇼지 미키오가 히로사키 대학을 그만두면서 후임 교수인 도미야마 마사히코에게 DIAN의 일은 물론, 환자도 인계하지 않아서 이 때문에 아오모리의 가족성 알츠하이머 집안의 사람들이 DIAN와 연락할 길이 없어졌다는 일화를 에필로그에서 다루었다.

"아오모리의 가족들은 DIAN–J에서 매우 중요한 사람들입니다. 제가 힘이 닿는 데까지 도와드리지요."

이때 알게 된 워싱턴 대학의 랜달 베이트먼은 이 소식에 안타까

위하며 관계자에게 이러한 내용의 메일을 보내기도 했다.

이 책의 초판이 출간된 후, 잘 아는 사이인 히로사키 아이세이카이 병원의 다사키 히로이치, DIAN-J의 대표였던 이케우치 다케시와 도미야마 마사히코의 만남의 장을 마련했다. 다사키와 도미야마는 원래 히로사키 대학 의학부의 의국에서 함께 일했다. 다사키는 정신과, 도미야마는 제3내과로 전공은 달랐지만, 성격은 익히 잘 알고 있었다.

워싱턴 대학은 DIAN-TU에서 '레카네맙'과 에자이의 타우 항체약 'E2814' 두 가지 모두를 사용하여 임상 시험을 시작하고자 했다. 이 임상에 아오모리의 가계의 사람들이 참여할 수 있도록 히로사키 대학이 임상 시험 거점으로 복귀하는 일은 DIAN-J에도 매우 중요했다.

이케우치는 2022년 5월에 도쿄 국제포럼으로 열린 일본신경학회에서 도미야마에게 연락하고 그날 처음으로 만났다. 도미야마의 전문 분야는 파킨슨병이었다. 따라서 처음부터 하나하나 DIAN에 관해서 설명했다.

도미야마는 인수인계를 하나도 받지 못한 상태였으므로 DIAN에 관해 아는 것이 없었다. 이어서 이케우치에게는 아오모리 가계의 환자들이 전임자인 쇼지와 미에를 따라갔기 때문에, 그들이 각각 다른 병원으로 옮겨 진찰받는 상황이라 히로사키 대학 의학부 부속병원에 남아 있는 환자는 더 이상 없다고 설명했다.

그리고 이번에는 아오모리 가계를 계속 살펴본 다사키 히로이치와 함께 세 사람이 만나기로 했다. 그런데 다사키가 이케우치의 연락을 받지 않아서 내가 다사키와 통화하여 어떻게든 도움을 받고자 자초지종을 설명했다.

그리하여 2022년 7월 5일, 드디어 히로사키 대학 의학부의 도미야마 마사히코의 연구실을 이케우치 다케시와 다사키 히로이치와 함께 방문했다.

히로사키 대학의 복귀

드디어 세 사람이 만난 자리에서 다사키는 1970년대부터 히로사키 대학에서 시작한 가족성 알츠하이머를 앓는 가계 조사에 관한 이야기를 꺼냈다. 미리 준비해둔 가계도를 펼쳤다. 그리고 본인이 조사하고 진찰한 환자와 그 가족 구성원에 관해 설명했다. 책상 가득 펼쳐진 수제 가계도를 보고 도미야마는 감동하며 말했다.

"이렇게 큰 가계도였군요."

다사키가 와타나베 슌조와 다비라 다케시를 도와 가계를 조사하고 혈액 샘플을 구했던 1990년대 초반, 도미야마 또한 히로사키 대학 의국에 있었다. 하지만 당시 신경과는 제3내과 소속이었고, 치매는 와타나베가 있던 정신과에서 담당했다. 그래서 도미야마는 그 조사에 관해서는 전혀 알지 못했다.

"지금까지 이 가계의 사람들은 알츠하이머 연구를 위해 헌혈과 부검 협력, 검체 등에 항상 협조적이었습니다. 이제 드디어 처음으로 가족분들에게 저희가 도움을 드릴 수 있겠어요."

다사키는 이렇게 이야기했고 이케우치는 머리를 숙였다.

"지금 아오모리 가계의 사람들은 갈 곳이 없습니다. 히로사키 대학에서도 어떻게든 지원할 방법은 없을까요?"

도미야마는 애초에 이 이야기를 몰랐기 때문에 곧바로 협력하겠다고 약속했다. 단, 전임자가 데려간 환자를 다시 히로사키 대학 의학부 부속병원으로 데려오는 방법은 현실적이지 않았다. 그래서 다른 방법은 없는지 논의했다.

우선 히로사키 대학 부속병원에서 신규 외래로 가족성(유전성) 알츠하이머로 의심되는 환자가 발생하면, 그 환자에게서 채취한 혈액 샘플을 니가타 대학으로 보내 유전자 검사를 진행한다. 만약 양성 판정을 받으면 그 가족도 DIAN에 참여할 것을 추천하는 '코호트cohort(역학 조사 시 공통적인 특성을 가진 집단을 일정 기간 추적 조사하는 방법) 구축'이라는 역할을 담당하기로 했으며, 도미야마도 공동 연구자로서 그 사업에 참여하기로 했다.

이런 식으로 현재 널리 분포한 아오모리 가계의 사람들을 파악하기로 했다. 그리고 '레카네맙'과 타우 항체약 'E2814'의 임상이 시작될 무렵에 기자회견을 열고 가계의 사람들에게 이러한 기회가 있다는 것을 알리기로 하였다.

오래된 종이 진료기록 카드에서

에필로그에 언급한 착상 전 유전자 진단에 관해서는 당초, '원칙적으로 일상생활을 심하게 해치는 병증이 출현하거나, 생존이 위협받는 상황을 초래하는 질환으로 현시점에서 그것을 회피하기 위한 유효한 치료법이 없는' 유전병이라면 착상 전 유전자 진단이 가능할 것인지에 관한 논의가 진행 중이었다.

논의 마지막 단계에서 결국, '성인이 되기 전에'라는 문장 앞에 '일상생활을 심하게 해치는 병증'이라는 전제가 추가되었다. 이에 유전성 알츠하이머는 그 대상에서 제외되었다. 현재도 일본에서는 유전성 알츠하이머 돌연변이를 가진 부부의 경우, 착상 전 유전자 진단이라는 선택지를 고를 수 없다.

하지만 '레카네맙'은 유전성 알츠하이머로 고통받는 사람들에게도 효과가 있었다. 취재를 위해 2023년 5월에 히로사키 아이세이카이 병원에 있는 다사키를 방문했다. 그는 히로사키 대학의 도미야마와 함께 '레카네맙'은 결국 일본에서 승인될 거라며 2023년 9월 이후의 현재 체제를 구축하는 일로 바빴다.

그러나 난관은 이 약이 조기 환자를 대상으로 하고 있다는 점이다. 경도인지장애MCI나 경증 치매라고 불리는 단계의 환자가 병원에 오는 경우는 흔치 않다. 혼자 거동이 불편해지거나 집이 쓰레기장이 되어서야 복지사가 데리고 병원에 오는 경우가 대부분이다.

따라서 지역 사회 의사들의 인식을 바꾸는 것이 급선무였다.

MMSE 등 간단히 할 수 있는 치매 검사 강습을 진행하고, 조기 환자가 있으면 현의 치매 환자 의료 센터로 지정된 아이세이카이 병원으로 보낸다. 그리고 좀 더 세밀한 검사와 설명을 진행하고 '레카네맙' 투여를 해보고 싶다는 의향이 있으면, 도미야마가 있는 히로사키 대학 의학부 부속병원에서 진찰받도록 한다. 이때, PET나 뇌척수액검사로 아밀로이드 베타가 확실히 쌓여 있는지를 알아보고, 이후 양성이라면 '레카네맙' 투여를 시작하는 과정을 밟기로 하였다.

그녀에게도 이 소식을!

그리고 유전성 알츠하이머 가계의 사람들.

얼마 전에도 가족과 함께 진찰을 받으러 50대 여성이 찾아왔다. 치매가 꽤 진행된 분이었다. 그녀의 모친이 젊은 나이에 발병했다 했다.

아이세이카이 병원은 전신인 히로사키 정신병원 시절의 진료기록 카드를 계속 보관하고 있었다. 그래서 모친의 진료기록이 있는지 찾아보기로 했다. 창고에 40년이나 잠들어 있던 검은색 상자에 모친의 진료기록 카드를 발견했다.

누렇게 뜬 종이 진료기록 카드에는 44세에 발병하여 47세에 세상을 뜬 그 여성의 초진 기록부터 사망 직전까지의 기록이 정성스

레 남아 있었다. 그중, 간호 기록을 살펴보았다.

'본인이 입원을 원하지 않아 안타깝다.'

'몸을 구부린 자세로 병원 내를 배회한다.'

'화장실에 가는 횟수를 스스로 센다. 밤에는 잠들지 못하고 아침 식사도 불가능하다. "집에 가고 싶어요. 정신 차려야지요."라는 말을 간호사에게 한다.'

'혼자서 젓가락을 들지 못해 식사도 혼자 할 수 없다. 갑자기 화를 낸다.'

지금까지 얼마나 많은 환자와 가족들의 괴로움을 옆에서 지켜보았는지 모른다. 이때도 지금도 계속 그런 일이 이어지고 있었다. '레카네맙'은 궁극의 치료책이 될 수 없고 진행을 27퍼센트 늦출 뿐이었다. 그저 몇 년의 유예 시간이 주어진 것에 불과했다.

다사키는 아리셉트가 나오기 전 시대의 일을 떠올렸다. 당시는 치료할 수 없었다. 의사가 할 수 있는 건 복지 시설을 돌면서 어떠한 증상이 있으며 그 병증이 나왔을 때, 어떻게 간호해야 좋은지 알리는 정도였다.

아리셉트가 나오고 나서야 비로소 치료에 관한 이야기를 꺼낼 수 있게 되었다. 어떤 시기에 이 약을 투여하면 효과가 있는지 설명할 수 있게 된 것이다. 이는 현장에서 환자를 보는 의사로서도 큰 도약이다. 그리고 이번에 나온 약은 대증요법 약인 아리셉트와는 달랐다. 병의 원인을 치료하는 근본적인 치료제이다.

심지어 유전성 알츠하이머 돌연변이가 있는 사람은 DIAN-TU

임상 시험에 들어가면 반드시 '레카네맙'을 투여받는다. 그리고 이어서 타우 항체약과 위약군으로 나누어 진행한다는 의미에서 남다르다. 부모의 실제 발병 나이를 기준으로, 예상 발병 나이 –10세에서 +10세 사이에 속하거나 이미 알츠하이머 증상을 경험하고 있다면 DIAN 연구에 참여할 수 있다.

다사키는 종이 진료기록 카드를 보며 유전성 알츠하이머가 있는

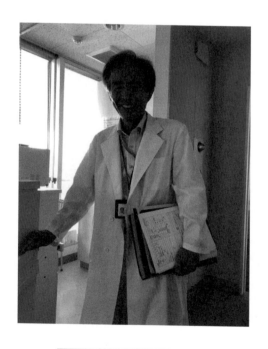

지금도 아오모리 병원에서 환자를 진찰하는 다사키 히로이치, 2023년 5월

다른 가족을 떠올렸다. 20년 전, 치매가 발병한 모친과 천진난만한 표정의 딸이 함께 병원에 찾아왔다. 그 당시 딸은 고등학생이었다. 그 아이는 성장하여 DIAN에 참여하여 런던 국제회의에서 연설했다. 자신은 이미 늦었지만, 미래 세대는 꼭 극복할 수 있는 병이 되길 바란다고 이야기했다. 그녀에게도 이 새로운 약과 임상 소식을 알려야 했다.

다사키는 이런 생각을 하며 오래된 종이 진료기록 카드를 덮었다.

레카네맙의 임상 결과가 나온 후 약 8개월이 지난 2023년 5월, 일라이 릴리가 개발하고 있던 도나네맙의 3상 임상 시험의 결과가 나왔다. 아밀로이드 베타를 표적으로 한 도나네맙도 18개월 시점에서 위약군과 비교했을 때 29퍼센트 진행을 억제했다.

이에 90년대에 아밀로이드 연쇄반응 가설을 제창한 사람 중 한 명으로 현재도 활발히 활동하는 하버드 대학의 데니스 셀코는 알츠하이머 연구 사이트인 〈알츠포럼Alzforum〉에서 이렇게 말했다.

"아밀로이드 가설은 이제 가설이 아니다."

레카네맙과 도나네맙, 1,700명 규모의 임상 시험 두 개로 아밀로이드 베타를 표적으로 한 약의 임상 효과가 통계적으로 확실하다는 것이 증명된 이상 이제는 가설이 아니었다. 그러나 아직 풀지 못한 것이 많다.

나는 9장에서 '도미노를 무너뜨리는 것'이라는 표현을 사용했다. 도미노가 쓰러지는 것에 시작이 있듯이 아밀로이드 베타가 이 병의 시작이라면, 원인이 되는 도미노를 제거하거나 쓰러지지 않게 한다면 병을 고칠 수 있다. 90년대 후반 형질 전환 마우스를 활용하여 실험하던 시절에는 그런 기대가 있었다.

그로부터 20년 이상의 시간이 흘러 드디어 약은 만들었지만, 진행을 늦출 뿐 멈출 수는 없다는 사실을 확인했다. 그렇다는 건 결국, 문제가 되는 도미노가 한 장이 아니라는 뜻이다. 도나네맙의 임상 시험은 이런 의미에서 시사하는 바가 크다.

일라이 릴리는 아밀로이드 PET 허가를 받은 아비드AVID라는 회사를 인수하여 2상 임상 시험부터 환자의 타우 PET도 촬영해 타우 축적 정도에 따라 아밀로이드 베타 항체의 효과가 어떻게 다른지 조사 중이다. 타우 축적 정도가 중간 정도인 환자를 조사해 보니 36퍼센트의 진행 억제 효과를 보였다. 즉 타우가 쌓이지 않은 쪽이 아밀로이드베타 항체 효과가 훨씬 좋다는 의미였다.

에자이가 DIAN-TU에서 진행 중인 타우 항체약 'E2814' 시험은 항아밀로이드 항체인 '레카네맙'을 투여한 다음, 항타우 항체인 'E2814'를 투여하여 두 약의 병용 효과를 살펴보기로 했다. 아밀로이드 연쇄반응 가설을 대입해 생각해 보면, 이 임상 시험은 아밀로이드 외에도 후속의 타우까지 동시에 표적으로 한다면 어떤 결과를 얻을 수 있을 것인지에 대한 질문과 같다.

암 임상 시험에서는 2010년대 후반을 경계로 면역 체크 포인트 저해제와 항암제 등 다양한 약제를 병용하여 치료 성적을 좋게 만드는 방법이 보편화되었다. 알츠하이머 또한 아밀로이드 베타를 표적으로 한 항체 치료제라는 질환 조절 약물의 탄생으로 드디어 이 약을 기반으로 다양한 다른 약제와 병용하여 시험해 볼 수 있게 되었다.

레카네맙은 일본에서는 2023년 9월 말까지, 전 세계적으로는 2024년까지 승인이 진행될 예정이다. 이에 1년간의 매출이 1조 엔을 넘을 것으로 보인다. 나이토 하루오는 1988년에 사장으로 취임한 해에 처음 맞이한 정월에서 전 사원에게 '에자이는 전 세계 20위 안에 드는 회사가 될 것입니다'라는 포부를 밝혔다. 그의 말대로 레카네맙의 전성기가 될 것으로 예상하는 2032년까지 전 세계 제약회사 매출 규모 탑 20위에 들어서게 될 것이다.

뉴저지의 너틀리에 있는 에자이의 미국 본거지. 그 회사의 15층에 있는 CEO 집무실에서는 허드슨강을 끼고 있는 맨해튼 거리를 한눈에 볼 수 있다. 그 마천루 거리를 바라보며 나이토는 다가올 새로운 시대에 대한 기대로 온몸에 전율이 흘렀다. 이렇게 뛰어난 경영자가 이끌어온 에자이에게도 '나이토 이후'를 생각해야 하는 무거운 숙제가 남았다.

후쿠오카 신이치 씨는 감염병과 달리 암이나 알츠하이머는 전염성이 없는 병이어서 아직 밝히지 못한 부분이 많다고 지적했다. 암은 치료법이 어느 정도 발전했지만, 알츠하이머의 해명은 이제 거우 첫걸음을 뗀 셈이다.

이제껏 많은 연구자가 '알츠하이머 정복'을 향해 먼 길을 떠났다. 그중 어떤 대원들은 돌아가고 어떤 대원들은 조난으로 비명횡사했다. 그럼에도 불구하고 정복을 향해 한 걸음씩 전진해 왔다. 이 끊임없는 도전은 유전성 알츠하이머로 고통 받는 사람들의 위대한 헌신이 있기에 가능했다.

이 책을 위해 KADOKAWA의 학예논픽션 편집부 편집장인 기구치 사토루 씨, 부장인 스가와라 데츠야 씨가 많은 도움을 주었다. 주간현대 편집부의 이마니시 다케시 씨, 월간문예춘추 편집부의 와타나베 요조우 씨에게도 많은 신세를 졌다.

많은 환자 분과 그 가족 분들.
그리고 그분들과 함께하는 의사와 간호사 분들.
아직 가보지 못한 산 정상을 향해 지금도 전선에서 치료법 개발에 힘쓰는 연구자 분들.
다시 한 번 감사의 마음을 담아 모든 분들께 이 책을 바친다.

이 병으로 받은 고통의 나날들이 과거가 되기를 바라며.

2023년 6월

시모야마 스스무

참고문헌 및 취재 협력자

프롤로그: 때가 왔다
와타나베 슌조, 다사키 히로이치, 요시무라 노리아키
精神医学　第24巻　第3号別刷　1982年3月15日　渡辺俊三、吉村伊保
子、佐藤時治郎、吉村教皞、佐藤五十男、大沼悌一
『剖検の実際　その手技と観察法』　永原貞郎　医学書院　一九七三年五月

01 두 명의 선구자
이하라 야스오, 데니스 셀코, 누키나 노부유키
Alzheimer A. Über einen eigenartigen schweren Erkrankungsprozeß der
Hirnrincle, Neurol Central. 1906;25:1134.
『痴呆の謎を解く　アルツハイマー病遺伝子の発見』R・E・タン
ジ　アン・B・パーソン共著　森啓監修　谷垣暁美訳　文一総合出版
二〇〇二年九月
「初老期・老年期痴呆の脳蛋白代謝」　播口之朗、西村健、金子仁郎
『神経研究の進歩』一九七三年　八月一〇日
Antibodies to paired helical filaments in Alzheimer's disease do not recognize

normal brain proteins, Ihara Y, Abraham C, Selkoe DJ, Nature 1983 Aug 1.

Alzheimer's disease: insolubility of partially purified paired helical filaments in sodium dodecyl sulfate and urea, Selkoe DJ, Ihara Y, Salazar FJ, Science, Mar 5, 1982.

Phosphorylated tau protein is integrated into paired helical filaments in Alzheimer's disease, Ihara Y, Nukina N, Miura R, Ogawara M, The Journal of Biochemistry, June, 1986.

Ubiquitin is a component of paired helical filaments in Alzheimer's disease, Mori H, Kondo J, Ihara Y, Science, Mar 27, 1987.

One of the antigenic determinants of paired helical filaments is related to tau protein, N Nukina, Y Ihara, The Journal of Biochemistry, May, 1986.

02 세렌디피티

스기모토 하치로, 나이토 하루오, 오자와 히데오, 야마즈 이사오, 이이무라 요이치, 가와카미 요시유키

How to improve R&D productivity: the pharmaceutical industry's grand challenge, Steven M. Paul et. al., Nature Reviews Drug Discovery 9, 203–214 (February 2010).

Oral tetrahydroaminoacridine in long-term treatment of senile dementia, Alzheimer type. Summers WK, Majovski LV, Marsh GM, Tachiki K, Kling A, The New England Journal of Medicine, Nov 13, 1986.

Tacrine in the Treatment of Alzheimer's Disease, William K Summers, Medical Sentinel, Jan/Feb 2000.

「アルツハイマー病治療薬塩酸ドネペジル開発経緯」杉本八郎　有機合成化学協会誌 一九九八年四月

「新薬創造に賭ける〝現代の錬金術師〟」日経ビジネス 二〇〇一年三月一二日号

「アルツハイマー病治療薬塩酸ドネペジルの発見」杉本八郎　Medicine

News, Feb, 1998.
「私の勧める三種の神器　野心、良質の種、感謝」　クレオ　二〇〇〇年
一二月

03 알츠하이머 유전자를 찾아라
다비라 타케시, 다카하시 케이키치, 와타나베 순조, 다사키 히로이치
『痴呆の謎を解く　アルツハイマー病遺伝子の発見』R・E・タンジ　A・
B・パーソン共著　森啓監修　谷垣暁美訳

04 과학자의 날조
우치다 요우코, 가와바타 시게키, 데니스 셀코
*Amyloid plaques, neurofibrillary tangles and neuronal loss in brains of transgenic
mice overexpressing a C-terminal fragment of human amyloid precursor protein*,
Shigeki Kawabata, Gerald A. Higgins & Jon W. Gordon, Nature, December
1991.
Alzheimer's retraction, S. Kawabata, G.A. Higgins, J. W. Gordon, Nature,
March 1992.
*Alzheimer's Research Suffers Major Setback; Original Data Questioned in
Prominent Mouse Study*, Robin Herman, 03/10/1992 The Washington Post
東京都老人総合研究所年報　No.20 1991.

05 알츠하이머 유전자의 발견
다비라 타케시, 다카하시 케이키치, 다사키 히로이치, 와타나베 순조, 이하
라 야스오
Missense mutation of S182 gene in Japanese familial Alzheimer's disease, Hiroshi
Tanahashi, Yoshihiro Mitsunaga, Keikichi Takahashi, Hirokazu Tasaki, Shunzo
Watanabe, Takeshi Tabira, The LANCET, Saturday 12 August 1995, Vol
346 No. 8972 p. 440

『痴呆の謎を解く　アルツハイマー病遺伝子の発見』R・E・タンジ A・B・パーソ\ン共著　森啓監修　谷垣暁美訳
Stalking Alzheimer's genes; A fevered competition to find the hereditary cause of a killer pays off by Traci Watson, U.S. News & World Report, July 10, 1995.
「家族性Alzheimer 病」田平武　最新医学　二〇〇一年七月号

06 유의차를 얻지 못하다
샤론 로저스, 고마키 타츠오, 나이토 하루오, 스기모토 하치로, 가와카미 요시유키, 하세가와 지로, 야마즈 이사오, 마쓰노 소이치, 이이무라 요이치
Getting Outside Advice for Close Calls, Dixie Farley, FDA Consumer Report, January 1995.
Tacrine in the Treatment of Alzheimer's Disease, William K. Summers, MD, January/February 2000, Hacienda Publishing

07 생쥐는 알츠하이머의 꿈을 꿀까?
도라 게임스, 피터 서버트, 데일 솅크, 데니스 셀코
Alzheimer-type neuropathology in transgenic mice Overexpressing V717F β-amyloid precursor protein, Dora Games, David Adams, Ree Alessandrini, Robin Barbour, Patricia Borthelette, Catherine Blackwell, Tony Carr, James Clemens, Thomas Donaldson, Frances Gillespie, Terry Guido, Stephanie Hagopian, Kelly Johnson-Wood, Karen Khan, Mike Lee, Paul Leibowitz, Ivan Lieberburg, Sheila Little, Eliezer Masliah, Lisa McConlogue, Martin Montoya-Zavala, Lennart Mucke, Lisa Paganini, Elizabeth Penniman, Mike Power, Dale Schenk, Peter Seuber, Ben Snyder, Ferdie Soriano, Hua Tan, James Vitale, Sam Wadsworth, Ben Wolozin & Jun Zhao, Nature, Feb 9, 1995.
Mouse model made, Karen Duff, John Hardy, Nature, Feb 9, 1995.
The PDAPP Transgenic Mouse as an Animal Model for AB-Induced Amyloidosis and Neuropathology, Dale Schenk, Eliezer Masliah, Michael Lee, Kelly Johnson-

Wood, Peter Seubert, and Dora Games, Alzheimer's Disease Review 2, 20-27, 1997.

Mighty mouse: Mighty mice five man-made breeds, 04/18/2000 The Guardian

United States Court of Appeals for the Federal Circuit, No. 00-1467, ELAN PHARMACEUTICALS, INC. AND ATHENA NEUROSCIENCES, INC., Plaintiffs-Appellants, v. MAYO FOUNDATION FOR MEDICAL EDUCATION AND RESEARCH, Defendant-Appellee. DECIDED: August 30, 2002.

The mouse that trolled: the long and tortuous history of a gene mutation patent that became an expensive impediment to Alzheimer's research, Tania Bubela, Saurabh Vishnubhakat, Robert Cook-Deegan, Journal of Law and the Biosciences, Volume 2, Issue 2, 13 July 2015, p. 213-262, https://doi.org/10.1093/jlb/lsvo11 Published: April 23, 2015.

08 아리셉트의 탄생

샤론 로저스, 나이토 하루오, 스기모토 하치로, 야마즈 이사오, 오자와 히데오, 모리 노부유키, 하세가와 지로, 마쓰노 소이치

Eisai Sales and Marketing Magazine of Excellence Spring 1997.

エーザイ社内報 97 2 17

09 백신 요법의 발견

데일 솅크, 도라 게임스, 피터 서버트, 스기모토 하치로

Immunization with amyloid-β attenuates Alzheimer-disease-like pathology in the PDAPP mouse, Dale Schenk, Robin Barbour, Whitney Dunn, Grace Gordon, Henry Grajeda, Teresa Guido, Kang Hu, Jiping Huang, Kelly Johnson-Wood, Karen Khan, Dora Kholodenko, Mike Lee, Zhenmei Liao, Ivan Lieberburg, Ruth Motter, Linda Mutter, Ferdie Soriano, George Shopp, Nicki Vasquez, Christopher Vandevert, Shannan Walker, Mark Wogulis, Ted Yednock, Dora

Games & Peter Seubert, Nature, July 08, 1999.

Dale Schenk: Alzheimer's researcher The synthesis of a hundred little ideas, December 11, 2001 By Porter Anderson CNN Career

10 AN1792

데일 셍크, 피터 서버트, 도라 게임스, 로저 니치, 크리스토퍼 혹, 리사 맥콘록, 이와타츠보 타케시

Antibodies against β-Amyloid Slow Cognitive Decline in Alzheimer's Disease, Christoph Hock, Uwe Konietzko, Johannes R Streffer, Jay Tracy, Andri Signorell, Britta Müller-Tillmanns, Ulrike Lemke, Katharina Henke, Eva Moritz, Esmeralda Garcia, M. Axel Wollmer, Daniel Umbricht, Dominique J.Fde Quervain, Marc Hofmann, Alessia Maddalena, Andreas Papassotiropoulos, Roger M Nitsch, Neuron, May 22, 2003.

Subacute meningoencephalitis in a subset of patients with AD after Aβ42 immunization, J.-M. Orgogozo, MD; S. Gilman, MD, FRCP; J.-F. Dartigues, MD, PhD; B. Laurent, MD; M. Puel, MD; L.C. Kirby, MD; P. Jouanny, MD, PhD; B. Dubois, MD; L. Eisner, MD; S. Flitman, MD; B.F. Michel, MD; M. Boada, MD; A. Frank, MD, PhD; and C. Hock, MD, NEUROLOGY, July 2003.

Generation of antibodies specific for β-Amyloid by vaccination of patients with Alzheimer disease, Hock, C., Konietzko, U., Papassotiropoulos, A., Wollmer, A., Streffer J., von Rotz, R.C., Davey, G., Moritz, E., and Nitsch, R.M., Nature Medicine, Octpber 15, 2002.

The story of Elan, stranger than fiction, Irish Examiner, August 17, 2013.

Irish group Elan faces US fraud lawsuits over accounts by Geoff Dyer and Lina Saigol, The Financial times, February 05, 2002.

11 알츠하이머에 걸린 래 린 버크

레지스 켈리, 리사 맥콘록, 피터 서버트

An Alzheimer's Researcher Ends Up on the Drug She Helped Invent, Alice G Walton, The Atlantic, June 19, 2012.

Going from Alzheimer's researcher to patient, Erin Allday, July 30, 2011, San Francisco chronicle

Peripherally administered antibodies against amyloid β-peptide enter the central nervous system and reduce pathology in a mouse model of Alzheimer disease, Frédérique Bard, Catherine Cannon, Robin Barbour, Rae-Lyn Burke, Dora Games, Henry Grajeda, Teresa Guido, Kang Hu, Jiping Huang, Kelly Johnson-Wood, Karen Khan, Dora Kholodenko, Mike Lee, Ivan Lieberburg, Ruth Motter, Minh Nguyen, Ferdie Soriano, Nicki Vasquez, Kim Weiss, Brent Welch, Peter Seubert, Dale Schenk & Ted Yednock, Nature Medicine, August 2000.

12 특허 절벽

스기모토 하치로, 요나가 마사히로, 기무라 테이지

統合報告書　2019年　エーザイ株式会社

13 이상한 부작용

레이사 스퍼링, 피터 서버트, 도라 게임스, 리사 맥콘록

A Single Ascending Dose Study of Bapineuzumab in Patients with Alzheimer Disease, Ronald S Black, Reisa A Sperling, Beth Safirstein, Ruth N Motter, Allan Pallay, Alice Nichols, Michael Grundman, Alzheimer Disease & Associated Disorders, April-June 2010.

A Phase 2 Multiple Ascending Dose Trial of Bapineuzumab in Mild to Moderate Alzheimer Disease, S Salloway 1, R Sperling, S Gilman, N C Fox, K Blennow, M Raskind, M Sabbagh, L S Honig, R Doody, C H van Dyck, R

Mulnard, J Barakos, K M Gregg, E Liu, I Lieberburg, D Schenk, R Black, M Grundman, Bapineuzumab 201 Clinical Trial Investigators, Neurology, Dec 15, 2009.

14 바피네주맙의 실패

리사 맥콘록, 피터 서버트, 도라 게임스, 엘리자베스 셍크, 데니스 셀코, 레지스 켈리, 레이사 스퍼링

Alzheimer's Drug Fails Its First Big Clinical Trial, by Andrew Pollack, The New York Times, Jul 23, 2012.

Two Phase 3 Trials of Bapineuzumab in Mild-to-Moderate Alzheimer's Disease, Stephen Salloway, M.D., Reisa Sperling, M.D., Nick C. Fox, M.D., Kaj Blennow, M.D., William Klunk, M.D., Murray Raskind, M.D., Marwan Sabbagh, M.D., Lawrence S. Honig, M.D., Ph.D., Anton P. Porsteinsson, M.D., Steven Ferris, Ph.D., Marcel Reichert, M.D., Nzeera Ketter, M.D., et al., for the Bapineuzumab 301 and 302 Clinical Trial Investigators, The New England Journal of Medicine, January 23, 2014.

15 아밀로이드 연쇄반응 가설의 의문점

니시모토 토모지, 치바 토모히로, 오카모토 타카시, 이와타츠보 타케시

Alzheimer amyloid protein precursor complexes with brain GTP-binding protein G_O, Ikuo Nishimoto, Takashi Okamoto, Yoshiharu Matsuura, Shuji Takahashi, Toshimi Okamoto, Yoshitake Murayama & Etsuro Ogata, Nature, March 01, 1993.

G Protein-Mediated Neuronal DNA Fragmentation Induced by Familial Alzheimer's Disease Associated Mutants of APP, Tomoki Yamatsuji, Takashi Matsui, Takashi Okamoto, Katsumi Komatsuzaki, Shizu Takeda, Hiroaki Fukumoto, Takeshi Iwatsubo, Nobuhiro Suzuki, Asano Asami Odaka, Scott Ireland, T. Bernard Kinane, Ugo Giambarella, Ikuo Nishimoto, Science, May

31, 1996.

A rescue factor abolishing neuronal cell death by a wide spectrum of familial Alzheimer's disease genes and Aβ, Yuichi Hashimoto, Takako Niikura, Hirohisa Tajima, Takashi Yasukawa, Haruka Sudo, Yuko Ito, Yoshiko Kita, Masaoki Kawasumi, Keisuke Kouyama, Manabu Doyu, Gen Sobue, Takashi Koide, Shoji Tsuji, Jochen Lang, Kiyoshi Kurokawa, and Ikuo Nishimoto, PNAS, May 22, 2001.

西本征央先生十三回忌記念追悼文集　二〇一六年一二月

『アルツハイマー病とは何か』　岡本卓　角川SSC新書　二〇一四年一月

니시모토 이쿠오가 하버드 대학을 그만둔 경위에 관해 니시모토 토모는 그가 귀국 후 하버드에서 행정실과 관련 있는 교수가 도쿄에 왔을 때, 제국 호텔에서 식사한 일을 언급하며 "(하버드에서) 당시 저는 같이 있지 않아서 자세한 건 잘 모릅니다. 학교에서 잘린 신세였지만 그 와중에도 식사에 초대해 주진 않을까 내심 기대했어요."라고 말했다.

16 노인성 반점이 생기지 않는 알츠하이머

도미야마 타카미, 시마다 히로유키, 이와타츠보 타케시

A New Amyloid Beta Variant Favoring Oligomerization in Alzheimer's-type Dementia, Takami Tomiyama, Tetsu Nagata, Hiroyuki Shimada, Rie Teraoka, Akiko Fukushima, Hyoue Kanemitsu, Hiroshi Takuma, Ryozo Kuwano, Masaki Imagawa, Suzuka Ataka, Yasuhiro Wada, Eito Yoshioka, Tomoyuki Nishizaki, Yasuyoshi Watanabe, Hiroshi Mori, Annals of Neurology, March 2008.

A Mutation in APP Protects against Alzheimer's Disease and Age-Related Cognitive Decline, Thorlakur Jonsson, Jasvinder K Atwal, Stacy Steinberg, Jon Snaedal, Palmi V Jonsson, Sigurbjorn Bjornsson, Hreinn Stefansson, Patrick Sulem, Daniel Gudbjartsson, Janice Maloney, Kwame Hoyte, Amy Gustafson, Yichin Liu, Yanmei Lu, Tushar Bhangale, Robert R Graham, Johanna Huttenlocher, Gyda Bjornsdottir, Ole A Andreassen, Erik G Jönsson, Aarno

Palotie, Timothy W Behrens, Olafur T Magnusson, Augustine Kong, Unnur Thorsteinsdottir, Ryan J Watts, Kari Stefansson, Nature, July 11, 2012.
Neurofibrillary tangle formation by introducing wild-type human tau into APP transgenic mice, Tomohiro Umeda, Satomi Maekawa, Tetsuya Kimura, Akihiko Takashima, Takami Tomiyama & Hiroshi Mori, Acta Neuropathologica, February 15, 2014.

17 발병 이전을 조사하다
랜달 베이트만, 존 모리스, 이하라 료코, 쇼지 미키오, 시마다 히로유키
Clinical and Biomarker Changes in Dominantly Inherited Alzheimer's Disease, Randall J. Bateman, M.D., Chengjie Xiong, Ph.D., Tammie L.S. Benzinger, M.D., Ph.D., Anne M. Fagan, Ph.D., Alison Goate, Ph.D., Nick C. Fox, M.D., Daniel S. Marcus, Ph.D., Nigel J. Cairns, Ph.D., Xianyun Xie, M.S., Tyler M. Blazey, B.S., David M. Holtzman, M.D., Anna Santacruz, B.S., et al., for the Dominantly Inherited Alzheimer Network, N Engl J Med, August 30, 2012
「常染色体優性遺伝性アルツハイマー病とDIAN研究」　東海林幹夫、森 啓　『医学のあゆみ』　二〇一六年四月三〇日

18 아두카누맙의 발견
레지스 켈리, 리사 맥콘록, 피터 서버트, 알프레드 샌드록, 로저 니치, 크리스토퍼 훅
Peripherally administered antibodies against amyloid β-peptide enter the central nervous system and reduce pathology in a mouse model of Alzheimer disease, Frédérique Bard, Catherine Cannon, Robin Barbour, Rae-Lyn Burke, Dora Games, Henry Grajeda, Teresa Guido, Kang Hu, Jiping Huang, Kelly Johnson-Wood, Karen Khan, Dora Kholodenko, Mike Lee, Ivan Lieberburg, Ruth Motter, Minh Nguyen, Ferdie Soriano, Nicki Vasquez, Kim Weiss, Brent Welch, Peter Seubert, Dale Schenk & Ted Yednock, Nature Medicine, August

2000.

The antibody aducanumab reduces Aβ plaques in Alzheimer's disease, Jeff Sevigny, Ping Chiao, Thierry Bussière, Paul H. Weinreb, Leslie Williams, Marcel Maier, Robert Dunstan, Stephen Salloway, Tianle Chen, Yan Ling, John O'Gorman, Fang Qian, Mahin Arastu, Mingwei Li, Sowmya Chollate, Melanie S. Brennan, Omar Quintero-Monzon, Robert H. Scannevin, H. Moore Arnold, Thomas Engber, Kenneth Rhodes, James Ferrero, Yaming Hang, Alvydas Mikulskis, Jan Grimm, Christoph Hock, Roger M. Nitsch & Alfred Sandrock, Nature, August 31, 2016.

Autoantibodies to Redox-modified Oligomeric Aβ Are Attenuated in the Plasma of Alzheimer's Disease Patients, Robert D. Moir, Katya A. Tseitlin, Stephanie Soscia, Bradley T. Hyman, Michael C. Irizarry and Rudolph E Tanzi, Journal of Biological Chemistry, April 29, 2005.

Persistent neuropathological effects 14 years following amyloid-β immunization in Alzheimer's disease, James A R Nicoll, George R Buckland, Charlotte H Harrison, Anton Page, Scott Harris, Seth Love, James W Neal, Clive Holmes, Delphine Boche, Brain, 7, July 2019.

Amyloid-β ^{11}C-PiB-PET imaging results from 2 randomized bapineuzumab phase 3 AD trials, Enchi Liu, Mark E Schmidt, Richard Margolin, Reisa Sperling, Robert Koeppe, Neale S Mason, William E Klunk, Chester A Mathis, Stephen Salloway, Nick C Fox, Derek L Hill, Andrea S Les, Peter Collins, Keith M Gregg, Jianing Di, Yuan Lu, I Cristina Tudor, Bradley T Wyman, Kevin Booth, Stephanie Broome, Eric Yuen, Michael Grundman, H Robert Brashear, Bapineuzumab 301 and 302 Clinical Trial Investigators, Neulorogy, Aug 25, 2015.

One of the world's best drug hunters went after Alzheimer's. Here's how he lost by Mattew Herper, STAT, June 6, 2019.

19 벼랑에서 떨어지다

스즈키 라미, 기무라 테이지, 사사키 사요코, 알프레드 샌드록

20 안녕히, 데일 솅크

엘리자베스 솅크, 데일 솅크, 데니스 셀코, 리사 맥콘록, 피터 서버트, 도라 게임스, 알프레드 샌드록, 아와타츠보 타케시

The antibody aducanumab reduces Aβ plaques in Alzheimer's disease, Jeff Sevigny, Ping Chiao, Thierry Bussière, Paul H. Weinreb, Leslie Williams, Marcel Maier, Robert Dunstan, Stephen Salloway, Tianle Chen, Yan Ling, John O'Gorman, Fang Qian, Mahin Arastu, Mingwei Li, Sowmya Chollate, Melanie S. Brennan, Omar Quintero-Monzon, Robert H. Scannevin, H. Moore Arnold, Thomas Engber, Kenneth Rhodes, James Ferrero, Yaming Hang, Alvydas Mikulskis, Jan Grimm, Christoph Hock, Roger M. Nitsch & Alfred Sandrock, Nature, August 31, 2016.

Biotech CEO in personal battle with pancreatic cancer, San Francisco Business Times, Dec 2, 2014.

21 유전성 알츠하이머의 임상 시험

이하라 료코, 존 모리스, 랜달 베이트만, 쇼지 미키오, 이케우치 타케시, 다사카 히로이치, 시마다 히로유키, 후지 히사코

22 도와드릴까요?

리사 맥콘록, 레지스 켈리

23 중간 분석

알프레드 샌드록, 레이사 스퍼링, 로저 니치, 기무라 테이지, 미요시 요시타케, 이와타츠보 타케시

One of the world's best drug hunters went after Alzheimer's. Here's how he lost, by Matthew Herper, STAT, June 6, 2019.

24 용기 있는 연설

엘렌 지게마이어, 랜달 베이트만, 존 모리스, 이하라 료코, 쇼지 미키오, 히로하타 미에, 이와타츠보 타케시, 이케우치 타케시

Topline Result for First DIAN-TU Clinical Trial: Negative on Primary, ALZFORUM, Feb 10, 2020.

Investigational drugs didn't slow memory loss, cognitive decline in rare, inherited Alzheimer's, initial analysis indicates by Tamara Bhandari, Washington University School of Medicine in St. Louis, Feb 10, 2020.

Gantenerumab improved markers of disease in rare, inherited form of Alzheimer's disease, by DIAN-TU, Washington University School of Medicine in St. Louis, May 27, 2020.

에필로그: 지금은 희망이 있다

다사키 히로이치, 랜달 베이트만, 이케우치 타케시, 이하라 료코, 도미야마 마사히코, 일본 산부인과학회

Biogen Alzheimer's Drug Fails to Gain FDA Panel's Backing by Anna Edney, Bloomberg, November 7, 2020.

F.D.A. Panel Declines to Endorse Controversial Alzheimer's Drug, by Pam Belluck, The New York Times, Nov 6, 2020.

朝日新聞 二〇一八年二月三日、産経新聞 二〇一九年八月三一日、毎日新聞 二〇二〇年一月二六日

PGT－Mに関する倫理審議会　資料1-資料6

25 오로라의 거리에서

다사키 히로이치, 라스 란펠트, 가토 히로유키, 아라키 신

The 'Arctic' APP mutation (E693G) causes Alzheimer's disease by enhanced

Aβ protofibril formation, Camilla Nilsberth, Anita Westlind-Danielsson, Christopher B. Eckman, Margaret M. Condron, Karin Axelman, Charlotte Forsell, Charlotte Stenh, Johan Luthnman, David B. Teplow, Steven G. Younkin, Jan Näslund & Lars Lannfelt, Nature Neuroscience 4, 2001

26 아두카누맙의 붕괴
알프레드 샌드록, 나이토 하루오, 익명의 바이오젠 직원
The High Price of Aduhelm's Approval: An Investigation into FDA's Atypical Review Process and Biogen's Aggressive Launch Plans, Prepared by the Staffs of the Committee on Oversight and Reform and Committee on Energy and Commerce, December 2022

Inside 'Project Onyx': How Biogen used an FDA back channel to win approval of its polarizing Alzheimer's drug by Adam Feuerstein, Matthew Herper and Damian Garde, STAT, June 29 2021

In a sudden move, Al Sandrock, the man behind Biogen's Aduhelm, to retire by Damian Garde, Adam Feuerstein and Matthew Herper, STAT, November 15 2021

27 2상 임상 시험에 달린 운명
쇼바 다다, 나이토 하루오, 오가와 도모오, 기무라 데이지, 하시모토 도시히데
A randomized, double-blind, phase 2b proof-of-concept clinical trial in early Alzheimer's disease with lecanemab, an anti-Aβ protofibril antibody, by Chad J. Swanson, Yong Zhang, Shobha Dhadda, Jinping Wang, June Kaplow, Robert Y. K. Lai, Lars Lannfelt, Heather Bradley, Martin Rabe, Akihiko Koyama, Larisa Reyderman, Donald A. Berry, Scott Berry, Robert Gordon, Lynn D. Kramer and Jeffrey L. Cummings, Alzheimer's Research & Therapy, 2021

Lecanemab in Early Alzheimer's Disease, by Christopher H. van Dyck, M.D., Chad J. Swanson, Ph.D., Paul Aisen, M.D., Randall J. Bateman, M.D., Christopher Chen, B.M., B.Ch., Michelle Gee, Ph.D., Michio Kanekiyo, M.S., David Li, Ph.D., Larisa Reyderman, Ph.D., Sharon Cohen, M.D., Lutz Froelich, M.D., Ph.D., Sadao Katayama, M.D. N Engl J Med, January 5, 2023

28 결전의 날

쇼바 다다, 아이반 청, 나이토 하루오, 사사키 사요코, 알프레드 샌드록, 리사 맥콘록

Lecanemab in Early Alzheimer's Disease, by Christopher H. van Dyck, M.D., Chad J. Swanson, Ph.D., Paul Aisen, M.D., Randall J. Bateman, M.D., Christopher Chen, B.M., B.Ch., Michelle Gee, Ph.D., Michio Kanekiyo, M.S., David Li, Ph.D., Larisa Reyderman, Ph.D., Sharon Cohen,, M.D., Lutz Froelich, M.D., Ph.D., Sadao Katayama, M.D. N Engl J Med, January 5, 2023

29 다시 아오모리에서

다사키 히로시, 도미야마 마사히코, 이케우치 다케시

알츠하이머 정복
치료제 개발에서 정식 승인까지

초판 인쇄 2024년 7월 10일
초판 발행 2024년 7월 15일

지은이 시모야마 스스무
옮긴이 한세희
감수 임재성
펴낸이 조승식
펴낸곳 도서출판 북스힐
등록 1998년 7월 28일 제22-457호
주소 서울시 강북구 한천로 153길 17
전화 02-994-0071
팩스 02-994-0072
인스타그램 @bookshill_official
이메일 bookshill@bookshill.com
홈페이지 www.bookshill.com

정가 24,000원
ISBN 979-11-5971-613-3